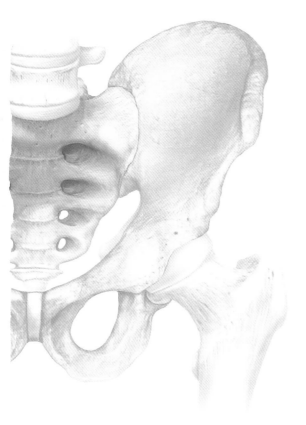

"十三五"国家重点图书出版规划项目

BEIJING JISHUITAN HOSPITAL ILLUSTRATED TECHNIQUES IN ORTHOPAEDIC TRAUMA SURGERY

积水潭创伤骨科
手术技巧丛书

髋臼骨折

FRACTURES OF THE ACETABULUM

主编 王满宜 吴新宝

北京科学技术出版社

图书在版编目（CIP）数据

髋臼骨折/王满宜,吴新宝主编. — 北京：北京科学技术出版社，2016.10
（积水潭创伤骨科手术技巧丛书）
ISBN 978-7-5304-8327-5

Ⅰ.①髋… Ⅱ.①王… ②吴… Ⅲ.①髋臼—骨折—治疗 Ⅳ.①R683.305

中国版本图书馆CIP数据核字（2016）第081277号

髋臼骨折

主　　编：王满宜　吴新宝
策划编辑：杨　帆
责任编辑：张青山
责任校对：贾　荣
责任印制：李　茗
封面设计：耕者设计工作室
出 版 人：曾庆宇
出版发行：北京科学技术出版社
社　　址：北京西直门南大街16号
邮政编码：100035
电话传真：0086-10-66135495（总编室）
　　　　　0086-10-66113227（发行部）　0086-10-66161952（发行部传真）
电子信箱：bjkj@bjkjpress.com
网　　址：www.bkydw.cn
经　　销：新华书店
印　　刷：北京捷迅佳彩印刷有限公司印刷厂
开　　本：889mm×1194mm　1/16
字　　数：400千字
印　　张：21
版　　次：2016年10月第1版
印　　次：2016年10月第1次印刷
ISBN 978-7-5304-8327-5/R·2091

定　　价：328.00元

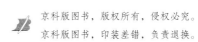

编者名单

（以姓氏笔画为序）

王满宜　朱仕文　孙　旭　李宇能　杨明辉

吴宏华　吴新宝　赵春鹏　曹奇勇

髋臼骨折主要为高能量损伤，多见于青壮年，随着人口老龄化的加剧，低能量引发骨量减少老年人髋臼骨折较过去明显增多。Derek Butterwick等（2015）统计在过去25年中，大于60岁的髋臼骨折病例增加了2.5倍。

髋臼骨折是全身之最大负重关节的关节内骨折。目前广泛应用的Letournel 和Judet（1964）诊断分型，与后来的Marvin-Tile（1984）分型、AO/OTA分型，以及包括治疗原则、手术入路、内固定方法、并发症的预防和处理等方面，至今仍然存有不同的意见，充分显示出50年来髋臼骨折在创伤骨科诊疗中所具有的挑战性。

创伤骨科自1992年开始对髋臼骨折进行基础研究，先后用20具尸体骨盆标本，以铅丝标记研究放射学投照和影像学表现，1993年成立了骨盆髋臼骨折治疗小组。

1998年王满宜教授根据当时开展骨盆与髋臼骨折治疗的迫切需要，赴美国洛杉矶Joel Matta 教授所在的Good Sarmaritin 医院进行为期3个月的专程访问考察。回院后，他立即积极进行临床和基础科学研究，不畏艰难，不惧风险，迅速开展切开复位内固定手术，取得了长足的进步。尤其是陈旧性髋臼骨折的治疗，在技术上和经验上无从借鉴国外的经验，在实践中自行探索，用尸体标本研究不同手术入路的适应证和优缺点，力求做到保证安全、减少出血，对陈旧骨折的治疗取得了宝贵的经验和良好的结果。

2004年吴新宝教授赴加拿大Sunnybrook医院，参加由Marvin Tile教授主持的骨盆髋臼骨折学习班，将国际上的先进理念和技术带回国，并立即融入到临床工作中，推动了髋臼骨折基础研究和临床实践中各项工作的进展。

十多年来，在历届院长的领导和支持下，科室增添了髋臼骨折切开复位和内固定的特殊器械，提供了手术室移动CT，为髋臼复杂手术能够顺利进行创造了有利条件。迄今为止，已经治疗新鲜和陈旧髋臼骨折1500余例，通过细致分析每个案例的全身情况和骨折特点，精确制定手术治疗和术后康复的具体方案，一次又一次为患者及时解除了伤痛，使他们恢复了功能。经过夜以继日的努力，使髋臼骨折的诊治水平有了迅速的提高，王满宜教授、吴新宝教授领导的骨盆髋臼骨折治疗团队，成为国内这一专业领域的开创者。

1999年他们在中华外科杂志发表髋臼骨折并移位的手术治疗论文，在当时国内属于领先地位。2002年中华创伤杂志刊登112例髋臼骨折手术治疗结果分析。1999—2014年共发表骨盆髋臼方面文章48篇。2004年髋臼骨折的基础实验研究与临床应用科研课题，获得北京市科学技术成果二等奖。为在全国推广髋臼骨折的诊治经验，陆续举办全国性骨盆与髋臼骨折学习班12次，从熟悉解剖入手，练习不同手术显露和内固定方法，将积水潭医院的经验及时、全面地传达给从事这一专业的国内同行，并且在学习班上进行交流和讨论，相互取长补短，共同钻研，共同提高。

本书是王满宜教授、吴新宝教授领导下的积水潭医院创伤骨科骨盆髋臼骨折小组集体努力的成果，也是十多年来临床经验的总结，本书的最大特点是以典型个案病例进行深入分析讨论，结合具体病例，分辨骨折类型和特点、确定手术入路、内固定方式以及治疗的结果，读者从内容和附图会感到十分真实、有用，切合临床实际。在完成这本书的过程中，特别是一些青年医师在日常繁忙紧张的工作中，利用业余时间撰写文字并附注X线图片，努力做到图文并茂，他们做出了优异的工作和杰出的成绩。毫无疑问，我也从这本书中学习到很多有益的内容，增长和更新了有关髋臼骨折的知识，受益匪浅。因此，受邀为本书写序言我感到十分荣幸，也非常高兴，同时，真挚且热诚地祝贺本书的出版，并且愿意将本书作为一部紧密结合临床、实用的、高水平的专业参考书籍，推荐给国内从事创伤骨科专业的医师，希望能有助于临床工作的顺利开展，造福于罹患髋臼骨折的患者。

荣国威

2015年12月8日

　　《髋臼骨折》是北京积水潭医院创伤骨科手术技巧丛书的第一本。此书凝聚了创伤骨科骨盆与髋臼组成立20年的临床经验。创伤骨科骨盆与髋臼组成立之初只有4人，目前已有10位初中高级医师，这种学术构架在全国创伤骨科中堪称少有。

　　创伤骨科是骨科各个临床学科的基础。从医学院毕业的一名骨科实习医生，很可能接触到的第一例手术操作就是从清创缝合开始的。做创伤的手术容易上手，但工作中往往随着患者的全身与局部条件、现有的手术器械等变化，即使是一个有经验的医生，有时也会面临极大的考验。

　　鉴于髋臼骨折其解剖部位深在，且围绕其周围的重要结构众多，对于临床创伤骨科医生来说是一种极大的挑战。可以说髋臼骨折的手术治疗是目前创伤骨科难度最高的手术技术之一，即使是大师级的专科医生也没有十足的把握完成好每一例髋臼骨折的手术。

　　多年来，北京积水潭医院创伤骨科骨盆与髋臼组始终想把我们积累的手术技术与经验分享给致力于创伤骨科事业的同行，但是同时我们的压力是巨大的，因为在我们前辈的影响下，我们认为一定要把最好的经验技术奉献给广大同行，而且这些经验要经得住时间的考验，我们所介绍的技术应让读者在临床工作中可以加以应用也可经过反复的验证。学术上来不得半点虚假与夸大，否则就会给我们的患者带来无法弥补的终生痛苦。

　　这本书的成型是集体力量的结晶，是全组医生在繁忙的临床工作中抽出时间所做的学术奉献，希望我们的努力获得广大创伤骨科医生的认可。

　　在此书出版之际，我衷心感谢我们科其他专业组医生平时对于我们骨盆与髋臼组的支持。感谢我们组全体医生的家庭成员对于我们工作的支持！感

谢我们的前辈为培养我们所付出的辛勤努力！同时感谢北京市医院管理局
"使命"人才计划对本书出版的支持！

　　在不远的将来，此系列中的骨盆骨折、肘关节骨折等分册将陆续出版。
还希望广大读者给予关心与批评指正！

王满宜

2016年9月13日

目录 | Contents

第一篇

总　论　　Ⅰ第1章Ⅰ 髋臼骨折治疗概述

　　　　　一、国外髋臼骨折治疗的研究 …………… 003

　　　　　二、国内髋臼骨折的研究现状 …………… 006

　　　　　三、髋臼骨折手术治疗的指征 …………… 008

　　　　　四、对将来髋臼骨折治疗的预测 …………… 009

Ⅰ第2章Ⅰ 髋臼的解剖

　　　　　一、髋臼的骨性结构 ………………………… 013

　　　　　　（一）髋臼的柱 …………………………… 016

　　　　　　（二）髋臼的负重结构 …………………… 017

　　　　　二、髋臼前方的软组织 …………………… 018

　　　　　三、髋臼后方的软组织 …………………… 020

Ⅰ第3章Ⅰ 髋臼骨折的受伤机制和生物力学

　　　　　一、髋臼骨折的损伤机制 ………………… 025

　　　　　二、髋臼骨折的生物力学 ………………… 026

Ⅰ第4章Ⅰ 髋臼骨折的影像学和分型

　　　　　一、髋臼骨折的影像学 …………………… 033

　　　　　二、髋臼骨折的分型 ……………………… 037

Ⅰ第5章Ⅰ 髋臼骨折的治疗原则

　　　　　一、非手术治疗 …………………………… 052

　　　　　　（一）适应证 ……………………………… 052

　　　　　　（二）非手术治疗的方法 ………………… 052

　　　　　二、手术治疗 ……………………………… 053

　　　　　　（一）切开复位手术适应证 ……………… 053

（二）手术时机 ………………………… 053

（三）术前准备 ………………………… 054

（四）术后处理 ………………………… 055

| 第6章 | 髋臼骨折手术入路

一、手术入路的应用 ………………………… 059

（一）Kocher-Langenbeck入路 ………… 059

（二）大转子截骨 ………………………… 062

（三）髂腹股沟入路 ……………………… 065

（四）Stoppa入路 ………………………… 068

（五）前后联合入路 ……………………… 070

二、手术入路的选择 ………………………… 074

| 第7章 | 髋臼骨折术后疗效分析和并发症

一、髋臼骨折术后疗效的判定标准 ………… 079

二、如何提高髋臼骨折的治疗效果？ ……… 080

三、髋臼骨折的并发症 ……………………… 082

（一）早期并发症 ………………………… 082

（二）晚期并发症 ………………………… 087

第二篇

各型髋臼骨折
的治疗

| 第8章 | 髋臼后壁骨折的治疗

一、骨折形态特点与诊断 …………………… 097

二、处理原则 ………………………………… 100

三、手术入路选择和复位要点 ……………… 101

四、固定要点 ………………………………… 104

五、与后壁骨折相关的特殊情况 …………… 107

| 第9章 | 髋臼后柱骨折的治疗

一、损伤机制 ………………………………… 113

二、解剖特点 ………………………………… 113

三、骨折形态特点与诊断 …………………… 113

四、术前处理 ………………………………… 114

五、手术入路选择 …………………………… 114

六、手术操作技术 …………………………… 115

Ⅰ 第10章 Ⅰ 髋臼前壁骨折的治疗

一、损伤机制 ·· 123

二、骨折形态特点 ·································· 123

三、手术治疗 ·· 126

四、预后 ·· 126

Ⅰ 第11章 Ⅰ 髋臼前柱骨折的治疗

一、损伤机制 ·· 131

二、骨折形态特点 ·································· 131

三、术前准备 ·· 132

四、手术入路选择 ·································· 132

五、典型病例 ·· 134

六、术前准备 ·· 135

七、手术治疗 ·· 135

八、预后 ·· 136

Ⅰ 第12章 Ⅰ 髋臼横断骨折的治疗

一、损伤机制 ·· 139

二、骨折形态特点 ·································· 139

三、术前处理 ·· 140

四、手术入路选择 ·································· 140

五、手术操作技术 ·································· 141

六、典型病例 ·· 145

病例1（图12-6~12-10）·············· 145

病例2（图12-11~12-13）·············· 147

病例3（图12-14~12-16）·············· 148

Ⅰ 第13章 Ⅰ 髋臼横断伴后壁骨折的治疗

一、损伤机制 ·· 155

二、骨折形态特点 ·································· 155

三、术前处理 ·· 156

四、手术入路选择 ·································· 156

五、手术操作技术 ·································· 156

六、典型病例 ·· 160

病例1（图13-8~13-13）·············· 160

病例2（图13-14～13-18）································ 163

病例3（图13-19～13-25）································ 165

┃第14章┃ 髋臼后柱伴后壁骨折的治疗

一、损伤机制 ·· 171

二、骨折形态特点 ··· 171

三、诊断 ·· 171

四、术前准备 ·· 173

五、手术入路选择 ··· 173

六、手术操作技术 ··· 174

七、典型病例 ·· 177

┃第15章┃ 髋臼T形骨折的治疗

一、损伤机制 ·· 181

二、骨折形态特点 ··· 181

三、复位要点 ·· 183

四、固定要点 ·· 186

┃第16章┃ 髋臼前方伴后方半横行骨折的治疗

一、损伤机制 ·· 193

二、骨折形态特点 ··· 193

三、术前准备 ·· 194

四、手术入路选择 ··· 195

五、手术操作技术 ··· 195

六、典型病例 ·· 199

病例1 ·· 199

病例2 ·· 200

┃第17章┃ 髋臼双柱骨折的治疗

一、损伤机制 ·· 205

二、骨折形态特点 ··· 205

三、手术入路选择 ··· 205

四、手术操作技术 ··· 206

（一）单一髂腹股沟入路的复位和固定 ········ 206

（二）髂窝入路联合Stoppa入路的复位和固定 218

（三）前后联合入路的复位和固定 ············ 219

第三篇

复杂髋臼骨折
的处理

I 第18章 I 髋臼骨折合并股骨近端骨折的治疗

一、髋臼骨折合并股骨头骨折 ………………… 227

（一）损伤机制 ……………… 227

（二）骨折分型 ……………… 227

（三）手术入路选择 ……………… 228

（四）复位 ……………… 229

（五）固定 ……………… 230

（六）术后处理 ……………… 230

（七）典型病例 ……………… 231

二、髋臼骨折合并股骨颈骨折 ……………… 236

（一）损伤机制 ……………… 236

（二）治疗原则 ……………… 236

（三）治疗经验 ……………… 236

三、髋臼骨折合并股骨转子间骨折 ………………… 237

I 第19章 I 髋臼骨折合并骨盆骨折的治疗

一、骨折形态特点 ……………… 243

二、手术操作技术 ……………… 246

三、治疗要点 ……………… 249

I 第20章 I 陈旧髋臼骨折的手术治疗

一、手术适应证及术前计划 ……………… 254

（一）适应证 ……………… 254

（二）术前准备 ……………… 254

二、手术技术 ……………… 255

（一）手术入路选择 ……………… 255

（二）手术操作技术 ……………… 256

三、结果分析 ……………… 263

四、小结 ……………… 265

I 第21章 I 髋臼骨折一期全髋关节置换和晚期全髋关节置换

一、髋臼骨折的一期全髋关节置换 ……………… 271

（一）手术适应证 ……………… 271

（二）手术操作技术 ·················· 273

（三）典型病例 ··················· 276

二、髋臼骨折的晚期全髋关节置换 ············· 279

（一）手术适应证 ·················· 279

（二）手术操作技术 ·················· 279

（三）典型病例 ··················· 282

三、疗效分析 ··················· 292

| 第22章 | 髋臼骨折的微创手术治疗

一、髋臼骨折微创手术治疗的适应证与禁忌证 ······ 297

二、手术操作技术 ··················· 298

三、典型病例 ···················· 301

四、导航手术的注意事项 ················ 304

五、并发症 ····················· 306

六、基于三维图像导航的技术 ············· 307

七、总结 ······················ 307

| 第23章 | 异位骨化的处理

一、异位骨化的临床表现、预防措施和治疗方法 ··· 313

二、异位骨化切除的术前准备 ·············· 314

三、异位骨化切除的手术时机 ·············· 314

四、异位骨化切除的手术过程及康复 ··········· 316

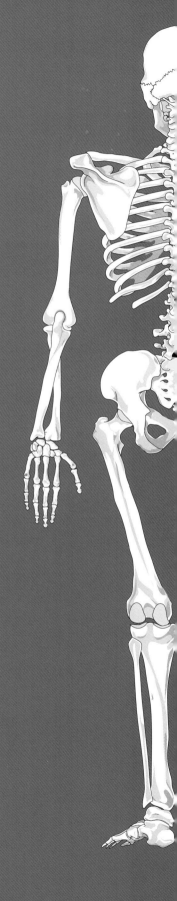

第一篇
总 论

| 第1章 |

髋臼骨折治疗概述

王满宜

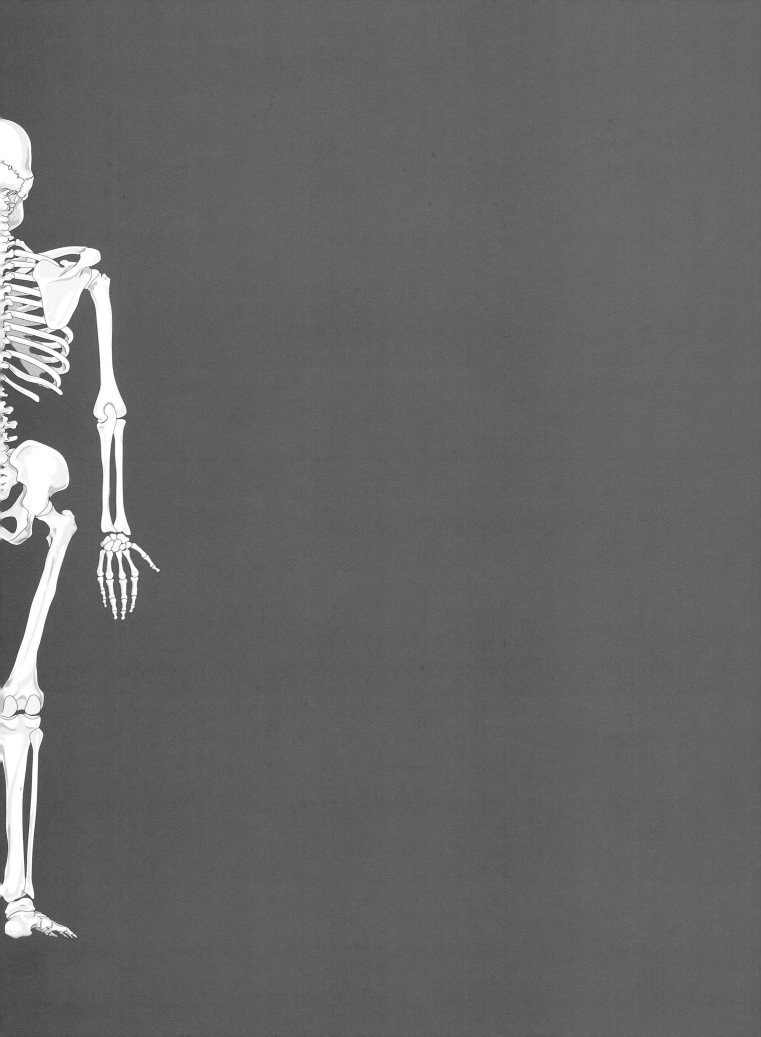

一、国外髋臼骨折治疗的研究

提到髋臼骨折我们必须首先介绍来自于法国的Letournel教授。Letournel 教授是当代髋臼骨盆Emile骨折领域的代表性人物，一代学术宗匠、杰出的AO导师及会员。Letournel教授最伟大的成就是其对髋臼骨盆骨折的治疗所做出的不朽贡献，其对现代创伤骨科发展的影响是无与伦比的。Letournel教授致力于复杂髋臼骨折治疗的研究，他毕生积累总结出的手术技术和丰富经验已经被奉为骨折手术的"圣经"。

1982年，Letournel教授作为荣誉嘉宾在瑞士达沃斯的AO基础班和高级班培训课程中展示了他在髋臼骨折的诊断和手术治疗方面的研究成果，他的报告在高级班学员中引起了巨大轰动，听众们无不为其展示的复杂骨折病例和史无前例的手术创举所折服。Letournel展示了髋臼骨折手术后10~20年的临床随访结果，那些学员之前从未见过他所展示的病例X线片里的经扭转塑形后被置入骨折区域的长接骨板，并惊叹于他的伟大成就。Letournel的报告创造了AO培训班由一个讲师独立完成课程的纪录并赢得了学员们起立鼓掌致敬。随后Letournel陆续在欧洲、美国和加拿大完成了数场AO培训课程，他的成就赢得了世界范围内的承认和尊重。

回顾历史，有许多杰出的矫形科医师在某个外科领域做出了不可磨灭的贡献，然而像Letounal这样以终生孜孜不倦的方式致力于一个特定的专业的例子少之又少。他的贡献主要在于对髋臼骨折的详细的影像学研究与解剖描述，以及建立在前两者研究基础之上的骨折分型概念。然后在上述基础上，又继续拓展出了手术入路、复位技术和器械设计等方面的研究成果。经过其他专家学者的补充和改良，Letournel最初提出的关于髋臼骨折解剖描述、诊断和手术技术等原则在过去40年内一直不可动摇。1961年，Letournel与Robert Judet 共同发表题目为 "Fractures du Cotyle. Etude d'une serie de 75 cas"（法语：75例髋臼骨折的治疗）的论文，首次提出了髋臼骨折的分类概念，并得到了世界性的认同。这一分类系统为创伤科医师理解髋臼骨折的复杂本质提供了非常大的帮助。Letournel与Robert Judet共同合作出版了3本关于髋臼骨折的教科书。第一本是1974年的法文著作*Fractures du Cotyle*（《髋臼骨折》），第二本和第三本分别是1981年和1993年的英文著作*Fractures of the Acetabulum*（1993年第三本书出版时Robert Judet已去世）。后两本书成为关于髋臼骨折最初的英文学术文献，并成为髋臼骨折的"圣经"。Letournel的成果将我们对髋臼骨折的理解提升到了全新的层面。

　　1927年12月4日，Emile Letournel出生在法国圣皮埃尔和密克隆群岛（为一个行政区），此地位于纽芬兰和新斯科舍省之间，他从来不说英语，在法国长大并中学毕业后，他获得了奖学金得以到伦敦的法国教育机构继续学习。在这段时期，欧洲正处于第二次世界大战的风口浪尖，该教育机构由于安全原因搬迁到 Hullswater湖，位于苏格兰爱丁堡附近的坎伯兰。1944年7月27日，Letoural离开法国横穿大西洋向苏格兰出发，他离境的时候，不会说英语，从未见过火车和大城市的模样。Letournel先乘坐一艘名为"Le Cap Bleu"（法语：蓝色的航行）的小船航行了24小时，然后又搭乘了36小时的火车到达蒙特利尔。在同年8月7日，在当时一次最大规模的护航舰队行动中，Letournel搭乘的"The Jamaica Planter"（牙买加种植者号）作为舰队中200多艘舰船之一，载着他驶向苏格兰。由于Letournel不会说英语，他在船上度过了孤单寂寞的28天后终于到达目的地。他在那里学习了一年后获得了学士学位，战后回到法国，Letournel然后继续在法国的Lycee Chaptal求学，获得了第二个学位。 1946—1960年期间他加入巴黎医学院并在1956年成为注册医师。

　　当他开始对矫形外科感兴趣的时候，Letournel意识到他必须申请到一个研究生职位来继续自己的教育。要获得这个机会他必须拜访所有可能提供给他研究生职位的教授。由于他来自偏远的圣皮埃尔，没有人写介绍信帮助他申请，这时有朋友建议他找Robert Judet教授试试。Letournel 与Judet的会面非常简短，Judet向他要介绍信的时候，他无奈地说自己没有介绍信，但却通过自己诚挚的态度打动了Judet，Judet看着自己的日程安排答应给他为期6个月的职位，结果后来这一职位为Letournel延长到了12个月。随后，Letournel成为了Judet的助手，两人一直共同工作至1978年Judet退休。在此期间，Letournel晋升为副教授，并于1970年晋升为教授，成为巴黎东南部的舒瓦西外科医学中心的整形外科主任，他在舒瓦西工作一直到1993年10月退休。Letournel在进行骨盆和髋臼研究之余，还做了6000多例关节置换手术，设计和改良了跟骨骨折的手术技术和器械，并在骨感染的外科治疗方面积累了丰富的经验。他所工作的医院为其提供无限制的机会接触骨科疾患并为其研究髋臼骨折营造了非常好的条件。舒瓦西外科医学中心是非营利机构，Letournel教授在舒瓦西工作期间从未向任何患者收取过费用。他在1981年被选入法国医学科学院并于1988年被当时的密特朗总统授予军团荣誉勋章。

这些殊荣代表了公众对Letournel的学术成就及其为法国医学做出的卓越贡献的认同。在Letournel去世后，圣皮埃尔和密克隆群岛的行政官做出决定以Letournel的名字命名他出生地的街道。

1984年，Letournel在巴黎举办了第一届髋臼骨折培训班。他的培训课程颇为有名，参加者能够感受到他丰富的外科知识和技巧、充沛的精力与激情，并且能动手解剖尸体。 少数几个能够跟随他学习的外科医师深深受其敏锐的外科思维和对获得完美复位的坚定信念所影响。Letournel被认为是世界上髋臼骨折手术技术最精湛的外科医师之一，在他去世前不久，他还完成了自己第1050例髋臼骨折手术。1994年8月，Clinical Orthopedics and Related Research 杂志特意出版了髋臼骨折专刊向Letournel所做出的卓越贡献致敬，通常这种方式是向已故的杰出医师对其所在专业做出的伟大成就表达敬意，而Letournel史无前例地在生前即获此殊荣。不幸的是，在该专刊发布前2周，Letournel教授与世长辞。

Letournel教授的个性强大、粗犷而又充满活力，生活中总是充满着激情。他在手术室一出现便开始一刻不停，他会刷手上台，并且把骨折当作自己要重点对付的对手，在术前就做好详尽的计划，包括手术入路和内固定方式。他从头到脚穿得严严实实的法国蓝色手术衣是手术室的一景，当他用其独特的法国腔调批评手术的某个步骤（如骨折块复位不满意、骨折复位失败、重复无效的操作）时整个手术室都会变得一片寂静。而当他终于达到满意的结果时，整个手术室又会不约而同地如释重负般地长出一口气。值得一提的是Letournel教授最信任的助手Remy Ser教授，他是Letournel教授手术台的负责人，无论伤成什么样的肢体他都能够在手术单下给摆成最理想的体位，他对Letournel的要求总是回应道："是的，梅塞尔。"Remy Ser是Letournel教授的手术替补并且直接负责患者术前、术中和术后的所有治疗流程。Remy Ser尽职尽责地同Letournel教授配合了15年，他充分体现着Letournel教授的手术精神，是其团队中不可缺少的一部分。

Letournel教授从来不用测深尺，他总是用钻头钻透对侧皮质后用手指量一下钻头进入的深度，然后告诉助手或器械护士根据大概测算的长度选择螺钉。他在手术操作的时候总是会让自己明白可能出现的各种情况和后果。他具有天才的头脑，对空间具有非常好的感知力，能够针对复杂的骨折情况根据自己的经验做出合适的手术计划。作为手术大师，他对自己的长处和不足有清楚的认识，他技术上的优势在其手术结果中非常明显。他永远热情洋溢使人感到温暖，无论他在做手术还是在给一瓶唐·培里浓香槟王"斩首"，他一直过得非常精彩。他的仰慕者遍布全世界的骨科和创伤外科。他的演讲充满传奇性并且他那非常有法国特色的英语使得讲课的内容更容易给听众留下印象，使他们对髋臼骨折的复杂性和Letournel在这一领域的成就有更深刻的理解。他虽然不高大，但做出了非凡的学术贡献并以自己独特的人格魅力影响着周围的人们。他最享受的时光是在手术室里处理复杂的骨折和与自己身边的亲人及朋友在一起。而且他特别享受在宴请髋臼骨折培训班的学员时一边唱着自己小时候的儿歌一边用香槟瓶子来伴奏。他的患者在找他看病的时候会看法国的"who's who"来选择医生，而他自己对普通的公民和达官显贵一视同仁。

Emile Letournel 这位髋臼骨折治疗的世界巨匠在1994年8月16日因急病于法国巴黎的家中逝世。

二、国内髋臼骨折的研究现状

目前，可以检索到的1990年以前关于髋臼骨折的文章仅有19篇，正规使用Letournel方法治疗髋臼骨折的文章可以说没有，也就是说我们在国内开展这项工作没有任何经验可以汲取，在国内属于创造性的工作。积水潭医院创伤骨科开展髋臼骨折的研究始于20世纪90年代初，80年代笔者在积水潭医院图书馆发现Letournel所撰写的《髋臼骨折》一书。遗憾的是当时笔者还是低年资医生，不敢想象去开展如此复杂的手术，因为80年代的骨科治疗仍以非手术治疗为主。90年代初发现国外杂志发表关于髋臼骨折手术治疗经验的文章逐年增加。同时，美国总统里根派到中国"People to People Delegation"（中美人民友谊代表团）的人员之一Martinbeau是位来自阿肯色州的医生，他是Letournel的四个弟子之一。作为代表团中的医学代表，他在北京积水潭医院与中日友好医院有两次学术交流，在北京积水潭医院介绍的题目是《髋臼骨折臀上动脉损伤术中出血的栓塞技术》引起笔者极大的兴趣。最重要的是他送给笔者和中日友好医院的李子荣教授每人一本Letournel主编的《髋臼骨折》第二版。此书在第一版基于400余例手术总结经验的基础上又增加到900余例手术经验。第二版更加翔实地介绍了髋臼骨折的手术治疗方法与并发症，这本巨著深深地吸引了笔者，也使笔者更加下定决心要开展此项研究工作。任何一项新的手术的开展都应有充分的准备。当时笔者与同样对此手术非常感兴趣的吴新宝医生等人先进行尸体解剖、制作讲课幻灯等工作。至今让我们记忆犹新的第一例髋臼骨折是横断+后壁骨折，手术非常顺利，但是术后仍出现了坐骨神经麻痹症状。术中反复证实坐骨神经是完好的，为什么会发生坐骨神经损伤？在后来的工作中才知道，后入路要始终使膝关节保持在至少60°屈膝才能减少对坐骨神经的牵拉，这使我们真正认识到从书本到实践会有很长的学习过程，也深刻认识到必须与国外交流才能进步。1993年我们邀请当时年轻的美国医生Mark Steven Vrahas到我院开展髋臼发育不良的截骨术，这是我国和我院第一例使用此入路治疗髋臼发育不良，也为我科开展使用此入路治疗髋臼骨折创造了良好的条件。到了20世纪90年代中后期，我院髋臼骨折手术技术有了很快的提升。记得在一次外出手术的飞机上笔者与吴新宝医生说，这项手术技术我们可以"吃"十年，因为它毕竟是一项手术技术。现在二十余年过去了，仍然在某些医院不能开展此项技术，这说明这项手术技术需要临床医生掌握的学习过程很长。

在中国有很多陈旧的髋臼骨折的病例，我们没有更多的经验，这坚定了笔者出国学习的信念。在一次积水潭医院AO学习班的工作中笔者遇到了瑞士著名创伤骨科医生，国际AO内固定主席Thomas Ruedi教授，笔者向他请教目前在国际上谁在髋臼骨折手术治疗上比较有建树，从他口中得知是来自美国的Joel Matta教授，他也是Letournel的四个弟子之一。因此，通过AO组织联系，笔者于1998年10月到美国洛杉矶Good Sarmartin医院进修参观学习。笔者从Matta的手术观摩中了解到很多新的手术技术、技巧。譬如，过去笔者做Kocher-Langenbeck入路切断股方肌，但现在看来没有必要，这么做反而会影响股骨头的血运。经过20余年的努力，国内髋臼骨折手术技术发展非常迅猛。目前在三级甲等医院基本可以独立完成此种手术，但在基层医院发生术后并发症的问题比较多。由于国内医生毕业后的教育没有形成体系，所以在手术指征和技术等方面出现很多问题。尽管北京积水潭医院和中华创伤骨科杂志等单位已经举办髋臼学习班数10余次，仍然有很多问题。如何能让广大骨科医生的髋臼骨折手术技术得以提高，这也是我们编撰此书的主要目的。

微创治疗是近年来创伤骨科推崇的手术方式，这种方式也在逐渐贯穿于髋臼骨折的治疗当中。目前对于手术的内固定，由于导航与机器人技术的发展，骨折的固定更加精准与可靠。髋臼骨折治疗的主要问题实际上是复位问题，这与骨盆骨折的治疗有明显的区别。目前没有更微创的办法使骨折达到完美的复位，这也是我们今后要研究的方向。

三、髋臼骨折手术治疗的指征

髋臼骨折的手术指征非常重要。因为它是关节内骨折，按照关节内骨折解剖复位的原则，移位大于2mm即应该手术。Matta教授在他的论文中反复强调解剖复位的重要性！但是，髋臼位置深在，达到解剖复位极为困难。这也是即使是大师级的医生所做的髋臼骨折手术优良率才达到86%的原因。有时即使是手术切开在直视下复位也达不到解剖复位，其实解剖复位与功能是有着密切关联的。Letournel告诉我们，良好的复位术后髋关节骨性关节炎发生的峰值在术后15~20年以后，而复位不好则在1.5~2年即发生。在实际工作中，我们目前的技术还达不到解剖复位的标准。那么怎样看待和理解解剖复位和远期结果的关系呢？实际上在临床工作中我们要极力追求解剖复位，这可以延缓骨性关节炎的发生。但是绝对不允许存在髋臼不稳定的情况发生！多数情况下这是由于髋臼后柱发生复位不足造成，在X线上表现为头臼关系不匹配。这与胫骨平台骨折是一个道理，可以宽容关节面微小复位不足，但不能容许下肢力线发生问题。髋臼骨折头臼关系不匹配的患者不能负重，否则将产生严重的后果。

关于陈旧髋臼骨折的手术指征应该个体化分析。根据国外和积水潭医院创伤骨科的经验，陈旧髋臼骨折与新鲜髋臼骨折手术后优良率相差20%。争取这20%的优良率差距是否值得？因为陈旧骨折的治疗从风险、花费到功能结果都是不可预测的，值得思考。我们认为对于年龄轻、职业需要或早期处理有利于晚期全髋置换的患者需要积极手术治疗。但在手术前要与患者进行充分的沟通。

髋臼骨折手术治疗的经验是非常重要的。你可以经常在国外讲师的幻灯片看到这样一句话：你可否独立完成这个手术？如果不能完成，可否请一个能够完成这个手术的医生？这说明髋臼骨折手术的复杂性。绝不可以匆忙上阵造成手术的失败，给患者带来终身的痛苦。对于高龄的髋臼骨折或合并骨性关节炎的患者可以考虑非手术治疗或一期全髋置换术（见后文）。髋臼骨折非手术治疗的经验在文章中很少介绍，但是我们不应该忘记牵引治疗！我们过去有过牵引下早期关节活动磨塑关节的成功经验，这种经验对于没有手术条件的患者是非常有效的。

四、对将来髋臼骨折治疗的预测

科技的发展将过去不可能成为现实的事情转变为可能。目前对于髋臼骨折的复位没有更好的微创方法，起码在近10年不会有很大的发展。但是，随着科技手段的不断进步，我们相信在这方面肯定会有突破。现在走在前面的是骨折治疗的固定，通过计算机导航和机器人技术可以进行精准定位和微创固定，将来会有更加先进的手段用于髋臼骨折治疗。髋臼骨折的软骨损伤也是未来研究的热门话题。因为任何关节内骨折都有软骨损伤的问题，只是损伤程度不同，有针对性地处理软骨损伤可以延缓创伤性骨性关节炎的发生。

我国人口众多，目前处于快速发展阶段。髋臼骨折是高能量损伤，发生的地点多数在边远地区和重工业地区。由于当地的医疗条件有限和医生的培训不到位，陈旧髋臼骨折的患者和手术治疗失败的患者会逐年增加。因此，髋臼骨折手术治疗的培训工作是将来一段时期的主要工作。

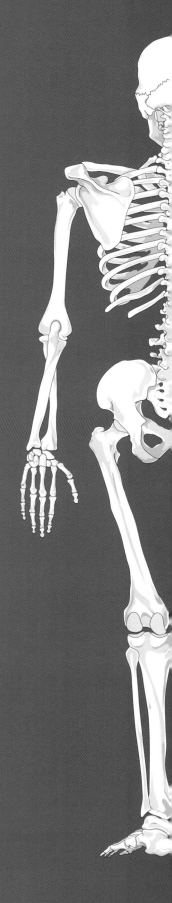

| 第2章 |

髋臼的解剖

孙　旭

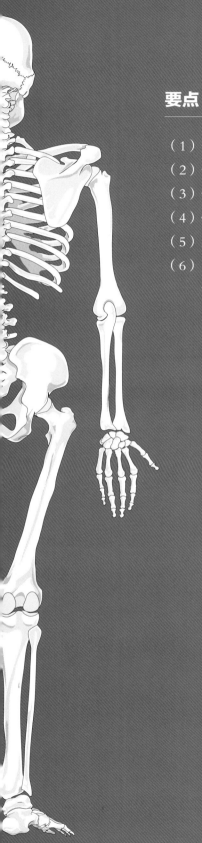

要点

（1）髋臼包括两个柱，五组骨小梁结构。

（2）髋臼顶的狭义及广义概念。

（3）髋臼前方软组织的三个窗。

（4）髂耻弓是肌腔隙与血管腔隙的边界。

（5）死亡冠的解剖及变异。

（6）坐骨大孔被梨状肌分为梨状肌上孔及下孔，其中走行
的重要结构及常见变异。

髋臼包含在髋骨之中，髋骨由髂骨、耻骨和坐骨组成，这三块骨在14岁以前由Y形软骨相连（图2-1）。Y形软骨的骨化时间从14岁开始，16～18岁结束，三块骨融合成髋骨。

一、髋臼的骨性结构

髋臼为一半球形的深窝，下方为髋臼横韧带，关节面为半球形，达170°～175°，前薄后厚（图2-2）。正常的髋臼斜向前、下、外（图2-3），外倾角约为40°，前倾约17°。将髋臼的关节4面分成5份，髂骨约占顶部的2/5，坐骨占后下方的2/5，耻骨占前方的1/5（图2-1）。

髂骨翼平面与闭孔平面的夹角约为90°（图2-4）。在仰卧位时，分别从髂前下棘、髋臼上缘向骶髂关节上关节面做连线，两线的夹角约为20°（图2-5）。在俯卧位时，从坐骨结节经髋臼后壁，直线向上对着髂骨的臀肌粗隆，该线平行于坐骨大切迹下缘，沿此线做内固定可利用骨质最厚实的部位（图2-6）。

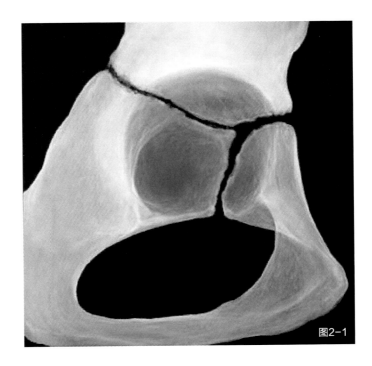

图2-1 髂骨、耻骨、坐骨的Y形软骨连结

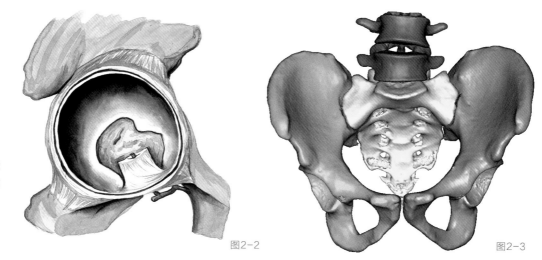

图2-2 髋臼关节面，横
韧带位于关节面
下方

图2-3 髋臼的形态朝向
前、下、外方

图2-2

图2-3

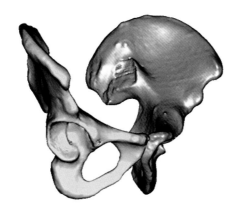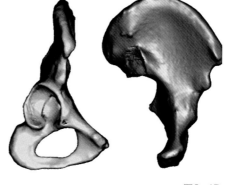

图2-4 双侧的半骨盆夹
角约为90°

图2-4A

图2-4B

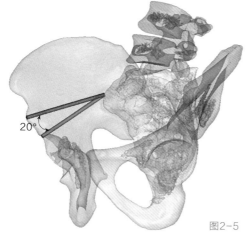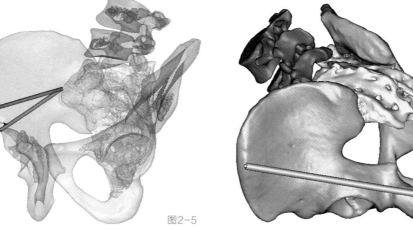

图2-5 红线和棕线的夹
角约为20°

图2-6 黄线为骨质最厚
实的部位

20°

图2-5

图2-6

　　髋臼顶的定义可以从解剖学和放射学两方面分别理解。解剖学上的髋臼顶为水平面和股骨头接触的关节面部分，是指负重区的关节面，包括部分前柱和大部分后柱的关节面，占髋臼上方圆周的50°~60°（图2-7）。影像学上的髋臼顶为髋臼上方与X线方向垂直的一小部分范围，宽约3mm的致密线。在CT上显示为球形，像一顶王冠环绕在股骨头横断面的周围（图2-8）。髋臼的底凹陷与髋臼切迹相连续，无关节软骨覆盖，成为髋臼窝，其内被股骨头圆韧带所占据。

　　除了骨性结构外，关节盂唇是另一重要的稳定结构，由纤维软骨构成，增加22%关节面和33%的髋臼容积。

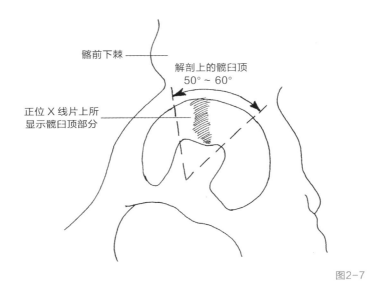

髂前下棘

解剖上的髋臼顶
50°~60°

正位X线片上所
显示髋臼顶部分

图2-7

图2-7　影像学的髋臼顶和
　　　　解剖学的髋臼顶

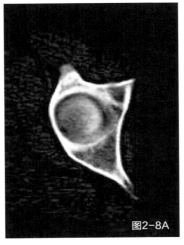

图2-8A

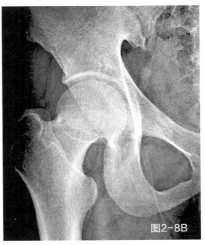

图2-8B

图2-8　髋臼顶在CT和X
　　　　线片上的表现

（一）髋臼的柱

从外观上看，髋臼好似位于一个弓形之中，弓形的两个臂，前方称为前柱、后方称为后柱。前后柱形成一个倒置的Y形结构，通过"坐骨支柱"与骶髂关节相连结，两柱之间的夹角大致为60°（图2-9）。

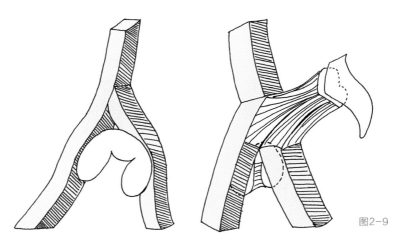

图2-9 髋臼前后柱的连结

图2-9

前柱又称髂骨耻骨柱，自髂嵴前方的顶点到耻骨联合，此柱向前及向内侧凹陷，所形成的弓由腹股沟韧带连结。前柱可分为三部分：髂骨部分、髋臼部分和耻骨部分（图2-10）。

后柱又称髂骨坐骨柱，由髂骨和坐骨组成，该结构骨质较厚且坚固，可为内固定提供可靠的支持。后柱大致为三棱形，其横截面为一三角形，三个面分别为：前外侧面—髋臼的外侧面、后侧面—髋臼的后壁及坐骨结节、内侧面—四边体（图2-11）。

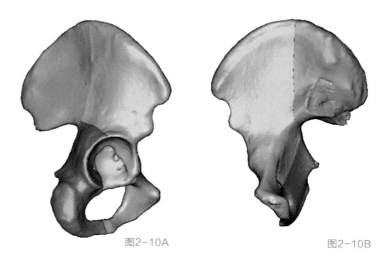

图2-10 蓝色所示区域为
髋臼前柱

图2-10A

图2-10B

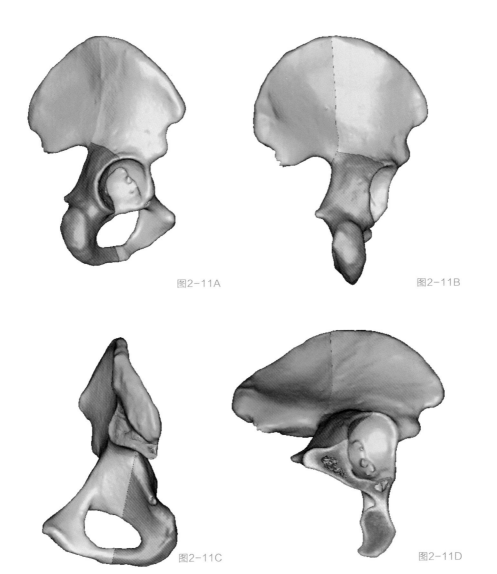

图2-11A

图2-11B

图2-11C

图2-11D

图2-11　红色所示区域为
髋臼后柱

（二）髋臼的负重结构

　　髋骨的内部结构和从股骨头到脊柱的应力传导之间有密切的联系。
Rouviere于1940年提出，应力的传导是沿着髋臼的髂骨关节面切线方向的高
密度骨质部位上行，他还将这一骨质密度高度集中的部位称为坐骨支柱。
1967年，Campanacci通过放射学研究，区别出了髋臼的骨小梁结构：2组骶
骨-髋臼骨小梁、骶骨-坐骨骨小梁、骶骨-耻骨骨小梁、髂骨-髋臼骨小梁，其
中骶骨-髋臼、骶骨-坐骨骨小梁为主要的骨小梁系统（图2-12）。后柱包含髋
臼后下方的骶骨-髋臼和骶骨-坐骨骨小梁，前柱包含了髋臼前方的骶骨-髋臼

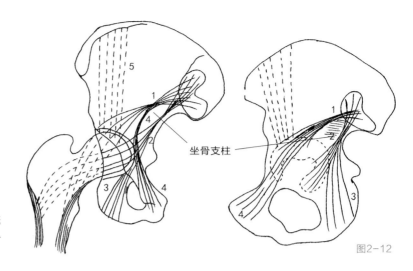

图2-12 髋臼的骨小梁系统和坐骨支柱。1、2—骶
骨-髋臼骨小梁；3—骶骨-坐骨骨小梁；4—
骶骨-耻骨骨小梁；5—髂骨-髂臼骨小梁

和骶骨-耻骨骨小梁。前后柱之间夹着坐骨支柱，该部位的骨小梁非常厚实，
所以在各个类型的髋臼骨折中，此部位很少被涉及。

二、髋臼前方的软组织

本部分主要介绍与髋臼有关的骨盆前方的软组织结构。

按照髂腹股沟入路，可以将前方软组织分为髂窝区和腹股沟区。

髂嵴主要是腹肌的附丽。腹肌包括腹横肌、腹内斜肌和腹外斜肌。

（1）腹横肌起自下6个肋骨、胸腰筋膜、髂嵴和腹股沟韧带的外侧1/3
段，肌束向前内方横行，移行为腹横肌腱膜，经过腹直肌的后面，参与构成
腹直肌鞘后壁，止于白线。腱膜下内侧部及最下部的少量肌束分别参与腹股
沟镰和提睾肌的组成。

（2）腹内斜肌起于胸腰筋膜、髂嵴及腹股沟韧带外侧半，上部止于下3
对肋，中部斜向内上方，下部斜向内下方。在腹直肌外缘分为前后两层包裹
腹直肌。腹内斜肌下缘部分肌纤维呈弓状跨过精索上方移行为腱膜，在腹直
肌外侧缘与腹横肌的腱膜结合，形成腹股沟镰（联合腱），附于耻骨梳。腹
内斜肌和腹横肌下缘的部分肌纤维，一起沿精索向下出腹股沟管浅环进入阴

囊，包绕精索和睾丸形成提睾肌。

（3）腹外斜肌起于下8个肋骨外面，后下部止于髂嵴，其余移行为腱膜，经腹直肌前方至白线。

髂窝区是髂腹股沟入路的第一窗，通过髂骨内板的剥离，可以清晰地显露骶髂关节（图2-13）。

髂窝区的内侧是腹股沟区，是指覆盖在腹股沟韧带下方的区域。腹股沟韧带是腹外斜肌腱膜下缘向后卷曲

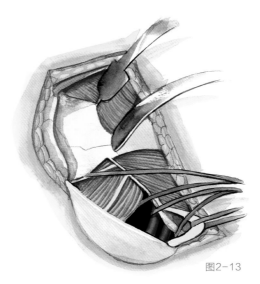

图2-13

图2-13　通过第一窗显露骶髂关节

加厚形成，其内侧缘继续向下形成腔隙韧带或陷窝韧带（lacunar ligament）。腹股沟韧带的上方是腹股沟管，腹股沟管包括2个开口：内口腹股沟管深环、外口腹股沟管浅环。腹股沟管有4个壁：前壁为腹外/内斜肌腱膜；后壁为腹横筋膜/腹股沟镰；上壁为腹内斜肌/腹横肌下缘；下壁为腹股沟韧带。腹股沟管的内容物因性别而不同，男性为精索，女性为子宫圆韧带。

髂耻筋膜向远端延续成为髂耻弓，髂耻弓将腹股沟区分隔为肌腔隙和血管腔隙。肌腔隙内含髂腰肌、股神经、股外侧皮神经；血管腔隙内含股鞘、股血管、生殖股神经股支、淋巴管（图2-14）。

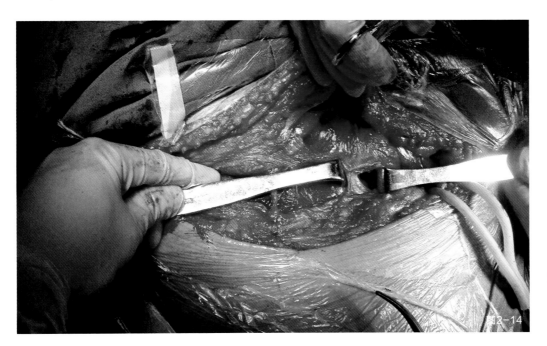

图2-14　两把拉钩之间的组织为髂耻弓，术中需将其显露后剪断

死亡冠（corona mortis）是闭孔血管系统和髂外血管系统间的交通支，主要为闭孔和腹壁下动脉间的连接。根据Tornetta的报道，死亡冠距耻骨联合约6.2cm，发生率为84%。朱仕文等的研究中发现40侧中31侧存在，发生率为77.5%，静脉多于动脉（图2-15）。另外闭孔动脉的变异类型也有很多种，最常见的是发自于髂内动脉系统，也可以直接发自腹壁下动脉，即死亡冠的延续。

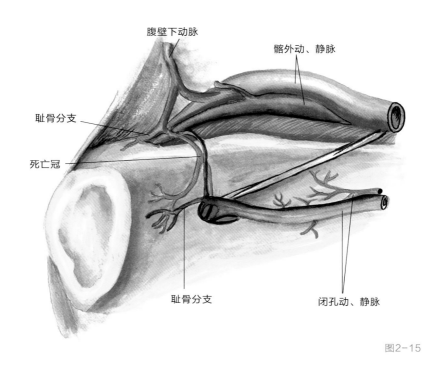

图2-15

图2-15 死亡冠的解剖

三、髋臼后方的软组织

本部分主要介绍与髋臼骨折有关的骨盆后方软组织。

坐骨大切迹和小切迹由骶结节韧带和骶棘韧带围成坐骨大孔和坐骨小孔。坐骨大孔又被梨状肌划分为梨状肌上孔和梨状肌下孔。坐骨大孔内走行：神经7根，包括臀上神经、臀下神经、坐骨神经、阴部内神经、股后皮神经、股方肌神经、闭孔外肌神经；血管3组，包括臀上动/静脉、臀下动/静脉、阴部内动/静脉；肌肉1块，梨状肌。通常臀上神经和臀上动/静脉出梨状

肌上孔，其余结构出梨状肌下孔（图
2-16）。但坐骨神经存在较大的变
异，部分人群的坐骨神经直接分成胫
神经和腓总神经，胫神经的位置通常
固定，穿梨状肌下孔出骨盆，腓总神
经可能穿梨状肌走行或自梨状肌上孔
走行。也有解剖学研究报道胫神经也
可能穿梨状肌或穿梨状肌上孔，并和
腓总神经形成各种排列组合的方式，
但胫神经的变异少见（图2-17）。在
手术操作中应当尽可能注意保护股骨
头和股骨颈的血运。股骨头、颈的血
供主要来自闭孔动脉的分支股骨头韧
带动脉、旋股内侧动脉与旋股外侧动
脉形成的一关节囊外动脉环的分支。

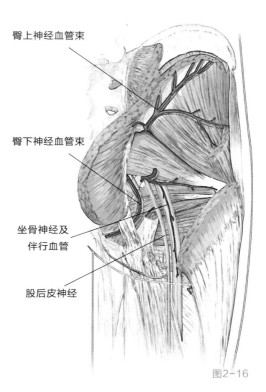

臀上神经血管束

臀下神经血管束

坐骨神经及
伴行血管

股后皮神经

图2-16　　图2-16　骨盆后方软组织

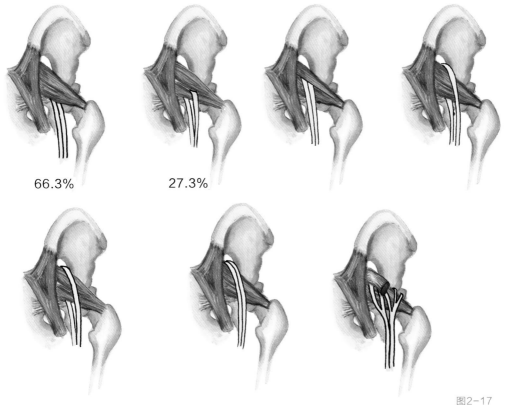

66.3%　　27.3%

图2-17　　图2-17　坐骨神经的变异

此外，臀上动脉、臀下动脉、股深动脉第一穿支等也有细小分支分布于股骨头和股骨颈，注意在Kocher-Langenbeck入路时，切断外旋肌群的同时不要损伤股方肌内的血管（图2-18）。

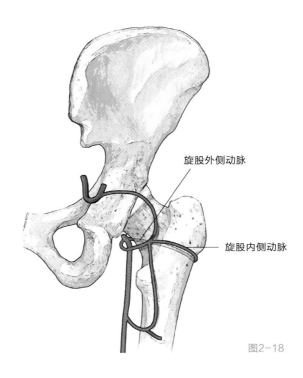

旋股外侧动脉

旋股内侧动脉

图2-18

图2-18　股骨头的血液供应

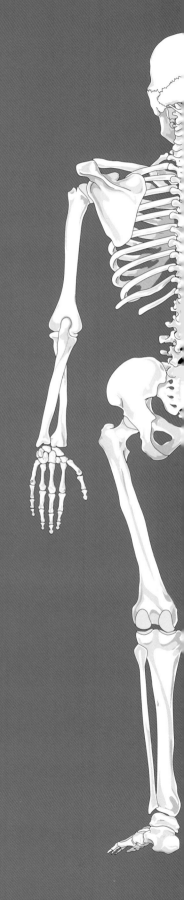

|第3章|

髋臼骨折的受伤机制和生物力学

孙 旭

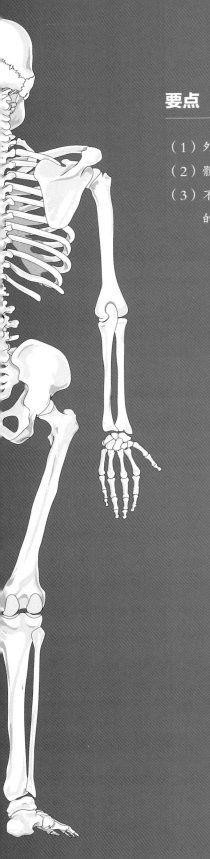

要点

（1）外力作用于不同位置造成不同类型的髋臼骨折。

（2）髋臼顶弧角与骨折稳定性的关系。

（3）不同骨折类型的生物力学环境不同，使骨折坚强固定
的方式也不同。

髋臼骨折的力学环境十分复杂，受伤时暴力方向、作用位置、下肢的位置不同可造成不同类型的骨折，而且任意排列组合均不同。不管外力从哪个方向来，其必须作用于肢体，沿着肢体长轴传导至髋臼，并继续作用造成骨折。可以将不同方向的力进行分解，在下肢所在位置的冠状面上分解。利用平面几何原理，除了通过股骨颈轴线作用于髋臼的主要暴力，所分解的分力垂直于主要暴力。受损伤时下肢体位的影响，也是损伤过程中重要的一环。同样的外力来源，当下肢处于不同的屈伸、收展、内外旋时，所形成的骨折类型可以截然不同。本章将就典型的受伤机制进行生物力学分析。

一、髋臼骨折的损伤机制

1.
外力在股骨颈轴线
作用于股骨大粗隆

（1）下肢为中立位时，髋关节的内外旋可造成不同部位的骨折。在旋转中立位时，由于股骨颈前倾角作用，暴力传导至髋臼中心和前柱。当外旋25°左右时，作用于前柱及部分髋臼顶，当下肢极度外旋时，可造成前壁骨折。当髋关节处于内旋20°位时，可能造成髋臼双柱骨折、T形骨折或者横断骨折，具体需要根据暴力的实际位置及力的大小确定。当极度内旋时，力的方向作用于髋臼后方关节面与髋臼窝之间，可能造成后柱骨折或横断骨折。

（2）下肢内收或外展的位置不同，所造成的骨折明显不同。内收位更多的会影响到髋臼顶，而外展位对髋关节中心及四边体的影响更大。随意的内收、外展结合随意的内旋或外旋都可能出现不同的骨折类型。

2.
外力作用于下肢轴线

（1）屈膝时，最常见的损伤机制为仪表盘伤，患者处于屈髋屈膝位。力主要作用于后壁及后柱，屈曲角度越大，对髋臼整体性影响越小，但同时需要结合下肢的内收、外展情况。当合并髋关节后脱位时，股骨头作用于骨折端，可造成边缘压缩型骨折。鲜有屈膝伸髋的损伤机制。

（2）伸膝时，髋关节可以为屈曲位也可以为伸直位。屈髋位损伤同上述，而伸髋位损伤多为坠落伤。通常为横断骨折、横断伴后壁骨折、后柱骨折或后柱伴后壁骨折。

3.
外力作用于髂腰部

此种损伤类型造成的髋臼骨折相对少见，通常为弯腰时的重物砸伤，骨折类型类似于仪表盘伤。

综合典型损伤机制，总结出以下所对应的骨折类型。

（1）仪表盘伤（类损伤）：后壁骨折、后柱骨折、后柱伴后壁骨折、横断骨折、横断伴后壁骨折和T形骨折。

（2）损伤在大粗隆（车祸伤、坠落伤等）：后柱骨折、横断骨折、横断伴后壁骨折、T形骨折、双柱骨折、前方伴后方半横行骨折、前柱骨折、前壁骨折。

（3）坠落伤（伸膝伸髋）：横断伴后壁骨折、后柱骨折等。

二、髋臼骨折的生物力学

髋关节的力学机制复杂，测定困难。站立中期，作用于髋关节的力最大，主要来自于体重（BW）和外展肌力（ABD）。单腿站立期上述两个力平衡。平衡状态下（BW×a）＝（ABD×b），ABD的力臂比较短，此时ABD大于BW（图3-1）。关节反作用力（JRF）代表作用于髋关节力的总和，在自由体受力图上用向量表示。平地行走时，站立期关节反作用力为（2.5～2.8）×BW，摆动期（0.1～0.5）×BW。慢跑时JRF增加至（4.8～5.5）×BW，不慎摔倒时约为8×BW。即使静态运动也会在关节产生明显的作用力，直腿抬高时为（1.0～1.8）×BW，从床上挪到椅子上为（0.8～1.2）×BW。

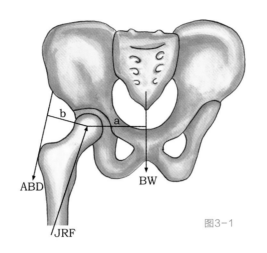

图3-1

图3-1 髋关节上的作用力。BW—体重；ABD—外展力；a—BW的力臂；b—ABD的力臂；JRF—关节应力

Vrahas等制造出30°、60°和90°顶弧角的横行骨折。分别对其进行测量，认为关节面保留面积和髋臼骨折的稳定性之间存在相关性。其结论为60°和90°的顶弧角不影响稳定性，30°顶弧角会导致骨折不稳定。

髋臼骨折固定的生物力学模型很难制作，内固定物的选择和固定方法可以有多种。目前主流的文献中多采用简单骨折的模型骨研究，很难在不同研究中进行比较。内固定的生物力学研究仍然是髋臼骨折基础研究的难点和热点。但最基本的原则是将内固定物放置于半骨盆骨质最坚强、最厚实的部位。

1.
后壁骨折

后壁骨折在髋臼骨折中是较为常见，但却是预后最差的类型。Olson对于后壁骨折的进一步研究发现即使解剖复位后壁骨折，并且使用接骨板螺丝钉固定，也不能完全恢复受伤前的负重方式及水平。Rowe的临床观察也显示复位后固定不稳定预示着后壁骨折后创伤性关节炎的发生。通过生物力学实验以及临床观察我们可以看出即使解剖复位并且固定后壁大块骨折，也不能恢复其正常的负重方式，因此，在临床上术后严格限制负重。

通过多项生物力学实验可以看出传统的接骨板螺钉联合加压螺钉的固定方式对大块的后壁骨折具有更坚强的固定效果，均建议使用接骨板联合加压螺钉的固定方式，尽量不要单纯使用螺钉固定。另外的实验表明，使用锁定接骨板无明显的生物力学优势，并且由于其置钉方向固定，减少螺钉置入的选择空间，增加了手术的难度。Goulet的研究显示对于横行粉碎骨折，重建接骨板加螺钉的固定方式无论在刚度还是失效时可承受的负重均明显优于单纯螺钉固定。而对于中心性粉碎的骨折，重建接骨板加弹簧接骨板的固定模式失效时可承受的负重明显优于单纯使用重建接骨板。因此，我们在临床上对于后壁横行粉碎的骨折尽量使用接骨板加加压螺钉的固定方式，如果为中心性粉碎，最好在重建接骨板的基础上加用弹簧接骨板。这在临床上也得到证实，Ziran使用T形弹簧接骨板治疗各类粉碎性后壁骨折33例，平均随访3年，失效率3%，得到了非常好的临床效果。

2.
后柱骨折

对于后柱骨折，Schopfer比较了后柱单接骨板、双接骨板、接骨板联合后柱螺钉的固定方式在屈髋30°、60°时的固定强度。结果显示三种固定方式的刚度无明显差异，均能保持完整髋臼80%的刚度；在屈髋60°时，接骨板联合后柱螺钉的固定方式移位小于其他两种固定方式，单接骨板固定的移位最大，屈髋30°时无明显差异。从此项生物力学实验我们可以看出，对于单纯的后柱骨折尽量使用接骨板联合后柱螺钉的固定方式进行固定，可以保证更好的固定强度，当后柱螺钉植入困难或伴有后壁骨折时，可以退而求其次使用双接骨板固定。

3.
横断骨折

多项实验表明，对于横断骨折，使用双柱固定的强度优于单纯前柱或后柱锁定接骨板固定，双柱固定可以使前柱接骨板加后柱螺钉或后柱接骨板加前柱螺钉。固定强度上，锁定接骨板优于重建型接骨板，二者各有利弊，目前北京积水潭医院绝大多数情况使用重建型接骨板固定。

4.
T形骨折

Simonian使用150N循环25次测量不同固定方式固定T形骨折产生的位移，包括单纯前柱接骨板、单纯后柱接骨板、前后柱联合接骨板，测量结果显示循环加载力后三种固定方式的位移无明显差异。但实验中的负荷太小，实验结果与临床操作不相符合。目前北京积水潭医院主要的固定方式为单一入路接骨板结合螺钉固定。

5.
前方伴后方半横行骨折

针对此类型骨折的生物力学研究较少，Culemann设计了相关的生物力学实验比较不同的内固定方式之间的固定差异，测量了4种不同的固定方式：前柱传统的重建接骨板固定，其中有3枚长螺钉通过并固定四边体；前柱传统的重建接骨板固定联合H形弹簧接骨板固定四边体；锁定重建接骨板固定前柱，其中有3枚尽可能长的螺钉通过并固定四边体；钛结构万向锁定系统。结果显示前柱传统的重建接骨板联合3枚长螺钉的固定方式与钛结构万向锁定系统优于前柱传统接骨板联合H形弹簧接骨板及前柱锁定接骨板固定的固定方式，不过针对尸体骨进行同样的实验却没有显示出相应的统计学差异，但是传统的重建接骨板联合3枚长螺钉的固定方式仍具有最大的固定强度。因此，对于前柱合并后半横行骨折仍建议使用传统的重建接骨板联合3枚长螺钉的固定方式固定，H形四边体弹簧板无明显作用，进一步验证了Letournel推荐的治疗方式。

对于髋臼后壁骨折，当骨折块的宽度到30%左右时，髋关节的受力面积、应力、负重均发生明显改变，开始出现髋关节不稳定，需要手术治疗，并且骨折块越大，这种趋势越明显。而对于低位的前壁骨折（相当于顶弧角45°），力学环境无明显改变，因此，手术适应证相应放宽。对于横行骨折，骨折线越高，越接近臼顶，顶弧角越小（以60°为界），手术适应证越强烈。无论什么类型的骨折，解剖复位均十分重要，因为无论复位时存在台阶还是间隙，均会导致髋臼的受力环境的改变，明显增加创伤后关节炎的发生率。对于前柱骨折，传统的接骨板固定与单纯多枚钛螺钉的螺钉固定的强度相当，当然前提是骨折块较完整，螺钉可对复位后的骨折块进行有效固定，对于移位小的骨折，或者老年髋臼骨折，使用经皮螺钉固定可以减小创伤、预防手术并发症，另外，固定时加用一枚髋臼下拉力螺钉可明显增加固定强度，适用于所有双柱分离的骨折类型，包括前柱骨折、前方伴后方半横行骨折、T形骨折、双柱骨折。对于前方伴后方半横行骨折，传统的重建接骨板联合多枚经过前后柱的长螺钉的固定方式具有最强的固定强度。目前关于髋臼骨折相关的生物力学研究也存在很多问题，首先，实验的条件和负荷参量不一致，例如，对于每种类型的骨折，实验者设计的模型不同；其次，实验时采用的受力状态不同，受力的负荷不同，测量的标准不同，并且标本不统一，有尸体骨及不同种类的模型骨。针对以上的问题，我们可以看出在髋臼骨折相关的生物力学研究还有很多问题需要进一步的研究与完善，目前得到的结果也只是作为临床治疗的参考与指导。

▌ 参考文献

1. Olson SA, Bay BK, Chapman MW, et al. Biomechanical consequences of fracture and repair of the posterior wall of the acetabulum. J Bone Joint Surg Am,1995,77 (8) :1184-1192.

2. Rowe C , Lowell J. Prognosis of fractures of the acetabulum. J Bone Joint Surg Am,1961,43:30–59.

3. 李科伦，徐刚，陈志豪，等 . 三种内固定方法固定髋臼后壁骨折的力学研究 . 实用骨科杂志 ,2008,14 (8) : 473-476,486.

4. Goulet JA, Rouleau JP, Mason DJ, et al. Comminuted fractures of the posterior wall of the acetabulum. A biomechanical evaluation of fixation methods[J]. J Bone Joint Surg Am,1994,76 (10) :1457-1463.

5. Ziran BH, Little JE , Kinney RC. The use of a T-plate as "spring plates" for small comminuted posterior wall fragments. J Orthop Trauma,2011,25 (9) :574-576.

6. Schopfer A, DiAngelo D, Hearn T, et al. Biomechanical comparison of methods of fixation of isolated osteotomies of the posterior acetabular column. Int Orthop,1994,18 (2) :96-101.

7. Simonian PT, Routt ML Jr, Harrington RM, et al. The acetabular T-type fracture. A biomechanical evaluation of internal fixation. Clin Orthop Relat Res,1995, (314) :234-240.

8. Culemann U, Holstein JH, Kohler D, et al. Different stabilisation techniques for typical acetabular fractures in the elderly--a biomechanical assessment. Injury,2010,41 (4) :405-410.

9. Letournel E. The treatment of acetabular fractures through the ilioinguinal approach. Clin Orthop Relat Res,1993,292:62-76.

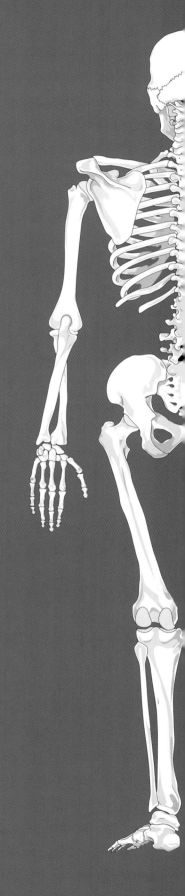

| 第4章 |

髋臼骨折的
影像学和分型

杨明辉

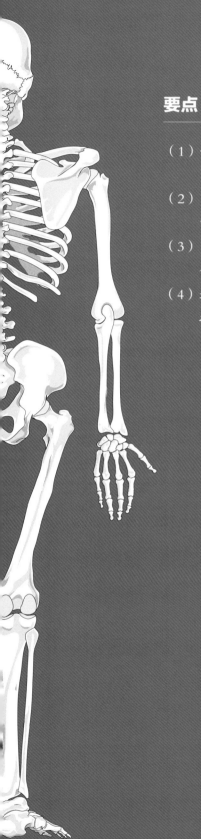

要点

（1）髋臼骨折的影像学，就是掌握放射学标记、线条与实际解剖之间的对应关系。

（2）Judet 和 Letournel 分型是最常用、临床指导意义最大的髋臼骨折分型系统。

（3）Judet 和 Letournel 分型将髋臼骨折分为单一骨折和复合骨折两大类，共 10 种类型。

（4）通过影像学检查分析骨折形态的过程，也就是进行骨折分型的过程。

一、髋臼骨折的影像学

由于骨盆的三维形态复杂且不规则，髋臼骨折的类型多样，因此，需要更多的影像学资料以提供足够的信息，帮助我们理解髋臼骨折的形态。除去骨盆正位X线检查，Judet最早提出两个斜位X线检查，即闭孔斜位和髂骨斜位，因此，这两个互相垂直的斜位检查又称为Judet斜位。CT扫描使我们可以获得更多的髋臼骨折的细部信息，而CT三维重建则有助于我们理解骨折的形态。

在骨盆的正位X线片上，我们需要去寻找6个常用的放射学标记，包括：髋臼顶、髂耻线、髂坐线、髋臼前壁、髋臼后壁和泪滴（图4-1）。这些放射学标记中有些与解剖学的线条相对应，例如，放射学髋臼前壁和髋臼后壁就与解剖学上髋臼前壁的边缘和髋臼后壁的边缘相对应（图4-2）。但有些放射学标记与解剖学的线条并不直接对应，例如，放射学的髋臼顶和解剖学上的髋臼顶并不对应。解剖学的髋臼顶是指髋臼上方50°~60°范围（图4-2），而放射学的髋臼顶只是髋臼上方与X线方向垂直的一小部分范围。髂坐线并不是实际存在的解剖学线条，它是四边体内与X线方向垂直的部分骨质的显影。髂耻线的远侧3/4与骨盆入口缘的弓状线对应，近端1/4是弓状线后方坐骨支撑部分骨质的显影。

闭孔斜位片是将骨盆向健侧倾斜45°获得的影像，由于此时闭孔显示最大而得名（图4-3），闭孔斜位片可以很好地显示髂

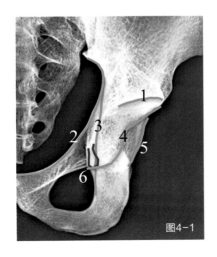

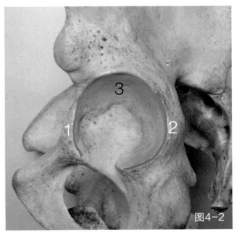

图4-1　髋臼的6个常用放射学标记。1—髋臼顶；2—髂耻线，3—髂坐线；4—髋臼前壁；5—髋臼后壁；6—泪滴

图4-2　髋臼标本。1—髋臼前壁边缘；2—髋臼后壁边缘；3—解剖学上的髋臼顶

图4-3 闭孔斜位片

图4-4 马 刺 征：双
柱 骨 折 在 闭
孔 斜 位 上 的
典型征象

图4-5 髂骨斜位片

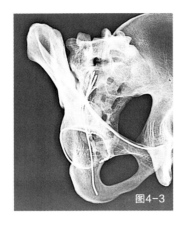 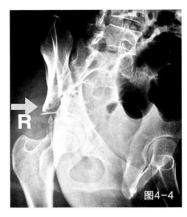 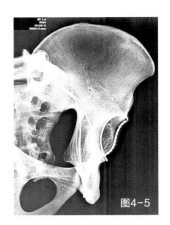

耻线和髋臼后壁，以及更好地显示闭孔环的损伤。髋臼近端的髂骨为侧位影像，正常髂骨的外侧为平滑的曲线，髋臼双柱骨折时会出现这一曲线的断裂，显示为双柱骨折的典型征象——马刺征（图4-4）。

髂骨斜位片是将骨盆向患侧倾斜45°获得的影像，由于此时髂骨显示最大而得名（图4-5）。髂骨斜位片可以显示后柱的边缘，包括坐骨大切迹、坐骨棘和坐骨小切迹，从而更好地显示髂骨翼的损伤。髂骨斜位可以清楚显示髋臼前壁。

CT扫描已经成为髋臼骨折的常规检查，可以很好地显示髋臼骨折细部特征，例如，髋臼关节面的边缘压缩，关节内嵌入的骨折块等。进行髋臼骨折的轴向CT扫描时，一定要从未发生骨折的近端髂骨开始扫描，而不要仅仅扫描骨折的部分。在阅读轴向CT图像时，要养成从近端向远端逐层阅读的习惯，详细分析每一个骨折线和骨折块。在轴向CT中，如果骨折线偏矢状面，外侧骨块为未骨折部分，内侧骨块为骨折后移位的部分，则为横断骨折（图4-6）。如果骨折线偏冠状面，说明前柱和后柱之间发生了骨折，可能是前柱骨折、后柱骨折或其他复合类型的骨折，具体类型取决于哪一骨块为未骨折部分，哪一骨块为骨折部分（图4-7，图4-8）。

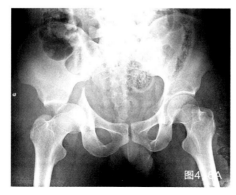 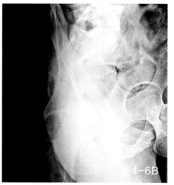

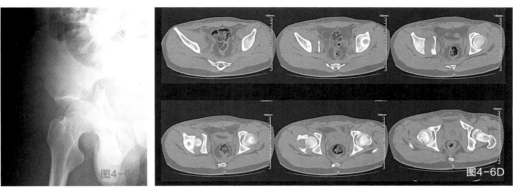

图4-6 髋臼横断骨折。A.骨盆正位片可见右侧髋臼骨折，髂耻线和髂坐线均断裂，股骨头中心性脱位，横断骨折线经过髋臼顶的边缘，为临近臼顶型；B.闭孔斜位片可见髂耻线断裂，闭孔环完整；C.髂骨斜位片可见后柱骨折，骨折移位伴有股骨头中心性脱位；D.横断面CT扫描显示骨折线在矢状面，远端骨折块内移。注意要连续观察CT扫描图像，不能仅凭一个断面就诊断存在后壁骨折

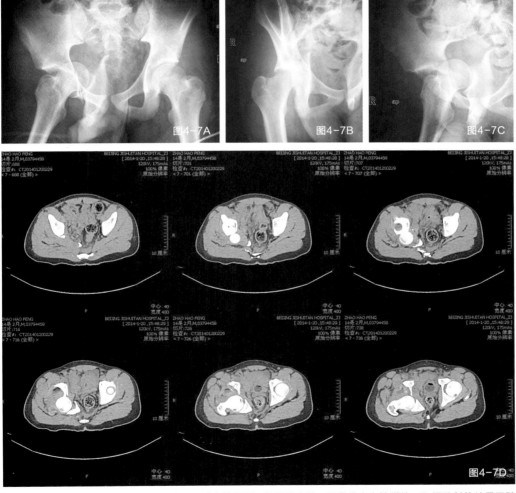

图4-7 髋臼后柱骨折。A.骨盆正位片显示髂坐线断裂，髂耻线完整，股骨头中心性脱位；B.闭孔斜位片显示髂耻线完整，闭孔环断裂；C.髂骨斜位片显示髋臼后柱骨折，股骨头连同后柱一起向内侧移位；D.横断面CT扫描显示骨折线接近冠状面，髋臼前柱完整，后柱向后内侧移位

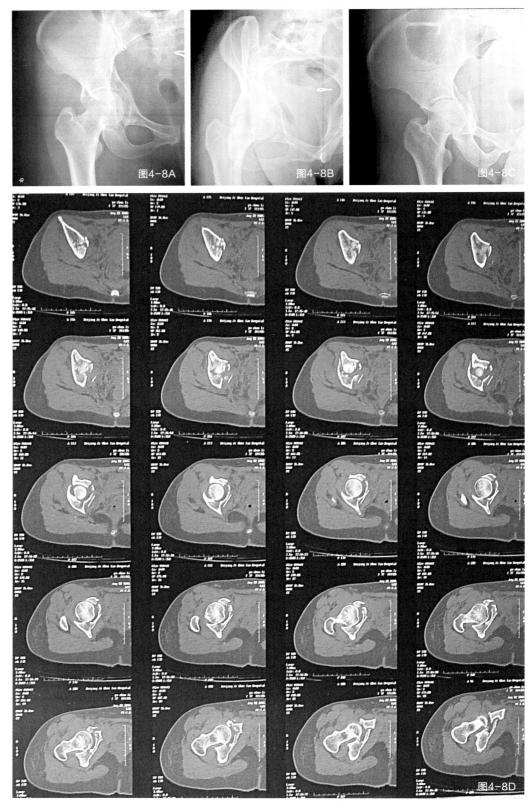

图4-8 髋臼前柱骨折。A.髋臼正位片可见髂耻线断裂，髂坐线完整，股骨头相对髂坐线内移；B.闭孔斜位片可见髂骨后方及后壁完整，股骨头向前内侧脱位，髋臼前柱粉碎骨折；C.髂骨斜位片可见髋臼后柱完整；D.横断面CT扫描显示主要骨折线接近冠状面，髋臼后柱完整，前柱骨折块带着大部分髋臼顶向内侧移位，四边体有粉碎骨折块且移位

依据CT扫描的数据，可以进行其他多个平面的重建以及三维重建。CT三维重建可以根据我们的需要给出不同角度的重建图像，有助于我们对骨折形态的理解。同时我们也要认识到它的缺点：重建的效果与CT扫描的精度相关，在显示骨折的细部特征方面不如CT断层图像。

对于有经验的医师，单纯X线平片检查可以判定绝大多数髋臼骨折的类型，而且对X线平片的阅读和理解有助于手术中判断骨折的复位情况。CT断层扫描是髋臼骨折的必要检查，CT扫描的重建可以根据骨折类型及医师的偏好有选择地进行。

二、髋臼骨折的分型

髋臼骨折的Judet和Letournel分型是最为常用，对髋臼骨折的治疗和预后最有帮助的分型。该分型是基于骨折形态的分型，是Judet和Letournel在总结分析大量髋臼骨折的形态后提出的。

Judet和Letournel分型将髋臼骨折分为两大类：单一骨折和复合骨折，共10种骨折类型。单一骨折包括后壁骨折、后柱骨折、前壁骨折、前柱骨折、横断骨折5种类型；复合骨折包括后柱伴后壁骨折、横断伴后壁骨折、T形骨折、前方伴后方半横行骨折、双柱骨折5种类型（图4-9）。这10种类型的髋臼骨折会在后面章节中进行详细的讲述，在此仅对每种骨折类型的最突出特点和最典型表现进行描述。

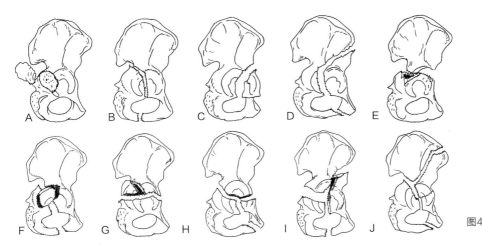

图4-9

图4-9　髋臼骨折Letournel 分型10种类型的线条图

1.
单一骨折

（1）后壁骨折是髋臼后方被股骨头撞击所造成的骨折类型，常伴有髋关节后脱位，是髋臼骨折中的常见类型。骨盆正位片要注意观察髋关节关节间隙的变化，如果后壁骨折伴有髋关节后脱位，容易得到诊断，如果是髋关节半脱位，可能仅仅表现为关节间隙的狭窄。后壁骨折表现为6个放射学标记之一——髋臼后壁的断裂，有时候可以看到移位的后壁骨折块。闭孔斜位可以最好地显示后壁骨折块的大小、位置以及髋关节的对位关系。CT扫描中要注意可能存在的关节面压缩骨折、关节内游离骨块及髋关节半脱位（图4-10，4-11）。

（2）后柱骨折是髋臼骨折累及了整个髋臼后柱，但没有合并的后壁骨折块。后柱骨折如果要发生移位，需要围绕闭孔环的另一个骨折线进行，因此，典型的后柱骨折会存在闭孔环的断裂。后柱骨折是少见的骨折类型。在骨盆正位片会表现为髂坐线和髋臼后壁的断裂，髂耻线和髋臼前壁保持完整。髂骨斜位片可以最好地显示后柱骨折线，股骨头常会伴随后柱发生移位。CT横断面显示骨折线偏冠状面，骨折线后方的骨折块是后柱的移位骨折（图4-7）。

（3）前柱骨折比后柱骨折要复杂，这是因为解剖学上髋臼前柱更为复杂，它包括了髂骨段、髋臼段和耻骨段（图4-12），前柱骨折可以发生在不同的水平，进而造成不同的影像学表现。骨盆正位片会显示髂耻线断裂，髂坐线及髋臼后壁连续，高位前柱骨折会累及髂嵴。根

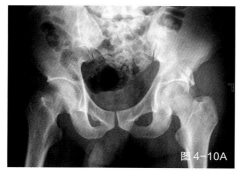
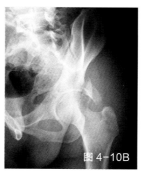
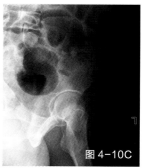

图4-10　髋臼后壁骨折。A.骨盆正位显示在6个基本放射学标志中，髋臼后壁线断裂，在股骨头外上方，可见移位的粉碎后壁骨折块；B.闭孔斜位片除了能清楚显示后壁骨折块大小和移位程度外，还可以判定头-臼对合关系、是否有关节内游离骨块，以及是否合并股骨头骨折；C.髂骨斜位片显示髋臼后柱和前壁完整

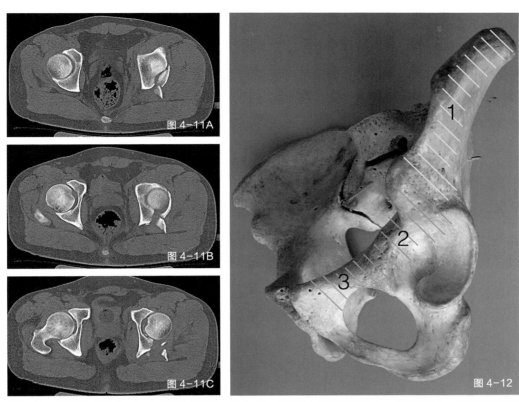

图4-11　髋臼后壁骨折。A~C.CT扫描可以清楚显示后壁骨折粉碎和移位程度

图4-12　髋臼前柱包括范围很大，在解剖学上，髋臼前柱可以分为：1—髂骨段；2—髋臼段；3—耻骨段

据骨折移位的大小，股骨头可能会有中心性半脱位或脱位。闭孔斜位片可以更好地显示前柱骨折的形态，应注意髂骨外侧及髋臼后方骨质是平滑的，即不会出现"马刺征"。髂骨斜位片可以显示坐骨大小切迹的正常曲线，常常可以看到移位的四边体骨折。CT横断面会显示骨折线偏冠状面，骨折线前方是移位的前柱骨折块，前柱骨折常合并四边体骨折（图4-8）。CT三维重建可以帮助我们理解前柱骨折的形态。

（4）髋臼前壁骨折发生率很低。前壁是髋臼前柱与股骨头相对应的一部分，因此，前壁骨折会有前柱骨折的影像学表现，但对骨折线的位置有严格的界定。在骨盆正位片上，髂耻线出现两处断裂，近端骨折线在髂前下棘以远，远端骨折线在耻骨上支，髂坐线完整，股骨头常常有中心性半脱位。闭孔斜位片能更好地显示前柱的两处骨折线以及伴随的股骨头半脱位。髂骨斜位片显示后柱完整，常常能看到移位的四边体骨折块（图4-13）。

（5）横断骨折是指髋臼被一个横行骨折线分为两部分：近端的髂骨部分和远端的耻骨坐骨部分。虽然横断骨折属于单一骨折类型，但髋臼的前柱和后柱均发生了骨折。在骨盆正位片和Judet斜位片上，横断骨折显示为髂耻线和髂坐线的断裂。要注意判断闭孔环的完整性，因为闭孔环的断裂常常说明横断骨折

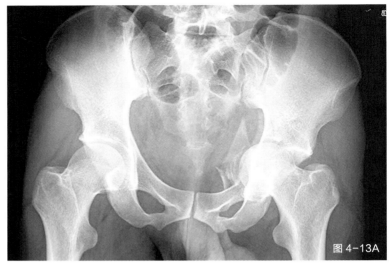

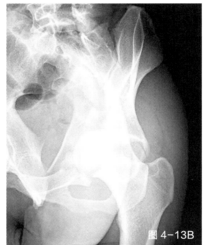

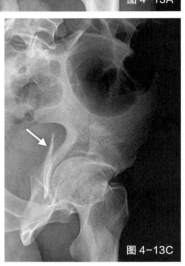

图4-13 髋臼前壁骨折。A.髋臼正位片可见髂耻线断
裂，髂坐线完整，股骨头发生中心性脱位；
B.闭孔斜位片可见髂耻线有两处断裂，近
折线位于髂前下棘水平，远折线位于耻骨上
支，股骨头中心性脱位；C.髂骨斜位片可见
后柱完整，股骨头脱位，并可以见到移位的
四边体骨折块（箭头）

的远骨折块前柱和后柱之间发生了分离，这是横断骨折与T
形骨折的区别。此外，要注意横断骨折线位置的高低，因
为骨折位置越高，骨折累及的髋臼顶会越多，未骨折部分
的髋臼顶会越少，横断骨折的移位会对头臼对合关系有更
严重的影响。按照骨折线位置的高低，横断骨折可以分为
臼顶远端型，临近臼顶型和经臼顶型，这三种类型严重程
度依次增高，预后依次变差。在横断面CT图像上，横断骨
折线偏矢状面，骨折线外侧的骨块是与近端髂骨相连的臼
顶，而内侧的骨块是移位的远端骨折块。由于横断骨折时
骨折线在前柱和后柱通常不在一个水平面上，导致了横断
骨折线不在严格的矢状面上，而经常出现一定的偏斜（图
4-6）。

2.
复合骨折

横断伴后壁骨折、后柱伴后壁骨折都是两个单一骨折类型的组合，因此，它们都具备了两个单一骨折类型的特点。在分析这两个骨折类型的特点时，也就是注意分析各自包括的两个单一骨折类型的特点。例如，横断伴后壁骨折，要注意横断骨折线的高低，还要注意后壁骨折是否存在粉碎、边缘压缩等。横断伴后壁骨折是常见的骨折类型，而后柱伴后壁骨折少见。

（1）横断伴后壁骨折在骨盆正位片表现为髂耻线和髂坐线断裂，全部或外侧部分髋臼顶仍与近端髂骨相连。横断伴后壁骨折的发生率远高于单纯横断骨折，因此，如果髋臼存在横断骨折，下一步一定要确定是否合并后壁骨折。有的后壁骨折块会清楚显示在骨盆正位上，闭孔斜位能更清楚地显示后壁骨折的情况，以及前柱骨折的位置和移位情况。此外，在闭孔斜位还要注意观察闭孔环的完整性。髂骨斜位可以显示后柱骨折线的位置和移位情况。CT扫描可以显示横断骨折和后壁骨折的细部特征以及头—臼的对合关系（图4-14）。由于横断骨折线近矢状面，会通过后壁，不要将所有经过髋臼后壁的骨折线误认为是后壁骨折（图4-6）。对横断伴后壁骨折，则可以找到仍与近端髂骨相连的近端骨折块，移位的远端横断骨折块以及移位的后壁骨折（图4-14）。

（2）后柱伴后壁骨折在骨盆正位片表现为髂坐线断裂，闭孔环断裂，而髂耻线连续。闭孔斜位能显示完整的前柱、断裂的闭孔环和移位的后壁骨折。髂骨斜位能显示后柱骨折的位置和移位情况。CT横断面显示偏冠状面的横断骨折线以及移位的后壁骨折块（图4-15）。

T形骨折、前方伴后方半横行骨折有几个共同点：①髋臼的前后柱均存在骨折；②有部分髋臼顶仍与近端完整的髂骨相连（与双柱骨折相区别）；③骨折的前后柱之间存在骨折，导致前柱和后柱之间是分离的。两者的主要区别是前方伴后方半横行骨折的前柱骨折比较复杂，它可能骨折的位置很高，到达髂窝，也可能为粉碎性骨折，如前壁骨折；与复杂的前柱骨折相反，前方伴

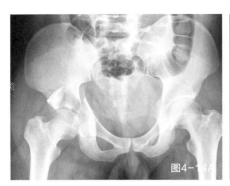
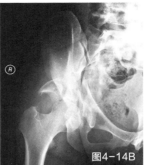
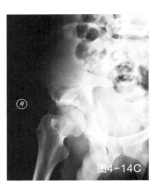

图4-14A 图4-14B 图4-14C

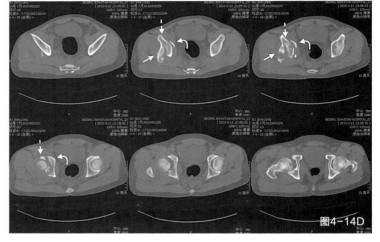

图4-14D

图4-14 髋臼横断伴后壁骨折。A.骨盆正位片可见髂耻线、髂坐线断裂，股骨头近端外侧有后壁骨折块；B.闭孔斜位片可见髂耻线断裂以及移位的后壁骨折块；C.髂骨斜位片可见移位的后柱骨折；D.横断面CT扫描显示与近端髂骨相连的近端骨折块（虚线箭头）、移位的远端横断骨折块（弯箭头）以及移位的后壁骨折（直箭头）

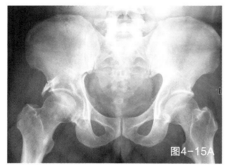
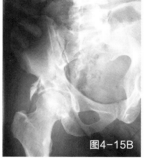
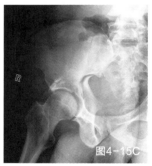

图4-15A 图4-15B 图4-15C

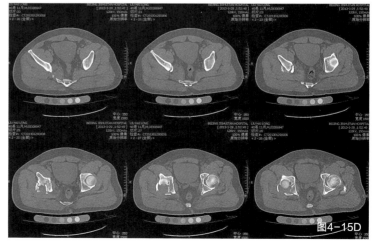

图4-15D

图4-15 髋臼后柱伴后壁骨折。A.骨盆正位片可见髂坐线断裂及股骨头近端外侧的后壁骨折块，髂耻线连续；B.闭孔斜位片显示髋臼前柱完整，后壁粉碎骨折且移位；C.髂骨斜位片显示后柱骨折位于坐骨大切迹顶端，向内侧移位；D.横断面CT扫描显示后柱骨折及后壁粉碎骨折

后方半横行骨折的后柱骨折比较简单，不合并后壁骨折。

（3）T形骨折可以理解为在横断骨折的基础上，远端的骨折块（耻坐骨骨折块）发生骨折，导致前后柱之间分离。前后柱之间的骨折线可能位于四边体中部、偏前或偏后（图4-16）。T形骨折在正位片显示为髂耻线和髂坐线的断裂，全部髋臼顶或部分外侧的髋臼顶仍与近端髂骨相连续，前后柱之间的分离表现为闭孔环的断裂，这在闭孔斜位显示更明显。此外，闭孔斜位还可以显示前柱骨折的位置和移位，以及可能同时存在的后壁骨折。髂骨斜位能显示后柱骨折的位置和移位。CT扫描横断面图像的经典表现为矢状面骨折线将髋臼分为内外侧两部分，内侧的骨折块被冠状面的骨折线分为前、后柱两部分。三维重建有助于理解骨折形态（图4-17）。

在分析T形骨折的特征时，要注意横断骨折线的位置：臼顶远端型、临近臼顶型还是经臼顶型；要注意导致前后柱分离的骨折线是偏前还是偏后；注意前后柱骨折线孰高孰低；注意哪个柱的骨折移位更大；注意头—臼的对合关系以及股骨头脱位

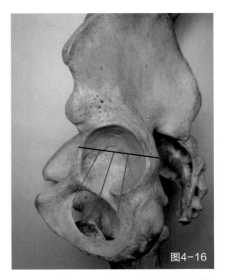

图4-16

图4-16 典型T形骨折是在横断骨折（黑线）的基础上，耻坐骨骨折块在前后柱之间也发生骨折，该骨折线的位置可能位于四边体中部（紫线）、偏前（红线）或偏后（蓝线）

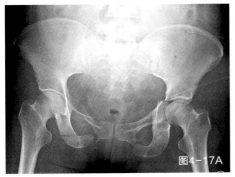

图4-17A

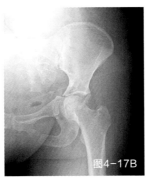

图4-17B

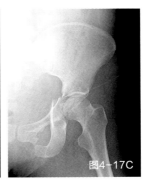

图4-17C

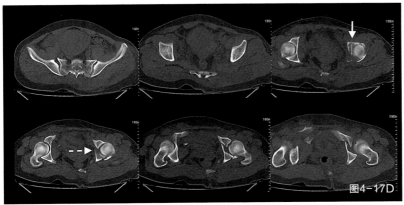

图4-17D

图4-17 髋臼T形骨折。A.骨盆正位片可见双侧骶髂关节增宽，左侧髋臼骨折，右侧耻骨支骨折。左侧髋臼髂耻线和髂坐线均断裂，移位。左侧闭孔环断裂。B.闭孔斜位片可见前柱骨折以及小块的后壁骨折。C.髂骨斜位片可见后柱骨折的移位情况。D.横断面CT可见矢状面的横断骨折线（箭头）和冠状面的前后柱之间的骨折线（虚线箭头）

的方向；还要注意是否合并后壁骨折。这些因素对治疗方式的选择及其预后有影响。

（4）前方伴后方半横行骨折可以理解为在高位前柱或前壁骨折的基础上，伴随有简单的后柱骨折。骨盆正位片显示髂耻线及髂坐线的断裂，前柱骨折可以到髂窝水平，股骨头多随着移位的前柱发生中心性脱位。闭孔斜位片可以显示高位前柱骨折的复杂程度，或者为髋臼前壁的骨折，显示闭孔环的断裂以及显示完整的后壁。髂骨斜位片能显示后柱骨折的位置和移位情况。CT横断面首先出现接近冠状面的骨折线，这是前柱的骨折线，骨折线内侧为前柱骨折块，然后在外侧的骨折块会出现偏冠状面的半横行骨折线，该骨折线后方即为后柱骨折块。CT三维重建有助于我们对骨折形态的理解（图4-18~4-20）。

（5）双柱骨折是常见的骨折类型。双柱骨折的最典型特征是所有的髋臼关节面均与近端完整的髂骨失去连续性，这在闭孔斜位片上表现为"马刺征"。双柱骨折前后柱均会发生骨折，而且前后柱之间通常有骨折线存在。双柱骨折是髋臼的一种骨折类型，而不是髋臼前后柱均骨折的一种缩略称谓，其实在横断骨折、横断伴后壁骨折、T形骨折、前方伴后方半横行骨折这四种骨折类

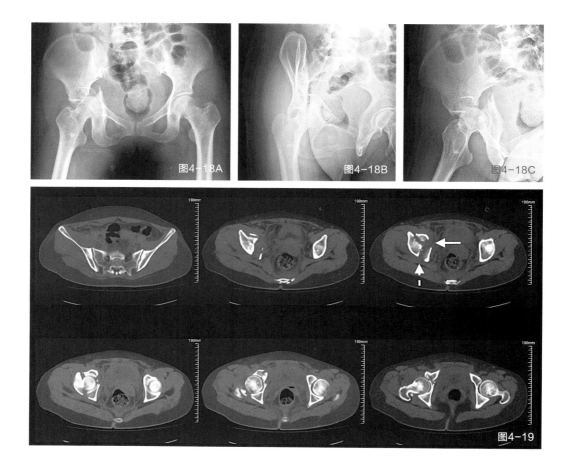

图4-18A　　　　图4-18B　　　　图4-18C

图4-19

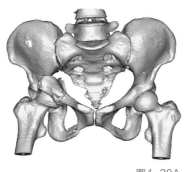
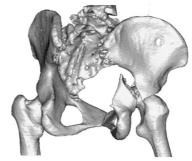

图4-20A   图4-20B

图4-18　髋臼前方伴后方半横行骨折。A.骨盆正位片可见右侧髋臼髂耻线及髂坐线断裂，闭孔环有骨折，股骨头中心性脱位，并存在压缩性骨折；B.闭孔斜位片可见前柱有两处断裂，为前壁骨折，髋臼后壁完整无骨折；C.髂骨斜位片显示后柱骨折的移位情况

图4-19　髋臼前方伴后方半横行骨折。横断面CT扫描可见近冠状面的前壁骨折（箭头）和近矢状面的半横行骨折（虚线箭头）

图4-20　髋臼前方伴后方半横行骨折。骨盆三维重建的正面观（A）和背面观（B）可以更直观地显示骨折的形态

型，都同时存在髋臼前后柱的骨折。这是初学者容易存在的错误认识或称谓。

在骨盆正位片中，可以发现髋臼近端髂窝及髂嵴的骨折线，由于这些骨折的移位，会导致患侧坐骨大切迹的弧度较健侧有改变，称为"弯曲征"，这是双柱骨折的间接征象。髂耻线、髂坐线断裂，闭孔环断裂，股骨头可存在中心性脱位。闭孔斜位片可显示髋臼骨折的诊断性征象"马刺征"。在正常的髂骨外侧，髂骨外板与髋臼后壁连续，形成一个连续的皮质骨影像，而在双柱骨折，整个髋臼与近端髂骨失去连续性，导致髂骨外侧皮质骨影像的断裂，由于髋臼连同股骨头一起向前内侧移位，近端骨块的骨折尖端指向后外侧，称为"马刺征"。闭孔斜位片可以显示前柱骨折的部位和移位情况，显示髋臼后壁是否存在骨折以及闭孔环的断裂。髂骨斜位片可以显示整个髂骨翼的骨折情况，有的骨折会累及骶髂关节，有的会累及髂嵴，有的骨折发生在髂前上棘以远，髂前下棘周围。髂骨斜位片还可以显示后柱骨折的位置和移位情况。

髋臼双柱骨折骨折线复杂，需要详细阅读和分析CT图像。在髋臼近端，通常内侧骨折块与近端骶髂关节相连，外侧骨折块（前柱骨折块）向前内侧移位。在髋臼顶水平，可以看到"马刺征"（与骶髂关节连续的近端骨折块的尖端）、移位的前柱骨折块和后柱骨折块。在髋臼窝水平，可以显示前后柱之间骨折的移位，注意是否存在髋臼后壁骨折。髋臼双柱骨折的骨折线有时候很复杂，对横断面CT的阅读依赖于对髋臼三维形态的理解和空间结构的建立，三维重建有助于这一过程（图4-21，4-22）。

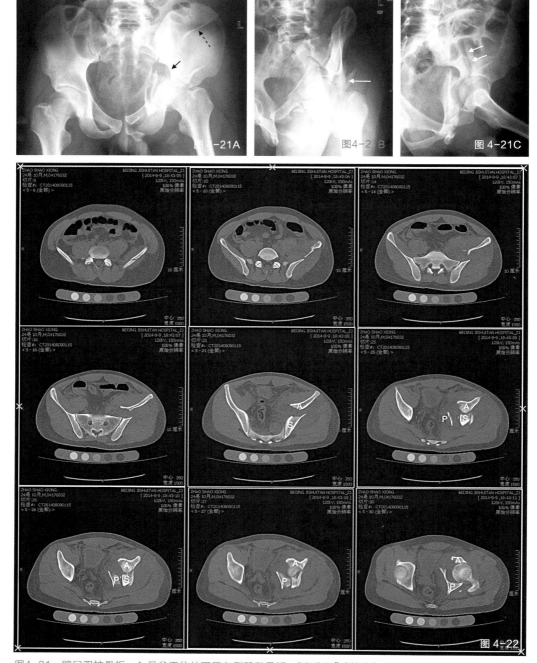

图4-21　髋臼双柱骨折。A.骨盆正位片可见左侧髋臼骨折，"弯曲征"（箭头），髋臼近端髂窝的骨折线（虚线箭头）。髋臼前后柱均存在骨折，闭孔环断裂。股骨头中心性脱位，并存在股骨头压缩骨折。B.闭孔斜位片可见双柱骨折典型的"马刺征"，可能该马刺征并不明显，但如果跟其他骨折类型的闭孔斜位（图4-18B）比较，就会发现髂骨外侧的圆滑曲线已经不复存在。此外，还可以看到这例患者多段的前柱骨折，移位的后壁骨折（箭头）。C.髂骨斜位片显示髋臼近侧的骨折线（箭头），导致了髋臼顶与近端髂骨的分离，还显示了后柱骨折的移位情况

图4-22　髋臼双柱骨折。通过连续阅读横断面CT扫描图像，可以看到仍与骶髂关节相连续的近端髂骨（S）、移位的带有髋臼顶的前柱骨折块（A）和移位的后柱骨折块（P）

虽然Judet和Letournel分型是髋臼骨折毫无争议的最为常用、也是最为有用的分型系统，但由于髋臼骨折形态的复杂性，有报道它在不同医师之间的分型一致率仅约75%。这可能是因为髋臼骨折中有一些在不同骨折类型之间的过渡类型，还有一些不典型的、难以归类的特殊类型。例如，杨明辉等报道的后上型髋臼骨折，就很难归类到前述10种类型中。对髋臼骨折进行分型是为了更好地理解骨折的形态，以指导手术入路和手术方法的选择，以及预后的判断。所以应客观看待髋臼骨折分型的意义，既不能不求甚解，也不能过分纠结于分型。而应该个性化分析每一个骨折的形态，分析每一个患者的特点，做到个体化治疗。

▌ 参考文献

1. Letournel E, Judet R. Fractures of the Acetabulum. 2nd ed. New York: Springer-Verlag,1993.
2. Beaulé PE, Dorey FJ, Matta JM. Letournel classification for acetabular fractures. Assessment of interobserver and intraobserver reliability. J Bone Joint Surg Am, 2003, 85-A（9）:1704-1709.
3. 杨明辉，吴新宝，王鉴顺，等 . 后上型髋臼骨折：一种特殊的髋臼骨折类型 . 山东医药，2010，50（44）：2-4.

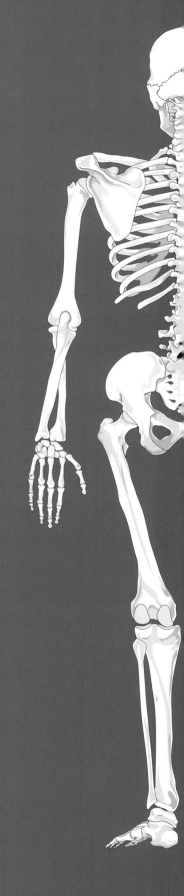

| 第5章 |

髋臼骨折的治疗原则

吴新宝

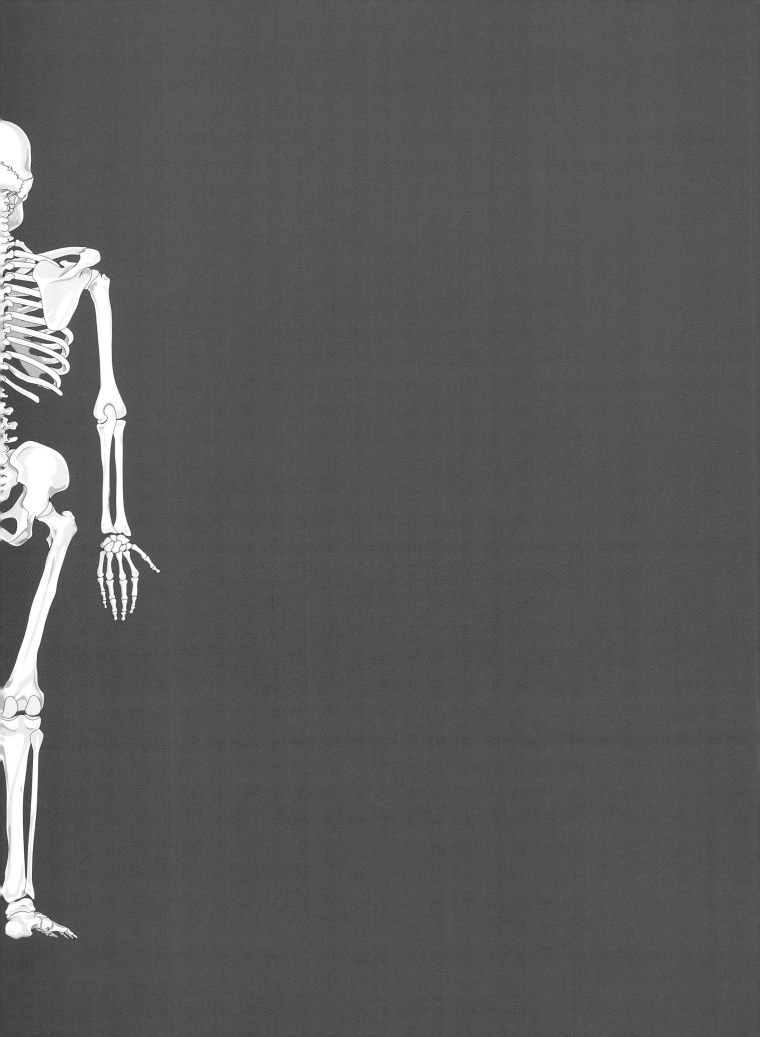

髋臼骨折属于关节内骨折，关节内骨折的治疗原则是解剖复位，牢靠固定，早期功能锻炼。所以，对于有移位的髋臼骨折，应该进行手术治疗；但是由于髋臼的解剖结构特殊，骨折暴露复杂，复位固定困难，并发症多，需要有经验的医师等原因，是否所有髋臼骨折均应手术治疗需要进行详细的术前评估，评估主要包括以下内容。

1.
患者的全身状况　患者的年龄，有无手术禁忌证，是否合并严重的基础疾病，伤前患髋的情况（有无骨性关节炎、有无功能障碍等），是否有骨质疏松等。

2.
骨折的特点　在对骨折进行评估时，需要有一套完整的影像学资料，包括前后位及两个斜位的X线检查、CT以及三维CT检查，特殊情况下还需要3D打印模型。根据影像学资料，仔细判断骨折的形态和类型，以便决定进一步的治疗方案。

3.
医疗提供情况　首先是人员情况，主治医师是否有髋臼骨折的治疗经验，髋臼骨折的特殊解剖及复杂性，治疗医师一定要有治疗经验才能获得好的疗效；另外，对硬件也有相应的要求，如专用手术器械、手术室要有C形臂或G形臂等设备（图5-1）。

图5-1　A. 全透光的手术床及术中C形臂；B. 全透光手术床及术中G形臂

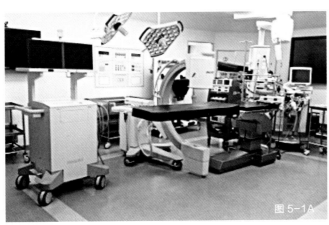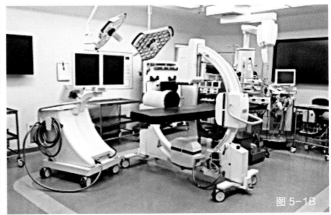

图5-1A　图5-1B

结合以上的具体评估，再决定是非手术治疗还是手术治疗。

一、非手术治疗

（一）适应证

有以下因素存在可考虑进行非手术治疗。

（1）有医疗禁忌证者，如年老、体弱及合并系统性疾病的患者，手术可能会给患者带来巨大的风险，对于这些患者，则考虑非手术治疗。

（2）局部感染。由于骨牵引针或其他原因造成手术切口范围有感染存在者，则暂不考虑手术治疗，待感染治愈后再重新评估。

（3）伴有骨质疏松症的患者。关于骨质疏松症，目前还没有明确的测量标准，大多数情况下需要综合判断。因为髋臼骨折术中复位时的牵拉力很大，所以，骨质疏松的患者很难用复位器械进行把持复位，而且内固定也难以获得牢靠固定。

（4）无移位或移位小于2mm的髋臼骨折。

（二）非手术治疗的方法

患者取平卧位，最好置于屈髋屈膝位，以使患者感到舒服。通常采用股骨髁上或胫骨结节骨牵引，牵引重量不可太大，以使股骨头和髋臼不发生分离为宜。持续牵引5～7天后，每天可小心被动活动髋关节数次。牵引时间为6～8周，去牵引后，不负重练习关节功能；8~12周后开始逐渐负重行走。

非手术治疗的目的是防止骨折移位进一步加重。所以，想通过非手术治疗使原始骨折移位程度得到改善的想法是不现实的。因此，在决定采取非手术治疗前，就应对最后的结果有所预知，这一点也应向患者交代清楚。

Letournel认为，对于无移位及稳定的髋臼骨折，可以不做牵引，患者平卧位5周，从伤后3~4天开始，每天进行几小时的被动活动，7周后扶拐下地并逐渐开始部分负重。

二、手术治疗

由于髋臼骨折属于关节内骨折，所以对于有移位的髋臼骨折，只有通过切开复位的方法才可获得解剖复位，从而恢复髋关节的功能。Letournel和Judet强调，手术治疗是获得长期良好功能的基础，其中解剖复位的患者中，90%的结果为优良。Marvin对220例髋臼骨折进行总结指出，在不考虑并发症的前提下，治疗结果的好坏和医师的经验有直接关系。Matta强调，对于有移位的髋臼骨折，通过闭合复位的方法不能获得解剖复位，骨折移位超过3mm，尤其是骨折通过顶部，是切开复位内固定的适应证，近期文献强调，对于移位大于2mm的髋臼骨折，应进行切开复位内固定。

（一）切开复位手术适应证

任何有移位的髋臼骨折在伤后3周以内均可手术治疗，但需除外以下条件。

（1）有明确的手术禁忌证。
（2）有明确的骨质疏松症。
（3）感染或全身情况不允许手术。
（4）陈旧性骨折可能需要全髋关节置换的病例。

手术治疗的目的：同所有关节内骨折的治疗原则一样，做到解剖复位，牢固固定，早期进行关节功能锻炼。

（二）手术时机

髋臼骨折后，由于骨折端和周围组织容易出血，暴露相对较困难，而且髋臼骨折要求有经验的医师参与，术前要有完全的影像学资料，对手术室及器械等硬件也有要求，所以建议最佳手术时机为伤后4~7天，但是有以下几种情况时，建议急诊手术。

（1）难复性的股骨头脱位。

（2）复位后难以维持（不稳定）的髋脱位。

（3）髋关节后脱位同时伴有股骨头骨折。

有以下合并损伤时，建议急诊先行合并损伤手术，4～7天后再进行髋臼骨折的手术。

（1）合并同侧股骨颈骨折，先急诊行股骨颈骨折闭合复位，空心钉内固定术。

（2）合并同侧股骨干、膝关节、胫腓骨、踝关节骨折，急诊先处理这些骨折，并做到牢固固定，以保证髋臼骨折手术时活动同侧肢体不受影响。

当然，如果患者一般情况良好，可耐受多部位手术，可考虑同时将所有骨折一次手术完成。

（三）术前准备

1.
患肢准备

合并股骨头后脱位者，伤后应立即闭合复位，如果闭合复位失败，则是急诊手术的适应证；如果决定手术，患肢最好不行骨牵引。

2.
皮肤准备

和所有骨科手术一样，术前常规进行皮肤的清洁准备。但如采用髂腹股沟入路，则术前应提前1～2天刮除会阴部阴毛，反复清洗干净。对于术前合并有Morel-Lavalle损伤者，一定要及时处理，确保手术安全进行。

对于急诊已行开腹手术，而髋臼骨折又需经前路进行时，应积极促使腹部切口良好愈合，为髋臼手术能及时、安全开展创造条件。如普外科腹部手术后须放置引流，则建议应尽可能远离髋臼手术入路区。

3.
肠道准备

髋臼骨折手术应常规进行清洁灌肠。术前留置导尿。

4.
仔细研究影像学资料

髋臼骨折手术前，一定要仔细阅读X线片和CT片，包括常规X线平片及CT扫描片，如果有条件做三维CT会对术前计划有更多的帮助。

5.
器械及内固定物的
准备

根据术前放射学研究结果，将术中可能使用的器械和内固定物列出清单，检查是否准备齐全并严格消毒。原则上，对手术器械和内固定物应有充足的准备，以防术中出现意想不到的变化。

6.
术前应用抗生素

手术前一天预防性应用抗生素，如果术前有Morel-Lavalle损伤或有骨牵引针道局部感染，应更早使用抗生素。

7.
预防异位骨化

异位骨化的病因不清，难以治疗，所以只能采取预防措施，一般使用吲哚美辛或该类药物以减少异位骨化的发生或降低其严重程度。通常用于Kocher-Langenbeck入路和扩展的髂股入路，手术前一天开始给药。

（四）术后处理

1.
使用抗生素

术后抗生素使用3~5天。对于盆腔及腹部有损伤者，可联合使用抗生素。

2.
伤口引流

伤口引流持续48小时。前方髂腹股沟入路，有时需放置2根引流管，分别置于耻骨后方和髂窝。

3.
血栓的预防

髋臼骨折常合并全身其他部位损伤，有些患者需要长期卧床，对于这些患者，应进行预防血栓的抗凝治疗。

4.
预防异位骨化

许多文献报道，吲哚美辛具有预防和减少异位骨化发生的作用。所以，对于Kocher-Langenbeck入路和扩展的髂股入路，术后第二天开始口服吲哚美辛，预防异位骨化，每次25mg，每天3次，持续4周。有些作者报道，术后放疗对预防异位骨化的发生也有效。

5.
术后牵引

如果复位和固定牢靠，术后不需要牵引；对于陈旧股骨头后脱位的髋臼骨折，如果术中发现股骨头向后向上移位的力量很大，则术后牵引2~4周，以减轻股骨头的压力，同时对内固定也起到保护作用。

6.
术后活动

术后患肢置于屈髋屈膝位，第二天开始股四头肌的主动收缩锻炼及髋关节的屈伸锻炼（主动或被动），术后一周，在患肢不负重的情况下，鼓励患者站立位主动锻炼髋关节的屈曲、外展及后伸（对于扩展的髂骨股骨入路，术后4周内禁止患髋主动外展和被动内收）。

7.
负重

术后4~12周，根据具体情况，可开始逐渐部分负重。如果骨折较简单，固定牢固，部分负重的时间可提早，如果骨折粉碎程度严重，固定不是很牢固，则部分负重的时间应向后延长。部分负重一定要逐渐增加，从最小量（5kg）开始，并严密观察。一般在13周以后，逐渐恢复完全负重。

8.
功能锻炼

不管是在部分负重期还是恢复完全负重期以后，髋关节的功能锻炼应始终坚持，尤其是髋外展肌、臀大肌及股四头肌的锻炼。

9.
术后X线检查

术后应定期复查三个常规体位的X线片，必要时加CT扫描，以便判断骨折的固定和愈合情况，并指导进一步的功能锻炼。

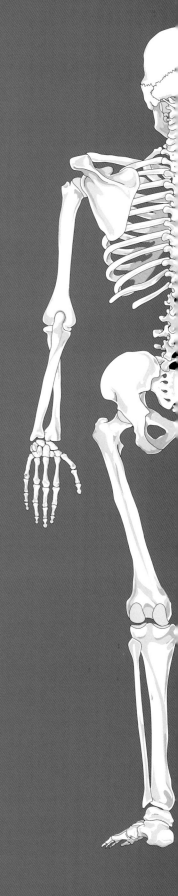

第6章

髋臼骨折手术入路

曹奇勇

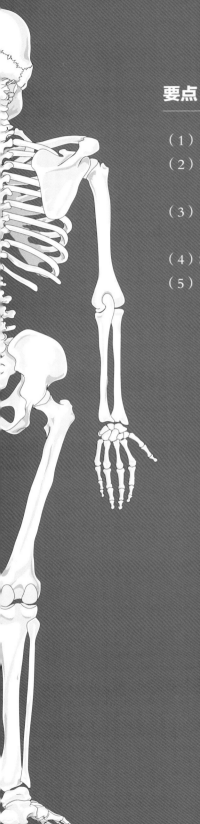

要点

（1）熟悉局部外科解剖。

（2）Kocher–Langenbeck 入路可联合大转子截骨增加髋臼
顶部暴露及复位固定合并股骨头骨折。

（3）髂腹股沟入路需充分暴露及利用中间窗，重点充分松
解髂耻筋膜。

（4）Stoppa 入路对支撑四边体有明显优势。

（5）了解各入路潜在并发症。

本章详细描述了髋臼骨折积水潭医院常用手术入路的外科解剖、操作要点及主要风险。

如前面解剖章节所述，髋臼前后柱解剖均不规则且周围有重要神经血管走行，因此，选择手术切开复位治疗髋臼骨折时，首先需要考虑两个因素：一为如何选择手术入路，二为如何应用手术入路。做到这两点，是手术成功复位固定的最基本前提。

一、手术入路的应用

髋臼前柱即髂耻柱由骶髂关节前方的髂骨翼一直延伸至耻骨联合，因此对于前柱骨折的入路，要求能暴露骶髂关节至髂前下棘部分的髂骨翼、髋臼前壁、耻骨支及耻骨体，髂腹股沟入路经不同间隙或窗口能满足这一要求，而其余两个前方入路在暴露方面则各有其局限性：髂股入路不能暴露髂耻隆起以远的耻骨支及耻骨体，Stoppa入路则不能暴露真骨盆缘上方的髂骨翼。髋臼后柱即髂坐柱由坐骨大切迹顶部一直延伸至坐骨结节，因此对于后柱骨折的入路，要求能暴露整个坐骨大切迹及坐骨结节，Kocher-Langenbeck入路能满足这一要求，在患者肥胖或后方骨折线偏前时，可做大转子截骨增加髋臼顶部的暴露。对于同时需要暴露前后柱的骨折，则需要联合入路。同样，暴露最充分的是髂腹股沟入路加Kocher-Langenbeck联合入路，扩展的髂股入路虽然能同时暴露后柱及髂耻隆起近端的整个前柱，但因其创伤大，并发症发生率高，积水潭医院极少采用。以下介绍积水潭医院常用手术入路。

（一）Kocher-Langenbeck入路

Kocher-Langenbeck入路为治疗髋臼骨折经典后方入路，由Kocher入路与Langenbeck入路联合而成。Langenbeck入路（1874年）为髂后上棘至大转子间的入路，仅能暴露部分髋关节后方结构，Kocher入路（1907年）即髋关节置换术中广泛应用的Gibson入路（1950年），由髂后上棘前方6~8cm开始至大转子顶点，然后根据需要沿大腿纵轴延长，能较好暴露髋关节后下方结构，但对于后上方结构，尤其对于坐骨大切迹及其近侧的结构暴露有限。Judet和Lagrange于1958年首先将Kocher入路与Langenbeck入路联合，发现髋臼后上及后下结构均能得到满意暴露，并于1960年正式命名为Kocher-Langenbeck入路。

Kocher-Langebenck入路可采用俯卧或侧卧体位，患肢需消毒以便于术中屈膝活动。体表标志为髂后上棘、大转子顶点、大腿外侧中线，由髂后上棘至大转子顶点，然后沿大腿中线向远端延伸（图6-1），切开皮肤及皮下组织后，近端为臀大肌，根据暴露需要以及患者软组织厚度，可沿大转子一直分离臀大肌至髂后上棘，将臀大肌纵劈为约前上1/3与后下2/3两部分，因支配臀大肌的臀下神经分支由内下向外上横向走形，经过髂后上棘与大转子顶点的中点而支配前1/3肌纤维，若不注意保护，术后容易造成前方臀大肌的萎缩；远端深层为阔筋膜，沿股骨干中线纵行切开，一般要求距大转子顶点超过10cm，能够充分显露臀大肌位于股骨粗线的止点，常需将其近侧2/3腱性止点做切开，以方便将臀大肌向后内做进一步牵拉。

将纵劈后的前上方臀大肌向前牵拉，确认位于其深层的臀中肌后缘，用小S钩将其一并拉向前方，即可暴露臀中肌下缘的梨状肌腱，其与股骨干纵轴呈约45°，同时将纵劈后的后下方臀大肌向后牵拉，由上向下即可暴露孖上肌、闭孔内肌、孖下肌及股方肌，均与股骨干纵轴呈约90°，因髋臼骨折后软组织间隙内的蜂窝组织常伴血性水肿，覆盖以上肌肉，因此，为明确解剖，建议切除远端的大转子滑囊，并用湿盐水纱布缓慢由大转子内侧缘向内推开以上肌肉表面的蜂窝组织，即可清晰暴露以上肌肉组织，位于股方肌与短外旋肌表面的坐骨神经外侧缘此时也已自动暴露，若需要可向近端追踪，

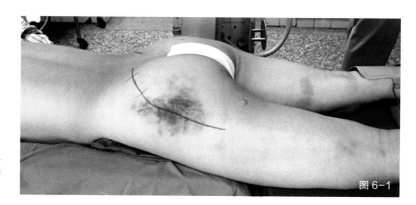

图6-1 Kocher-Langenbeck入路切口。由髂前上棘至大转子顶点，远端沿大腿侧方中线延伸10~15cm

图6-1

经梨状肌下缘或穿越梨状肌直至坐骨大切迹处，对于梨状肌腱或孖上下肌、闭孔内肌腱已创伤性断裂的一部分骨折脱位患者中，根据坐骨神经走行逆向确认肌肉解剖是一项有效可靠的方法（图6-2）。

分离梨状肌、闭孔内肌与关节囊之间的间隙，分别切断梨状肌腱、闭孔内肌腱及孖上下肌，内侧残端缝合留线以利术毕修复，因供应股骨头的旋股内侧动脉升支经股方肌近端深层，沿大转子走行于短外旋肌与关节囊之间，距大转子边缘约1.5cm以内，为防止损伤此动脉，不能采用髋关节置换暴露技术，不应切断股方肌，且应距大转子边缘1.5cm外切断梨状肌腱及短外旋肌，否则有增加股骨头缺血坏死的风险（图6-3）。

将梨状肌拉向内上方，短外旋肌拉向内侧，此时可以清晰看见坐骨神经出坐骨大孔处直接与骨面接触，而在小切迹处有短外旋肌与骨面相隔，因此，在大切迹处放置骨撬用力不当容易损伤坐骨神经，至此，直视下即可暴露自坐骨大切迹顶端到坐骨结节的整个髋臼后柱后侧面（图6-4），保留关节囊，由外向内做骨膜下剥离，对于绝大多数后壁骨折，暴露已完成，但对于涉及柱的骨折，通常还需要剥离坐骨大切迹内侧面即四边体表面的软组织，以能放置复位钳并可手指直接扪诊判断四边体或真骨盆缘复位情况，当后柱骨折线邻近大切迹顶端时，向后上剥离骨折近端时需注意勿伤及臀上神经血管束。

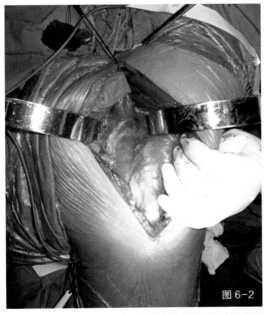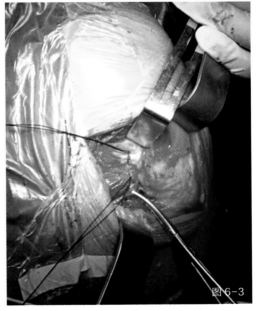

图6-2　坐骨神经解剖。坐骨神经出梨状肌下缘（梨状肌腱已切断拉向后内），位于闭孔内肌及股方肌浅层

图6-3　梨状肌、孖上下肌及闭孔内肌。梨状肌与股骨干呈45°，短外旋肌与股骨干呈90°，距大转子边缘约1.5cm处切断，内侧残端以缝合线作标记

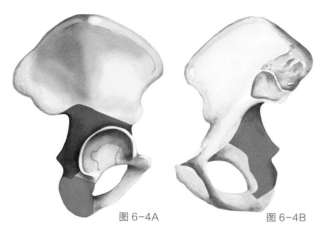

图6-4A   图6-4B

图6-4 Kocher-Langenbeck入 路 暴露示意图。可直视坐骨大切迹顶部至坐骨结节上缘的髋臼后柱（蓝色部分），顶部前缘及四边体则可用手指触及（红色部分）

　　闭合切口前建议再次确认坐骨神经行程，修复臀大肌止点切口，缝合梨状肌及短外旋肌止点，闭合阔筋膜、皮下及皮肤。

　　Kocher-Langenbeck入路主要风险为坐骨神经损伤、异位骨化及臀上血管出血。医源性坐骨神经损伤主要为牵拉所致，因此，术中要注意维持伸髋屈膝位以降低坐骨神经张力，同时，由于坐骨神经出坐骨大孔时紧贴骨面，因此，采用拉钩或骨撬暴露大切迹时注意张力。异位骨化与后方软组织捻挫伤及个体差异有关，因此，术中注意避免粗暴或不必要地剥离软组织，手术结束时应将捻挫严重组织清除，并充分冲洗伤口，术后保证引流通畅并建议口服吲哚美辛4～6周。臀上血管神经束位于坐骨大切迹顶端内侧，贴骨面由前向后呈U形出骨盆至臀部，局部张力高且活动度低，在暴露涉及顶部区域的骨折时造成损伤的风险较高，因此，暴露大切迹顶端区域时，需做骨膜下由外下向内上缓慢地剥离，对于肥胖或肌肉发达患者，建议做大转子截骨以降低血管张力。若不慎损伤出血，为防止结扎误伤臀上神经及近端缩入骨盆，建议压迫止血，若不能控制则需考虑动脉造影栓塞术。

（二）大转子截骨

　　采用Kocher-Langenbeck入路时，若存在患者体格肥胖或肌肉发达、后壁骨折涉及髋臼顶部并偏前、后柱骨折涉及大切迹顶部内侧、合并有股骨头骨折等情况，为增加暴露，防止过度牵拉损伤臀中肌或臀上神经血管束、旋股内侧动脉，可做大转子截骨。一般采用侧卧体位，截骨后可屈髋进一步增加暴露。

截骨可采用常规的Charney截骨，标准Kocher-Langenbeck入路暴露后，在臀中肌止点与股骨颈上缘间横行或短斜行做大转子尖截骨，将臀中小肌翻向近端，骨膜下剥离，即可暴露髋臼顶部及坐骨大切迹近端骨折，不会造成臀中肌及臀上神经血管束的牵拉伤。术毕需做拉力钉或张力带固定，以降低骨折端分离风险（图6-5）。

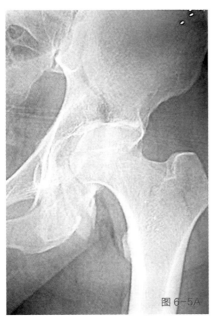
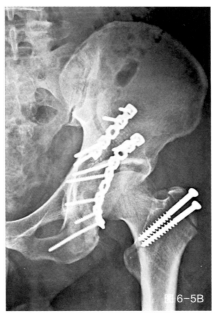

图6-5 大转子截骨治疗高位横行类骨折。A.髋臼横行伴后壁骨折，横行骨折线越过大切迹顶部；B.大转子尖短斜截骨，将臀中肌向近端翻转，暴露并复位固定横行骨折

另一种截骨技术为滑动双腹截骨，尤其适用于合并有股骨头骨折的患者，Ganz等于2001年首先报道。采用Kocher-Langenbeck入路纵劈臀大肌及阔筋膜，明确梨状肌、闭孔内肌及股方肌后，确认臀中肌及股外侧肌位于大转子上的附丽点，以两者后缘连线为起点，平行股骨干矢状面截骨（digastric osteotomy），截骨块一般厚度为1.5~2cm，上下保留有臀中肌及股外侧肌附丽点，因此，称为双腹截骨，同时因截骨块上下均有相对平衡的肌肉附丽，因此只能作前后滑动，故也称为滑动截骨（sliding osteotomg）。为增加截骨块的活动度，需要剥离一部分股外侧肌与股骨干间的组织。将截骨块拉向前方，近端剥离位于臀中肌深面的臀小肌，即可暴露髋臼顶部及前方关节囊，沿股骨颈基底"Z"字形切开前方关节囊，屈髋外旋位可前脱位股骨头，可直视下复位固定合并的股骨头骨折（图6-6，6-7）。

若需暴露坐骨结节及小切迹，则余下操作与标准Kocher-Langenbeck入路一致。术毕应修复切开的关节囊，大转子截骨螺钉固定即可。

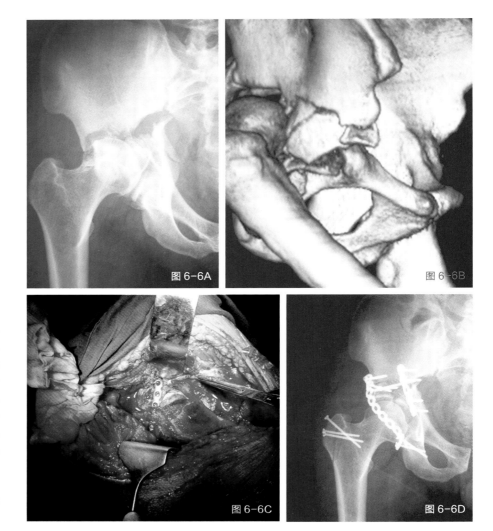

图6-6 大转子双腹截骨治疗顶部粉碎骨折。A.横行伴后壁骨折；B.重建CT显示顶部严重粉碎，前方延伸至髂前下棘平面；C.侧卧位Kocher-Langenbeck入路并大转子双腹截骨，滑向前方，完整暴露顶部区域（从关节囊撕裂口可见股骨头）并复位固定；D.术后X线片显示髋臼复位固定满意，大转子截骨使用3枚螺钉固定

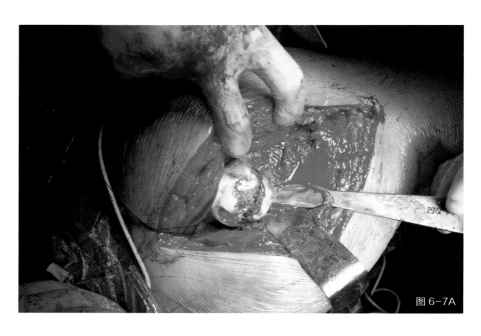

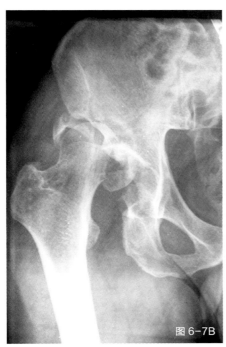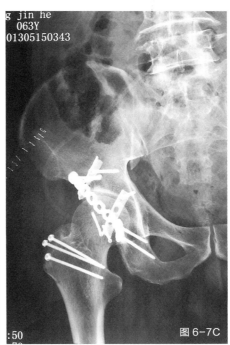

图6-7 大转子双腹截骨治疗髋臼后壁合并股骨头骨折。A.髋臼后壁骨折脱位,合并股骨头骨折;
B.侧卧位Kocher-Langenbeck入路,大转子双腹截骨,切开前关节囊,屈髋外旋前
脱位股骨头,直视下复位固定股骨头骨折;C.术后X线片,骨折复位满意,股骨头2枚螺
钉固定,粉碎后壁弹簧板加强,大转子截骨使用3枚螺钉固定

大转子截骨理论上会增加异位骨化发生率,因此,关闭切口前应彻底冲洗伤口,并做充分引流。同时为保证术后早期活动及外展肌力,术中必须确认各个方向活动关节时截骨面保持稳定。

(三)髂腹股沟入路

髂腹股沟入路为髋臼骨折手术标准前入路,由Letournel于1960年首次采用,主要特点为需要打开并修复腹股沟管。

采用仰卧体位,患肢需消毒,以能术中屈髋活动,会阴部也需消毒。体表标志为髂嵴、髂前上棘、耻骨结节及耻骨联合,由髂窝区入路与腹股沟区入路组成,皮肤切口自髂嵴后1/3处沿髂嵴至髂前上棘,然后沿腹股沟走行至耻骨联合上缘约2cm处,若无须暴露耻骨体,内侧切口至耻骨结节内侧缘即可(图6-8)。

切开皮肤及皮下组织后,常先行髂窝区暴露,骨膜下剥离腹内外斜肌于髂

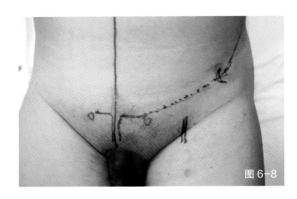

图6-8 髂腹股沟入路切口。自髂嵴后1/3处沿皮
下缘至髂前上棘，然后沿腹股沟韧带走行
止于耻骨联合上缘约2cm处

图 6-8

嵴上的附丽点后，剥离髂骨翼表面的髂肌，拉向内侧，即可暴露骶髂关节前方及髂骨翼内侧面。剥离阔筋膜张肌及部分臀中肌位于髂嵴外侧缘的附丽点，也可部分暴露髂骨翼外侧面。位于真骨盆缘上方，距骶髂关节外缘约2cm处有一恒定髂骨翼滋养孔，剥离后容易出血，可用骨蜡或压迫止血。

　　腹股沟区用湿盐水纱布稍做皮下分离，即可清晰显示腹外斜肌腱膜，在切口内侧缘，耻骨结节外上方可示其裂口，精索或子宫圆韧带经此口穿出而位于皮下，可分离后橡皮管牵拉保护。沿腹股沟韧带走行，自髂前上棘至联合肌腱外侧缘，距腹外斜肌裂口上缘约1cm处切开腹外斜肌腱膜，向远端翻转，即可暴露深层的腹内斜肌及腹股沟韧带底。自髂前上棘至耻骨结节切开腹股沟韧带底，保留近端约2mm腱性组织以便于术毕缝合修复，腹股沟韧带深面与髋臼前壁间外侧为肌腔隙，包含股外侧皮神经、髂肌、股神经与腰大肌，内侧为血管腔隙，包含股动脉、股静脉与股管，因此，切开腹股沟韧带底时需用锐刀缓慢操作，以免伤及深层结构，其中股外侧皮神经最为表浅，多紧邻髂前上棘，容易被损伤。下一步为髂腹股沟入路操作重点，需要分离切开肌腔隙与血管腔隙之间的髂耻筋膜，髂耻筋膜实际上即为髂腰肌鞘内侧壁，由腹股沟韧带中点斜向内下，止于髂耻隆起及真骨盆缘，搏动的股动脉为明确其内侧缘的理想标志，分离后用甲状腺拉钩分别将股动脉与髂腰肌拉向内外侧，即可清晰暴露髂耻筋膜，剪开至髂耻隆起后尚需向后沿真骨盆缘做进一步分离，将橡皮管插入肌腔隙组织与髋臼前壁间，即可牵拉保护股外侧皮神经、髂腰肌及股神经。在耻骨结节处切开陷窝韧带，剥离内侧半耻骨肌及耻骨疏韧带，暴露耻骨支内侧半，将橡皮管插入血管腔隙组织与耻骨支根部间，即可牵拉保护股动静脉与股管（图6-9）。

　　至此，髋臼前柱经不同窗口而暴露完整，将髂腰肌拉向内侧，通过外侧窗即髂窝窗，可暴露骶髂关节至髂前下棘处髂骨翼。将髂腰肌拉向外侧，血

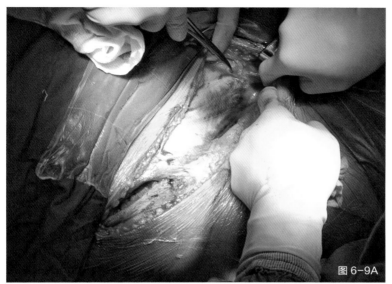

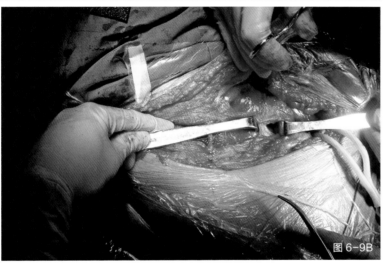

图6-9　髂腹股沟入路腹股沟区。A.腹股沟区皮下即为腹外斜肌腱膜，精索经内侧裂口穿出（髂窝区已剥离并纱布填塞）；B.切开腹股沟韧带底，可见紧邻髂前上棘的股外侧皮神经，将髂腰肌拉向外侧，股动脉拉向内侧，分离髂耻筋膜

管束拉向内侧，通过中间窗，可暴露髋臼前壁及四边体。剥离四边体时注意保护闭孔神经血管束。将血管束拉向外侧，腹直肌拉向内侧，通过内侧窗，可暴露耻骨支。若将腹直肌部分切断，则可暴露耻骨体至耻骨联合处（图6-10）。屈髋位能降低前方软组织张力，不仅能增加各窗口暴露，也不容易损伤股神经及股血管，因此，髂腹股入路应尽量在屈髋下操作。

闭合伤口前需确认股动脉搏动，修复腹股沟韧带底与前壁，确认腹外斜肌裂口完整，若已撕裂，则需进行修复以降低疝发生的风险。若腹直肌止点有切开，则应一并修复。术后建议微屈髋位降低股神经血管束张力，并予腹带保护。

髂腹股沟入路的操作要点及难点均在于充分暴露中间窗，因此，需要掌

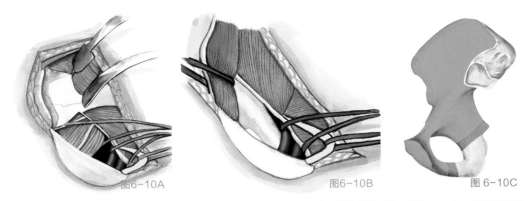

图6-10A　　　　　　　　　　图6-10B　　　　　　　　图 6-10C

图6-10　髂腹股沟入路暴露示意图。A.外侧窗暴露髂骨翼；B.中间窗暴露髋臼前壁、四边体；C.内侧窗暴露耻骨支及耻骨联合

握腹股沟区解剖，清晰了解腹股沟管深层肌腔隙与血管腔隙的结构，术中必须明确解剖分离出分隔两个腔隙间的髂耻筋膜，并沿真骨盆缘做彻底分离。髂腹股沟入路虽然解剖复杂，除股外侧皮神经容易损伤外，其余并发症较Kocher-Langenbeck入路明显减少。

（四）Stoppa入路

Stoppa入路于1993年首先由Hirvensalo等用于治疗临近髋臼的耻骨支骨折，随后于1994年Cole等才开始应用于髋臼骨折的治疗，但直到最近几年才被较广泛使用，一些厂商还针对其入路特点设计了特殊的器械及异形接骨板。

采用仰卧体位，消毒铺单与髂腹股沟入路相似，患肢需消毒使术中能屈髋，会阴部也需消毒。术者站于健侧。体表标志为下腹正中线、耻骨联合及耻骨结节。可采用横向或纵向切口，横向切口与Phannstiel切口一致，位于耻骨联合上缘约2cm，注意切开皮下时勿伤及位于耻骨结节外上方的精索或子宫圆韧带。纵向切口即为下腹正中切口，由耻骨联合上缘向近端延伸8～10cm。

不管采用何种切口，暴露皮下后的深层操作均相同。首先明确腹白线，纵劈后将两侧腹直肌拉向外前方，此时即可暴露耻骨联合、腹膜外脂肪及膀胱前壁，将纱布团放置于耻骨后间隙以保护膀胱。

向外前拉开腹直肌及其外侧组织，需要的话也可将患侧腹直肌止点切断以增加暴露，压肠板将腹膜外盆腔内组织拉向后内侧，此时即可直视真骨盆缘。距耻骨联合6～8cm处常可见有来自真骨盆内颜色的血管束跨越耻骨支走向前方腹壁，即闭孔血管与腹壁下血管的交通支，亦被称为死亡冠（corona mortis），需要结扎处理（图6-11）。然后沿骨盆缘由内向外做骨膜下剥离，即可暴露耻骨联合、耻骨体，耻骨支、髋臼前壁及后1/3真骨盆缘，将四边体表面的闭孔内肌及闭孔神经血管束剥离后拉向后内，则能暴露四边体（图6-12）。接骨板沿真骨盆缘或大切迹缘放置，因此，Stoppa入路必须保证骶前关节前方坐骨支撑部完整。

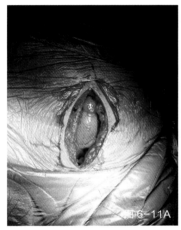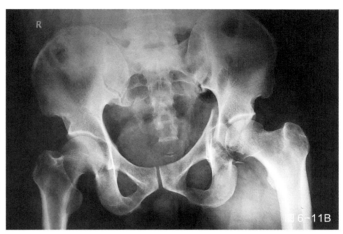

图6-11A　　　　　　　　　　　　　图6-11B

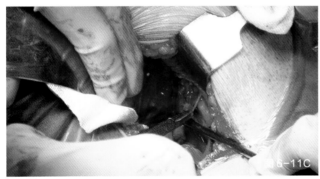

图6-11C

图6-11　Stoppa入路治疗髋臼骨折。A.髋臼横行骨折，顶旁型，明显内移；B.下腹正中纵切口，纵劈腹白线，暴露膀胱前腹膜外脂肪；C.将腹直肌拉向外前方，即可暴露真骨盆缘，距耻骨联合约6cm处可见闭孔动脉与腹壁下动脉之间的交通支，即死亡冠（Corona mortis），须结扎止血

　　因髂外神经血管束与髂腰肌一并拉向前外侧，为降低张力增加暴露及避免神经血管损伤，术中需要保持屈髋体位。术毕需修复腹直肌止点裂口，缝合腹白线，建议予腹带保护。

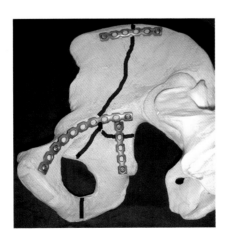

图6-12　Stoppa入路接骨板放置示意图。Stoppa入路属盆腔内手术，接骨板可沿真骨盆缘下方或四边体坐骨大切迹缘放置，可联合髂窝入路处理髂骨翼骨折

Stoppa入路特征为真骨盆内操作，在真骨盆缘下方放置接骨板，因此，需要解剖髂外血管与腹壁下血管之间的交通支（corona mortis）。剥离四边体时，较髂腹股沟入路需要更多地向内下牵拉闭孔神经血管束，因此，存在血管损伤风险。同时因不能暴露髂骨翼，常需要联合髂窝入路。

（五）前后联合入路

骨折复位是否满意为影响髋臼骨折预后的首要因素，因此，虽然单一入路能避免较大的手术创伤，但若对侧柱不能获得满意的复位或稳定的固定，应果断选择联合入路，因此，对于复合型骨折，我们均建议做联合入路准备。根据骨折类型，确定首要入路后，术中根据需要，后路Kocher-Langenbeck入路可联合髂腹股沟或Stoppa入路，前路髂腹股沟入路也可联合Kocher-Langenbeck或Stoppa入路，前路Stoppa入路则可联合髂窝或Kocher-Langenbeck入路等，除非合并股骨头或难复性股骨颈骨折，我们基本不采用T形切口（图6-13，6-14）。

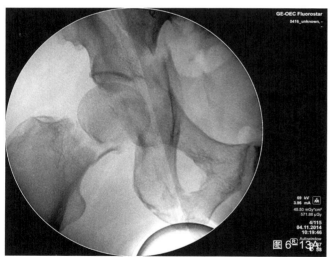
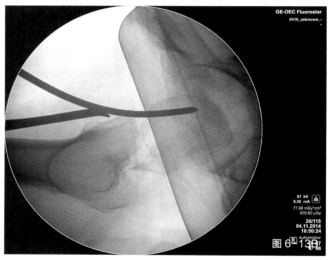
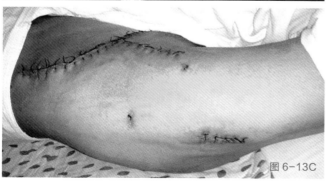

图6-13 髋臼骨折合并股骨颈骨折T形入路。A.双柱骨折，合并股骨颈骨折，近端显著旋转移位；B.牵引床首先治疗股骨颈骨折，闭合复位不成功；C.更换成普通床，仰卧位髂腹股沟联合髂股入路远端切口暴露髋臼及股骨颈骨

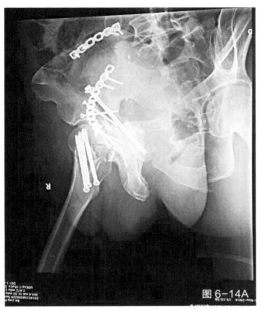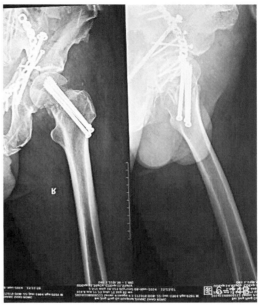

图6-14 髋臼骨折合并股骨颈骨折T形入路。A、B.术后X线片，髋臼骨折单一入路复位固定前后柱，1枚长空心螺钉经外侧窗固定后柱，股骨颈骨折切开复位满意，3枚螺钉固定

最常用及暴露充分的为髂腹股沟联合Kocher-Langenbeck入路，采用漂浮体位（图6-15），侧卧位前后消毒铺单，然后根据术前计划首先采用仰卧位或半俯卧位，骨折复位固定后，再翻转体位成半俯卧位或仰卧位处理对侧柱骨折。有时优先固定侧的螺钉位置或复位不良等因素，会影响对侧柱骨折的复位及固定，需要术中反复翻转体位进行调整，因此，除了对侧柱为简单的壁型骨折外，需明确前后柱均复位固定满意后才考虑闭合切口。

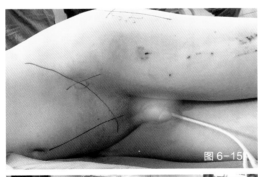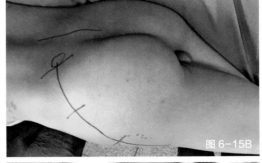
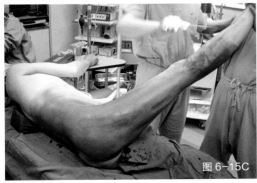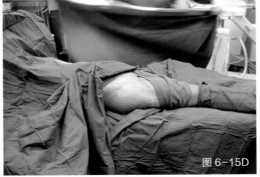

图6-15 髂腹股沟联合Kocher-Langenbeck入路。A、B.漂浮体位，做前后路体表标记；C、D.漂浮位消毒铺单；E.先仰卧位髂腹股沟入路，复位固定前柱，再侧卧位Kocher-Langenbeck入路复位固定后柱；F.术后X线片显示前后柱复位固定满意

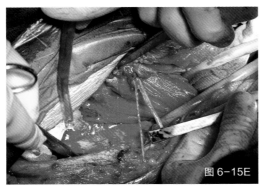

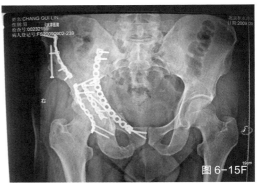

髂腹股沟联合Stoppa入路，对于一些前柱合并四边体骨折的患者，通过延长内侧窗切口或切断外侧大部分腹直肌止点，采用Stoppa入路特点，将支撑四边体接骨板放置在真骨盆缘下方或直接沿坐骨大切迹放置（图6-16～6-19）。

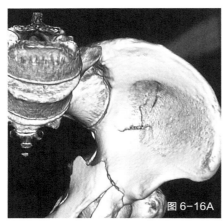

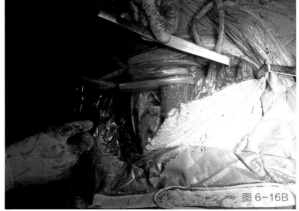

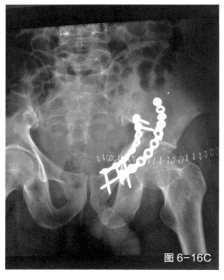

图6-16　髂腹股沟联合Stoppa入路。A.髋臼前壁骨折，涉及四边体，均移位明显；B.髂腹股沟入路复位固定前壁后，延长内侧切口暴露耻骨联合，经腹白线采用Stoppa入路固定四边体骨块；C.髋臼前壁骨折经髂腹股沟入路使用1枚接骨板固定，四边体骨折经Stoppa入路使用1枚真骨盆缘下方接骨板固定

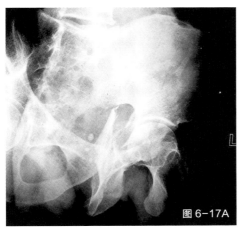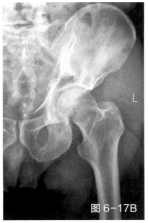

图6-17 双柱骨折髂腹股沟联合Stoppa入路。X线片显示骨折移位明显，后方未伴后壁骨折

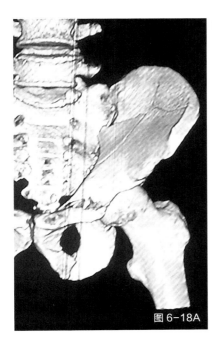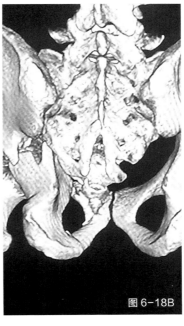

图6-18 图6-17患者重建CT。明确前后柱明显内移

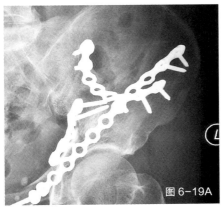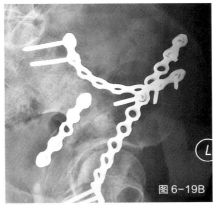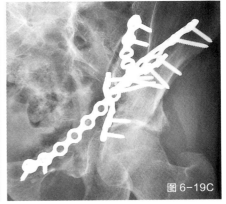

图6-19 图6-17患者术后X线片。髂腹股沟入路复位前柱，使用2枚接骨板固定，经中间窗复位四边体及后柱，采用Stoppa技术于真骨盆腔内沿大切迹边缘放置1枚支撑接骨板以固定四边体及后柱

联合入路手术时间长，手术创伤大，且术中存在多次变换体位可能，因此感染风险较高，术中需始终严格无菌操作，术后注意严密观察。

二、手术入路的选择

对于髋臼骨折的入路选择，虽然Letournel及AO等根据骨折的类型、骨折的移位方向及程度、骨折线的高低、合并伤等对手术入路的选择各有建议，但由于术者的偏好及经验不同，常会有不同的选择，同时Stoppa入路在20世纪90年代末开始也逐渐被广泛采用，甚至有些医师已将其基本替代髂腹股沟入路。

对于单纯后方骨折，如后壁、后柱、后柱伴后壁型骨折，Kocher-Langenbeck入路或大转子截骨即可，但对于前柱、前壁骨折，除经典的髂腹股沟入路外，也可选择髂股入路（图6-20）、Stoppa入路（图6-21）或髂窝联合Stoppa入路。对于横行或T形骨折，常需综合分析骨折线的高低及前后柱的移位程度来决定首要入路，原则上讲骨折面越偏近端（涉及髋臼顶），越倾向于选择髂腹股沟入路，哪个柱移位大就选择针对相应柱的入路，若采用单一后路或单一前路，理论上应有螺钉固定对侧柱，常需积累较多经验，并需良好透视支持以避免螺钉进入关节，若单一入路不能达到满意复位或有效固定，则应该果断选择联合入路。横行伴后壁骨折首选后入路；若通过大切迹不能复位固定前柱，则应联合前方髂腹股沟或Stoppa入路治疗前柱骨

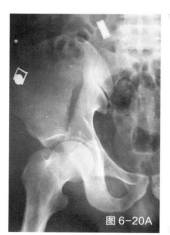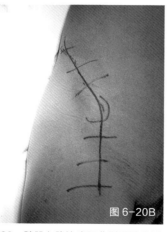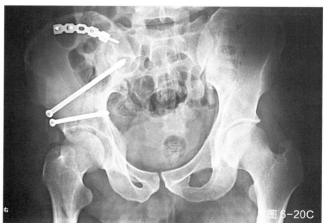

图6-20　髂股入路治疗不典型后壁骨折。A.髂骨翼骨折，涉及髋臼顶部；B.仰卧位髂股入路体表标志；C.术后X线片，骨折复位满意，髋臼顶处予2枚空心螺钉加压固定，髂骨翼处予1枚接骨板固定

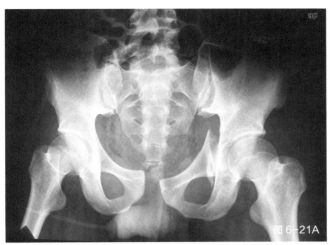 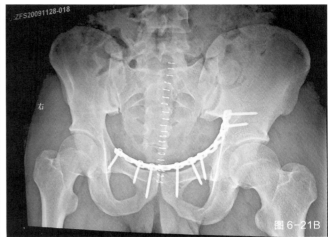

图6-21 Stoppa入路治疗髋臼合并骨盆骨折。A.左侧低位髋臼前柱骨折合并耻骨联合分离，骶髂关节前方稍分离；B.Stoppa入路同时复位固定髋臼前柱骨折及耻骨联合分离，接骨板沿真骨盆缘下方放置

折。对于前方伴后方半横行骨折，后方骨折移位常较轻，因此，多数情况下单一前方髂腹股沟入路或髂窝联合Stoppa入路即可，少数情形需要联合后方Kocher-Langenbeck入路复位固定后柱骨折。对于双柱骨折，髂腹股沟常为首选入路，积累经验并充分利用中间窗后，对于新鲜骨折，多数情况下可以获得满意复位，经外侧窗或中间窗螺钉可有效固定后柱，若单一前路不能满足，或后柱为较低位骨折，或合并有明显移位后壁骨折，则必须做联合入路。

▊ 参考文献

1. Letournel E, Judet R. Fractures of the acetabulum. 2nd ed. New York: Springer-Verlag，1993.

2. Ganz R, Gill TJ, Gautier E, et al. Surgical dislocation of the adult hip: a technique with full access to the femoral head and acetabulum without the risk of avascular necrosis. J bone Joint Surg, 2001, 83(8): 1119-1124.

3. Hirvensalo E, Lindahl J, Böstman O. A new approach to the internal fixation of unstable pelvic fractures. Clin Orthop Relat Res, 1993, 297: 28-32.

4. Cole JD, Bolhofner BR. Acetabular fractures fixation via a modified Stoppa limited intrapelvic approach. Description of operative technique and preliminary treatment results. Clin Orthop Relat Res, 1994, 305: 112-123.

5. Tornetta P 3rd, Hochwald N, Levine R. Corona mortis. Incidence and location. Clin Orthop Relat Res, 1996, 329: 97-101.

6. Hirvensalo E, Lindahl J, Kiljunen V. Modified and new approaches for pelvic and acetabular surgery. Injury, 2007, 38(4): 431-441.

7. 鲁迪，墨菲. 骨折治疗的AO原则. 王满宜，等，译. 北京：华夏出版社, 2003.

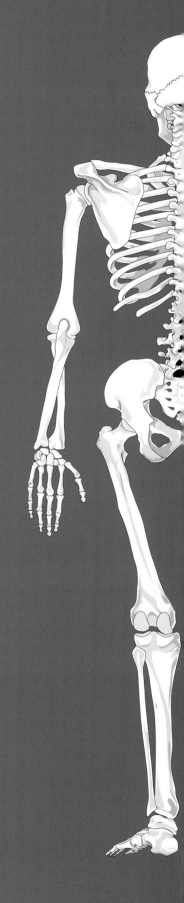

| 第7章 |

髋臼骨折术后
疗效分析和并发症

朱仕文

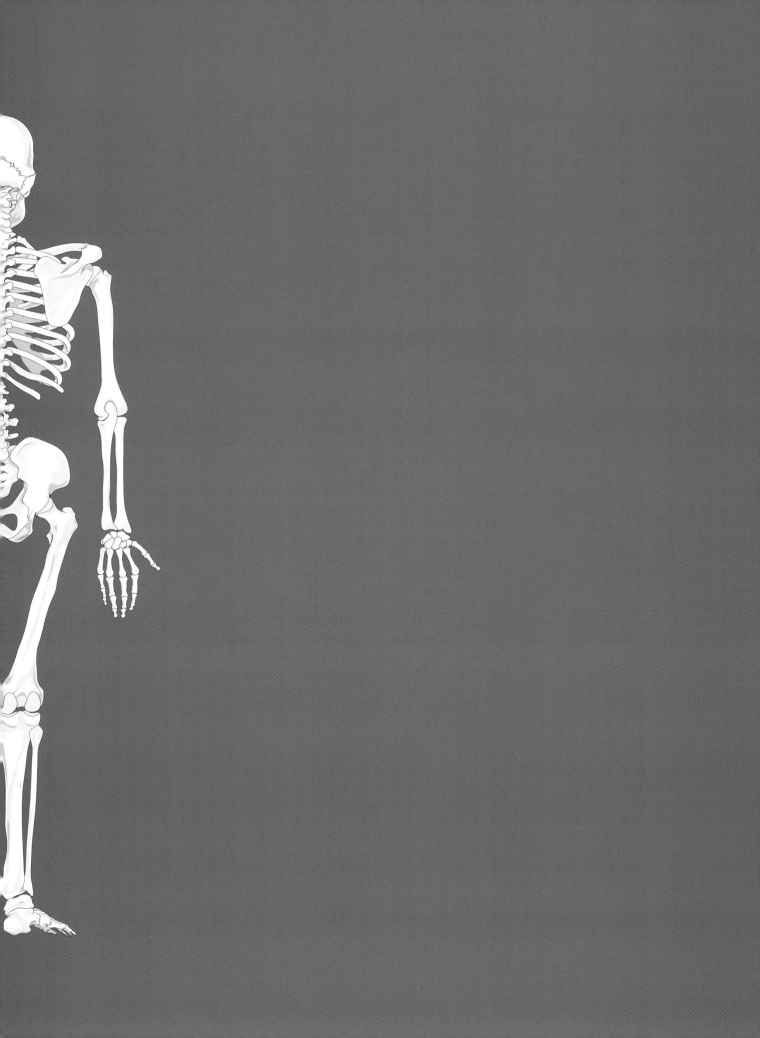

髋臼骨折的复位质量决定了关节的临床功能，新鲜骨折的手术疗效优于陈旧骨折。Letournel对髋臼治疗的结果被称为"黄金标准"。患者伤后3周之内手术和伤后超过3周手术，骨折的复位质量和患者的临床功能有明显差别。因此，Letournel等建议：在可能的前提下，在恰当的时机，采用恰当的手术入路，这样才有可能获得更好的复位，也只有这样，才有可能获得更好的预后。

髋臼的解剖结构和骨折分型复杂，手术难度大，容易出现相应的并发症。在早期并发症中，神经损伤尤其是坐骨神经损伤，会对患者的功能造成很大影响。而在晚期并发症中：股骨头缺血坏死、异位骨化、创伤性关节炎均会导致关节功能的障碍。因此，在对髋臼骨折患者进行手术治疗的过程中，要尽可能减少并发症的发生，以提高患者的最终疗效。

一、髋臼骨折术后疗效的判定标准

髋臼骨折手术治疗的目的是准确恢复髋臼的解剖结构，并最终恢复髋关节的正常功能。Matta根据术后X线片骨折残存的移位程度，将复位质量分为解剖复位（移位<1mm）、一般复位（移位2~3mm）、差的复位（移位>3mm）以及关节轮廓复位（髋臼关节面获得解剖复位，但髋骨未获得解剖复位）。Matta的复位标准被创伤骨科医师广泛接受并采用。

髋臼骨折的临床功能评分标准一般采用改良的Merle d'Aubigne和Postel评分系统，见表7-1。

表7-1 Merle d'Aubigne和Postel评分表

疼痛	评分	行走	评分	关节活动范围 / %	评分
无	6	正常	6	95~100	6
轻度或偶尔	5	不用拐杖，轻跛	5	80~94	5
行走疼痛休息缓解	4	用拐可长距离行走	4	70~79	4

续表

疼痛	评分	行走	评分	关节活动范围 / %	评分
中度疼痛仍可行走	3	即使用拐，行走距离也有限	3	60 ~ 69	3
严重疼痛不能行走	2	行走距离非常有限	2	50 ~ 59	2
		不能行走	1	<50	1

注：关节活动范围是指屈、伸、收、展、内旋、外旋活动范围的总和占健髋活动范围总和的百分比。临床评分标准：18分—优，15 ~ 17分—良，13 ~ 14分—中，小于13分—差。

二、如何提高髋臼骨折的治疗效果？

目前，创伤骨科医师公认的观点是：骨折复位质量决定关节的临床功能；新鲜髋臼骨折的手术疗效优于陈旧骨折。

Letournal对髋臼骨折治疗的结果被称为"黄金标准"。患者伤后3周以内手术和伤后超过3周进行手术，骨折的复位质量有明显的差别。Letournal报道569例伤后3周以内进行手术的髋臼骨折中，获得解剖复位（前后位及两个斜位均为解剖复位）418例，占73.5%，而非解剖复位（前后位及两个斜位中任何一个显示为非解剖复位）151例，占26.5%。Letournal对492例伤后3周以内进行手术的髋臼骨折随访至少2年，其临床优良率为80.1%。

而Letournal发现在伤后21 ~ 120天接受手术的157例患者中，只有97例获得解剖复位，占61.8%。这些病例中138例获得随访，功能的优良率只有64.4%。

Matta报道了262例在伤后3周以内手术并随访2 ~ 13年的患者，在总共255例中，185例（72%）解剖复位，52例（20%）为一般复位，18例（8%）为差的复位。根据改良的Merle d'Aubigne和Postel评分，临床评分为优良的在解剖复位中为83%，一般复位中为68%，而差的复位中只有53%。Matta指出，如果可能，髋臼骨折的手术应尽可能在伤后3周内进行。

当髋臼骨折在伤后21天以后手术，即使对有经验的医师来说也是一个挑战。因为其骨折块之间的活动和复位都相当困难。Johnson等报道了188例伤后21 ~ 120天进行手术的髋臼骨折患者，发现术后坐骨神经麻痹明显增加

（12%），股骨头缺血坏死可达13%，而术前股骨头脱位存在3周以上者，其股骨头坏死率可达50%。尽管如此，他们治疗的总的优良率仍达到65%。最差的结果发生在那些简单的前壁、后壁骨折，以及横形伴后壁骨折和T形骨折的患者中。吴新宝等报道112例髋臼骨折手术治疗的结果分析，新鲜骨折患者功能的优良率为79.1%，而陈旧骨折的优良率仅为53.8%。

Letournal和Matta都强调，准确复位是取得良好结果的关键。有经验的术者，在恰当的时机，采用恰当的手术入路，这样才有把握获得更好的复位，也只有这样，才有可能增加获得良好预后的机会。髋臼骨折治疗结果的好坏直接与手术医师对髋臼骨折的认识程度、兴趣和经验有关。有人认为髋臼骨折的手术只是恢复骨性结构，为进一步全髋置换打基础，这种观点不能接受，如果从这种观点出发，医师可能会接受不良复位，从而导致患者的功能障碍和骨性关节炎的发生。

患者手术后髋部肌肉肌力的变化，对髋关节的功能也有影响。有一组225例髋臼骨折手术随访2年以上的报告显示，有186例（83%）临床检查为正常，即屈、伸和外展肌力均可达5级。正常肌力和手术入路的关系中，髂腹股沟入路为66/74（89%），Kocher-Langenbeck入路为78/92（85%），扩展的髂股入路为39/59（66%）。因此，对于复合髋臼骨折，尽可能避免使用扩展的手术入路。

Matta报道262例髋臼骨折的治疗结果，发现年龄大于40岁的患者与小于40岁的患者，治疗结果统计学上有显著性差异。40岁以下的161例患者，81%获得优良结果，而96例40岁以上患者，优良率仅为68%。

吴新宝等报道，合并同侧下肢的其他损伤，比未合并损伤患者的最终临床结果差，且具有统计学差异；不同骨折类型的临床功能优良率的差异，无明显统计学意义。

综合上述作者的观点，为了提高髋臼骨折术后的疗效，有以下几点建议。

（1）对于有移位的髋臼骨折，尽可能在伤后3周内进行手术，如果能在伤后10天内进行手术，更为理想。

（2）术前，仔细分析影像资料，结合患者的皮肤条件，选择恰当的手术入路，在术中，尽可能达到关节面的解剖复位，为功能恢复创造条件。

（3）重视合并损伤的处理。

（4）术后鼓励患者积极进行功能锻炼，特别是恢复肌肉强度的训练。

三、髋臼骨折的并发症

由于髋臼的解剖结构和骨折分型复杂，手术难度大，手术治疗过程中，容易出现相应的并发症。早期并发症包括：死亡、感染、血管神经损伤、血栓栓塞等。晚期并发症包括：臀肌萎缩、骨坏死、创伤性关节炎、异位骨化等。下面将对发生率高、对患者功能影响大的几种并发症进行重点讨论。

（一）早期并发症

1.
感染

髋臼骨折术后的感染率为2%~5%。Letournel报道的感染率为4.2%，他指出：不同类型髋臼骨折的术后感染率有所差异。髋臼骨折术后感染有表浅感染、深部感染、晚期感染以及迟发感染。

髋臼骨折术后感染的易患因素包括以下几项。

（1）合并尿道或直肠损伤。

（2）手术难度大，手术时间长，感染的发生率增加。

（3）一般情况差，或有糖尿病的患者抵抗感染的能力差。

（4）局部软组织损伤，如发生在大粗隆部位软组织的裂伤、擦伤以及闭合性套脱伤，可增加感染率。特别需要提出的是Morel-Lavale损伤，它是指髋臼骨折时发生在大粗隆附近的皮肤套脱伤，皮肤套脱后在皮下有血肿及液化的脂肪组织，会引发感染。

髋臼骨折手术后感染，会严重影响手术效果。因此，必须积极预防感染。相应的预防措施如下。

（1）糖尿病患者手术前充分控制血糖，减少感染发生率。

（2）手术前及时发现术区软组织损伤特别是Morel-Lavale损伤，

必要时给予引流或清创，待皮肤条件改善后行手术。

（3）术中充分冲洗伤口，伤口引流减少血肿形成。

（4）合理使用抗生素预防感染。

2. 神经损伤

髋臼骨折可并发坐骨神经损伤、股神经损伤、股外侧皮神经损伤以及臀上、臀下神经损伤。其中坐骨神经损伤最为常见。

术前坐骨神经损伤的发生率文献报道为10%～15%。Tile报道为15.7%，积水潭医院报道术前坐骨神经损伤发生率为15.2%。术前神经损伤的原因为股骨头脱位或骨块移位时对神经造成牵拉或挫伤所致。术后神经损伤的发生率为2%～6%，主要涉及腓总神经，常因术中过度牵拉或压迫造成。Tile报道术后损伤发生率为5.9%，Letournel和积水潭医院报道的发生率均为6.3%。晚期坐骨神经损伤很少发生，一般认为是异位骨化或纤维瘢痕压迫神经所致，Letounal报道的569例患者中有2例迟发坐骨神经损伤，发生于后侧手术入路，分别在术后14天和术后45天出现坐骨神经痛，其中1例患者在术后58天行探查手术，发现神经被骨化的骨块及纤维组织包裹，遂行松解手术。

术中减少坐骨神经损伤的方法是：在Kocher-Langenbeck入路手术时，始终保持伸髋并屈膝60°以上，以放松神经；术中发现神经无明显粘连，不需松解时，不要分离神经，而是连同神经鞘膜周围软组织一起保护，防止神经损伤。Calder等将体感诱发电位（somatosensory evoked potential，SEP）监测运用在髋臼手术中，88例患者只有2%出现医源性坐骨神经损伤。笔者在异位骨化骨块切除手术时，应用这种方法，减少了神经损伤的风险。

坐骨神经损伤的预后中胫神经好于腓总神经，神经恢复时间范围是3个月～3年。在观察神经恢复过程中，在术后3～6个月时可行肌电图检查。神经恢复的概率在文献报道中差别较大，Epstein报道髋关节后脱位的病例中有38例坐骨神经损伤，在术后3～33个月内，23例（60%）完全恢复。Rowe和Lowell报道16例髋臼骨折患者合并坐骨神经损伤，随诊1～27年，10例完全恢复，6例不全恢复。Stewart和Milford报道17例坐骨神经损伤患者，只有3例完全恢复，9例功能恢复不到50%，3例未恢复。Fessler等指出，术中观察到的神经损伤状况是关系到神经恢复程度的重要因素，在他们的报道中，8例神经外膜内有明显挫伤和出血的患者中，6例腓总神经恢复极差，而神经仅被股骨头或骨块挤压的患者，神经恢复满意。在观察坐骨神经恢复的过程中，要配合踝关节支具以防足下垂。在手术3年以后，神经功能不恢复方可考虑行肌腱移位手术。

前入路手术可损伤股神经和股外侧皮神经。股神经损伤的发生率据Letournel报道为2.7%，股神经损伤后的表现是股四头肌无力，手术在暴露过程中要轻柔，尽可能避免损伤股神经。股外侧皮神经损伤后出现大腿近端外侧皮肤麻木，Letournel报道其发生率为12%，经过一段时间后周围皮神经可相应代偿，术中应将此神经的近端充分游离，避免用拉钩牵拉此神经。

臀上神经和臀下神经损伤少见，在术中臀大肌向内劈开过多可损伤臀下神经，广泛牵拉臀中肌或术中剥离范围过大可造成臀上神经损伤。臀上与臀下神经损伤后可造成明显的跛行步态，如果神经完整性好，则预后较好。

3.
血管损伤

髋臼骨折手术治疗的血管损伤并发症少见。在腹股沟入路中，可发生股动脉栓塞，在手术缝合伤口之前，应检查股动脉的搏动情况，必要时给血管鞘内注射少量局麻药，以缓解动脉痉挛。在大血管附近剥离时，不要将血管与周围包绕的软组织游离，以免造成淋巴组织损伤，影响淋巴回流。

在前入路手术时，暴露真骨盆时，要注意髂内血管与髂外血管的吻合支血管（corona mortis，"死亡冠"），此血管破裂，可造成大出血，手术剥离时，应小心地在耻骨骨膜下进行剥离，发现此血管后进行结扎。Tornetta等在解剖50侧尸体标本时发现该吻合支血管的出现率是84%，可以是静脉吻合（35侧，占70%），也可以是动脉吻合（17侧，占34%），在发现的17侧动脉吻合中有10侧同时存在静脉吻合。该吻合血管的直径为2～4mm，与耻骨联合的距离为30～90mm（平均62mm）。积水潭医院报道的国人尸体解剖结果显示，该吻合血管发生率为77.5%。其中一根静脉连接者22侧（图7-1），占70.9%；一根动脉连接者3侧，占9.7%；

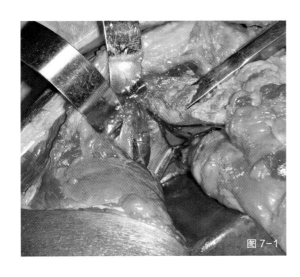

图7-1　图示连接髂外静脉和闭孔静脉的吻合血管，为多支静脉吻合

同时有动脉、静脉者4侧，占12.9%；同时有两根静脉者2侧，占6.5%。吻合血管距离耻骨联合的平均距离为57mm（41~65mm）。吻合血管的平均直径为3.1mm（1.8~4.5mm），其中动脉的直径为2.7mm，而静脉的直径为3.2mm。解剖时发现吻合血管跨越耻骨上支的腹侧壁，进入闭孔。吻合血管在跨越耻骨上支的部位有一定的活动度。

尽管有学者认为，在骨盆髋臼骨折手术时死亡冠的出血非常凶险，难以控制。但是，Letournel曾经指出在髋臼骨折手术时，由于死亡冠的部位较为恒定，损伤的机会不是很高。Darmanis和Bircher等指出尽管死亡冠的发生率很高，但是在实际工作时，给手术带来的风险并不是很高。他们15年间经前方入路治疗492例骨盆、髋臼骨折患者，只有5例患者在术中出现吻合血管的出血，其中2例出血量较大。

笔者观察到的吻合血管都位于耻骨上支的腹（后）侧壁，且有一定的游离度，髋臼骨折术中往往只是暴露耻骨上支的上壁，只要沿骨膜下操作，就不会轻易伤及吻合血管。在有些病例受伤时，这个血管被移位的骨折端损伤，断端发生栓塞在一定程度上也减少了出血的风险。因此，骨科医师不要因为这个吻合血管的存在，因害怕出血，而改变自己术前事先决定的手术入路。但是在骨盆旋转截骨术时，因为要在内侧窗口暴露耻骨上下支，并截断耻骨上下支，这步操作要在耻骨上支的后方进行，所以在骨盆截骨术中，往往需要解剖暴露死亡冠，并且要结扎血管。在经Stoppa入路进行骨盆骨折手术时，要暴露耻骨上支的腹侧壁，术中要小心探查，如果发现吻合血管，应给予结扎。

后入路手术时，在坐骨大切迹处，不能过分剥离，以免伤及臀上动脉。若动脉在此受伤，出血量大，而且血管近端缩入盆腔内，彻底止血需行开腹手术。对于手术难度大的陈旧性髋臼骨折患者，术前可以考虑做预防性的介入操作，选择性栓堵臀上动脉或髂内动脉，以减少术中出血的风险。

4. 深静脉血栓形成与肺栓塞

深静脉血栓形成（deep venous thrombosis,DVT）是髋臼和骨盆骨折的常见而又严重的并发症，创伤后患者处于高凝状态，而髋臼骨折患者下肢的制动加剧了这一状态。White等指出，髋臼骨折后深静脉血栓形成和肺栓塞（pulmonary embolism,PE）的潜在可能性很大，他们应用超声波检查发现髋臼骨折患者有15%合并DVT。Montgomery等应用MRI静脉扫描发现在髋臼骨折术前下肢的近端静脉有33%发生DVT。

笔者对2005年1月—2009年2月住院的448例髋臼骨折患者进行回顾性分析，所统计的项目包括年龄、性别、入院距受伤时间、有无合并伤、合并的系统疾病、D-Dimer水平及变化趋势、术前是否采取预防血栓的措施、是否有吸烟史等。通过统计学分析，发现年龄大于45岁、合并系统性疾病、未采用血栓预防措施是影响血栓发生的独立危险因素。

DVT和PE对患者生命有很大的威胁，因此要预防DVT的形成。Oslon和Matta在术后应用下肢的充气压力靴（pneumatic compression boots），促进静脉回流。Fishmann等建议在术前应行下肢深静脉超声波检查，以早期发现潜在的DVT，在术后下肢穿过膝的弹力袜，双下肢交替应用充气加压装置促进静脉回流。

除了上述物理预防方法，在髋臼骨折患者围手术期，要给予药物预防。目前最常用的药物是低分子肝素。笔者对病例资料汇总后，发现应用低分子肝素预防，可以使髋臼骨折患者的DVT发生率从23%降至11%。

（二）晚期并发症

1.

臀肌萎缩

描述臀肌萎缩的报道不多。但在后入路手术患者的复查过程中，常发现患者有臀肌萎缩。髋臼骨折术后臀肌萎缩的原因主要有两个：①支配臀肌的臀上神经和臀下神经损伤；②手术后肌肉缺乏锻炼。在手术过程中，不要将臀大肌向内劈开过多以免损伤臀下神经，也不要广泛牵拉臀中肌以免造成臀上神经损伤。在手术后要鼓励患者进行臀肌的收缩练习和主动伸髋练习，以防发生肌肉萎缩。

2.

创伤性关节炎

可能导致创伤性关节炎发生的因素包括：骨折复位不良；股骨头软骨损伤；螺钉进入关节内；合并股骨头骨折；术前存在骨性关节炎；感染。其中复位不良是创伤后关节炎发生的主要因素。Letournel报道569例髋臼骨折手术中，共有97例（17%）发生了创伤后关节炎，其中复位良好的418例中有43例（10.2%）发生了关节炎，而复位差的151例中有54例（35.7%）发生了关节炎。积水潭区院随诊病例也有同样结果：复位较好组和复位较差组的术后关节炎发生率有显著性差异（$P<0.05$）。笔者还观察到，16侧髋手术过程中发现合并股骨头软骨的磨损或剥脱，其中12侧髋出现关节炎，可见原始的股骨头关节软骨损伤对于创伤性关节炎的形成，有一定影响（$P<0.05$）。图7-2，7-3，7-4为一例34岁患者髋臼骨折术后发生重度创伤性关节炎。

发生创伤性关节炎会引起疼痛，关节功能受限，使患者的生活质量下降。因此，在治疗髋臼骨折的患者时，要采取以下措施，降低创伤性关节炎的发生率。

（1）术前对骨折进行准确的分型，选择恰当的手术入路，便于骨折复位与固定；不恰当的手术入路则难以复位复杂骨折。

（2）髋臼骨折手术难度大，术者需经长时间的训练，因此，髋臼骨折手术的术者必须是有经验的医师，或者要有他们的指导。

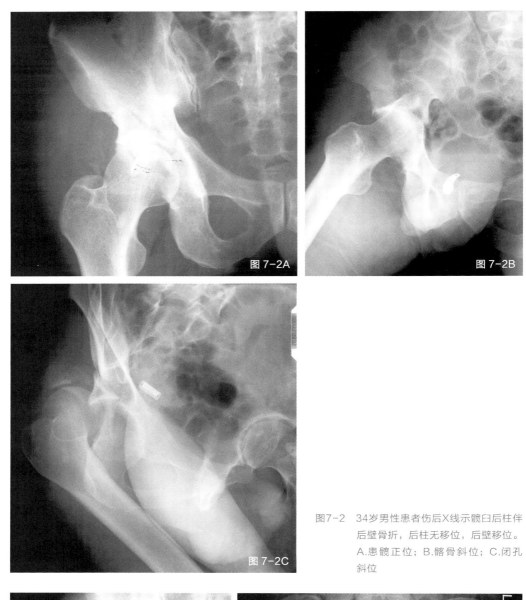

图7-2　34岁男性患者伤后X线示髋臼后柱伴后壁骨折，后柱无移位，后壁移位。A.患髋正位；B.髂骨斜位；C.闭孔斜位

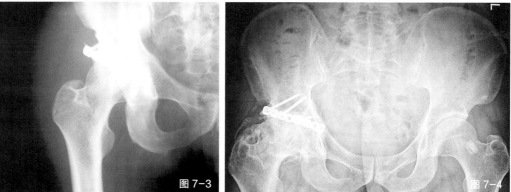

图7-3　图7-2患者手术后复位固定情况。内固定物放置不满意

图7-4　图7-2患者术后8年随访，右髋重度创伤性关节炎

（3）髋臼的解剖复杂，手术要求有专门的器械。

（4）手术中要力争达到解剖复位，必要时拍X线片证实复位情况。

髋臼骨折出现创伤性关节炎的治疗取决于患者的症状，在患者出现疼痛时，可以给予非甾体抗炎药（NSAID）对症治疗；疼痛严重、功能受限的患者可考虑行人工关节置换术。

3.
股骨头坏死

股骨头坏死是影响髋臼骨折手术效果的主要并发症之一。股骨头坏死大多出现在术后2年内。Letournel报道的坏死率为3.9%，Matta报道的股骨头坏死率为9%（4/43），而Tile等报道的一组患者股骨头坏死率为18%。积水潭医院报道的股骨头坏死率为7.1%。图7-5为一例30岁男性患者髋臼骨折术后8个月股骨头坏死。

髋臼骨折手术治疗后发生股骨头坏死的影响因素包括：①髋臼骨折合并股骨头脱位，Letournel分析22例髋

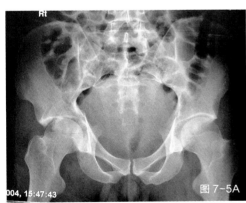
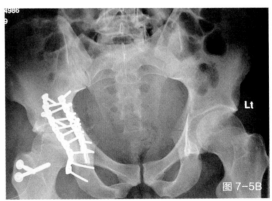
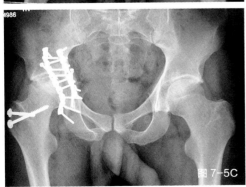

图7-5　A.30岁男性患者受伤后双髋正位片示右侧髋臼横断伴后壁骨折，合并后脱位；B.经Kocher-Langenbeck入路复位内固定，并行大粗隆截骨，复位固定满意；C.术后8个月随访，示右侧股骨头缺血坏死

臼手术后股骨头坏死的患者，其中17例伤后有后脱位，3例有中心性脱位，1例前脱位；②不同的手术入路可能对股骨头坏死有一定影响，在前述的22例股骨头坏死患者中，18例患者为Kocher-Langenbeck入路手术；③伤后脱位的复位时间对股骨头坏死的影响，Letournel分析了167例脱位患者，在伤后6小时内复位的患者股骨头坏死率为5%，伤后6～24小时复位的患者股骨头坏死率为8%，而伤后24小时以后复位患者的股骨头坏死率可达16%。

上述是可能影响股骨头坏死的一些因素，但是股骨头的预后主要取决于受伤的一瞬间供应股骨头血液的主要血管断裂或扭曲导致的股骨头缺血，其进而导致了股骨头坏死发生。虽然创伤的一瞬间决定了股骨头损伤的预后，但在临床工作中，还是要尽可能在伤后早期对股骨头脱位进行复位，在术中尽可能减少剥离，保护股骨头的血液供应。笔者在后方入路手术中处理外旋肌群时，不切断股方肌，这样可以避免损伤旋股内动脉（供应股骨头的主要动脉）。如果关节内有游离骨块，笔者建议在大粗隆处牵引，扩大关节间隙后取出骨块，而不能为了取骨块，再次将关节脱位。

当股骨头坏死发展到一定阶段达到Ficat-ArletⅢ、Ⅳ期时，股骨头有明显塌陷，患者疼痛明显，功能严重受限，可行人工关节置换术。

**4.
异位骨化**

异位骨化（heterotopic ossification）是指关节周围骨化或关节周围新骨形成。异位骨化是人工髋关节置换术后和髋臼骨折切开复位内固定术后常见的并发症，其发病机制目前尚不清楚。一般认为各类创伤、炎症、神经损伤及肿瘤等因素造成多能间质细胞或类成纤维细胞分化成成骨前体细胞或成骨细胞从而引起骨化。

Letournel和Ghalambor等指出异位骨化的主要危险因素是从髂骨外板剥离肌肉，因此，异位骨化主要发生在扩展的髂股入路、Kocher-Langenbeck入路，在扩展的髂股入路的发生率最高，而在前方的髂腹股沟入路几乎不发生异位骨化。文献报道在合并颅脑损伤、胸部外伤时，异位骨化发生率高，T形骨折及男性患者异位骨化的出现率较高，其原因尚不清楚。髋臼骨折术后异位骨化的发生率文献报道为3%～69%，Letournel报道569例髋臼骨折手术中，有139例发生异位骨化，异位骨化发生率为24.4%；Tile报道102例中有18例发生异位骨化，发生率为17.6%。国内吴新宝等首先报道一组病例，异位骨化发生率为30.6%（15/49）。

异位骨化的诊断主要依靠X线片检查，临床上普通X线片在术后4～6周即可以发现有骨化形成，而核素扫描通过发现损伤局部核素摄取率升高在伤后2～4周即可以检测出骨化的存在，而且核素检查还可以判断骨化的活动度和成熟程度，但是核素检查价格较高，而且不易被患者接受，临床应用有一定的局限。异位骨化的实验室检查主要是监测碱性磷酸酶（AKP）水平，AKP可以反映成骨细胞活性，可以作为检查异位骨化的可靠指标。AKP在术后3周开始升高，10周达到高峰，峰值可达正常值的3.5倍。

异位骨化的严重程度大多按照Brooker分级方法进行分级（图7-6）。

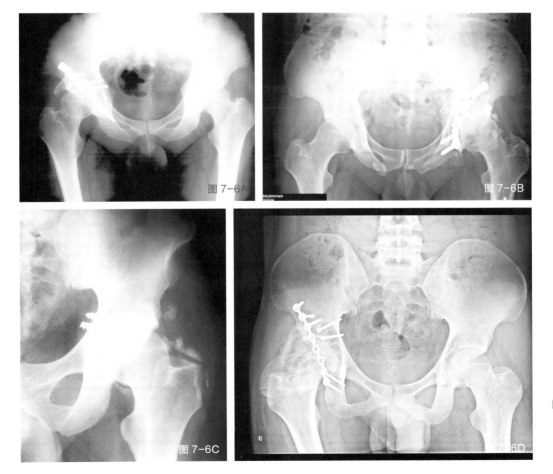

图7-6 A.Ⅰ度异位骨化；
B.Ⅱ度移位骨化；
C.Ⅲ度异位骨化；
D.Ⅳ度异位骨化

Ⅰ级：骨岛的直径小于1cm。

Ⅱ级：骨岛较大，距骨盆或股骨侧的距离大于1cm。

Ⅲ级：骨化距骨盆或股骨侧的距离小于1cm。

Ⅳ级：有明显的骨桥连接于骨盆和股骨之间。

Ⅰ级和Ⅱ级对关节功能影响不大，但Ⅲ级和Ⅳ级骨化影响关节功能。Bosse指出异位骨化对关节功能的影响与骨化的范围和骨化的部位均有关系。

异位骨化的预防主要有以下方法。

（1）术前仔细分析X线片，对骨折进行正确分型，依据分型选择正确的手术入路，一些复杂的骨折如双柱骨折尽可能通过前方入路进行手术。

（2）在手术中尽可能减少从髂骨外板剥离肌肉。

（3）术中用大量生理盐水冲洗伤口。

（4）术后应用药物或放疗预防骨化形成。

（5）早期关节功能锻炼也有预防异位骨化的作用。

目前，临床常用的预防异位骨化的药物是吲哚美辛（indomethacin），它是非甾体抗炎药。吲哚美辛预防异位骨化的机制还不完全清楚，可能与它能够抑制前列腺素等炎症介质，从而抑制炎症反应的发生或降低炎症反应的严重程度有关。1988年，Schmidt等报道了吲哚美辛预防全髋置换术后异位骨化形成的随机双盲对照的临床试验：102例患者术后口服吲哚美辛25mg，每日3次，持续6周，1年后只有13%出现轻微骨化（Ⅰ级），未发生重度骨化，而安慰剂组48%出现中到重度骨化。Mclaren，Johnson和Moore也报道了吲哚美辛在髋臼骨折术后有预防异位骨化形成的作用。这些文献报道吲哚美辛的用药时间为2～6周，在术后第1～2天应该给药，若手术5～7天后开始给药，则不能阻止骨化形成。目前推荐的吲哚美辛的疗程分为两种：短疗程（1～2周）和长疗程（4～6周）。笔者建议在髋臼骨折后入路的患者可以采用短疗程，而术前合并脑外伤或是接受异位骨化切除的患者应该采用长疗程。

一些医师在髋臼术后应用放射治疗预防异位骨化。放疗预防骨化的机制是：放疗可以改变快速分化细胞的DNA结构，从而阻止多能间质细胞转化为成骨细胞。大多数倾向于术后24小时内单剂量6Gy照射来预防骨化形成。由于放疗的不良反应较多，尤其对于生育年龄的患者不合适，所以放疗的应用受到一定的限制。有相当多的医师主张联合应用吲哚美辛和放射治疗，并取得良好疗效，如Moed等报道53例54侧髋术后联合应用药物与放疗，44侧髋未出现骨化，10侧髋仅有Ⅰ级骨化。

异位骨化形成后的治疗主要取决于对关节功能是否有影响。Ⅲ级、Ⅳ级异位骨化对于关节功能有影响，严重时需手术治疗。但是手术前需满足以下条件：①骨化成熟；②AKP水平正常。由于异位骨化切除后易复发，手术前2天开始口服吲哚美辛，持续给药4周，术后24小时内给予单剂量放疗照射。为预防骨化再形成，术后应早期开始关节功能锻炼。

▌ 参考文献

1. Letournel E, Judet R. Fracture of the Acetabulum. 2nd ed. New York:Springer-Verlag,1993:536-565.

2. Olson SA,Matta JM. Surgical treatment of the acetabulum fractures. In Skeletal trauma.2nd ed.Singaple: HarcourtPublishers,1998:1217-1220.

3. Tile M. Fractures of the Acetabulum. In Fractures in Adults.4th ed.Philadephia:Lippincott-Raven,1996:1657-1658.

4. Calder HB, Mast J, Johnstone C. Intraoperative evoked potential monitoring in acetabular surgery. Clin Orthop,1994,305:160-167.

5. Helfet DL,Schmeling GJ. Somatoseneory evoked potential monitoring in the surgical treatment of acute,displaced acetabular fractures.Result of a prospective study. Clin Orthop,1994,301:213-220.

6. Moed BR,Maxey JW,Minster GJ. Intraoprative somatosensory evoked potential monitering of the siaticnerve:an animal model. J Orthop Trauma,1992,6:59-65.

7. Epstein HC. Posterior fracture-dislocation of the hip. J Bone Joint Surg (Am) , 1974,56:1103-1127.

8. Rowe CR,Lowell JD. Prognosis of fractures of the acetabulum. J Bone Joint Surg (Am) ,1961,43:30-34.

9. Stewart MJ,Milford LW. Fracture-dislocation of the hip. An end-result study. J Bone Joint Surg (Am) ,1954,36:315-342.

10. Fessler PR,Swiontkowski MF,Kilroy AW,et al. Injury of the sciatic nerve associated with acetabular fracture. J Bone Joint Surg (Am) ,1993,75:1157-1166.

11. Tornetta PIII,Hochwald N,Leine R. Corona mortis:Incidence and location. Clin Orthop,1996,329:97-101.

12. White RH,G Goulet JA,Bray TJ,et al.Deep-vein thrombosis after fracture of the pelvis:Assessment with serial duplex-urtrasound screening. J Bone Joint Surg (Am) ,1990,72:495-500.

13. Fishmann AJ,Greeno RA,Brooks LR,et al. Prevention of deep vein thrombosis and pulmonary embolism in aceyabular and pelvic fracture surgery. Clin Orthop,1994,305:133-137.

14. Montgomery KD,Potter HG,Helfet DL.Magnetic resonance venography to evaluate the deep venous system of the pelvis in patients who have an acetabular fracture. J Bone Joint Surg (Am) ,1995,77:1639-1649.

15. Matta JM. Fracture of the acetabulum:accuracy of reduction and clinical results in patients managed operatively within three weeks after the injury. J Bone Joint Surg (Am) ,1996,78:1632-1645.

16. Matta JM,Anderson LM. Fracture of the acetabulum.Clin Orthop,1986,205:230-240.

17. Calandruccio RA,Anderson WE. Post-fracture avascular necrosis of the femoral head: Correlation of experimental and clinical studies.Clin Orthop,1980,152:49-84.

18. Barnes R,Brown JT,Garden RS,et al. Subcapital fracture of the femur.A prospective review. J Bone Joint Surg (Br) ,1976,58:2-24.

19. Mont MA,Hungerford DS. Current concepts review：Non-traumatic avascular necrosis of the femoral

head. J Bone Joint Surg (Am) ,1995,77:459-474.

20. Ghalambor N,Matta JM,Bernstein L. Heterotopic ossification following operative treatment of acetabular fractures.An analysis of risk factors.Clin Orthop,1994,305:96-105.

21. 吴新宝，王满宜，荣国威．髋臼骨折并移位的手术治疗．中华外科杂志，1999,37 (8) :478-481.

22. Brooker AF, Bowerman JW, Robinson RA, et al.Ectopicossificationfollowing total hip replacement:Incidence and a method of classification. J Bone Joint Surg (Am) ,1973,55:1629-1632.

23. Bosse CMJ, Poka A, Reinert CCM, et al.Heterotopic ossification as a Complication of Acetabular Fracture: Prophylaxis with lowe-dose irradiation. J Bone Joint Surg (Am) ,1988,70:1231-1237.

24. Alonso JE,Davia IR,Bradley E.Extended iliofemoral versus tri-radiate approaches in management of associated acetabular fractures.Clin Orthop,1994,305:81-87.

25. Helfet DL,Schmeling GJ.Management of complex acetabular fractures through single nonextensile exposure.Clin Orthop,1994,305:58-68.

26. Letournal E.Acetabulum fracture: classification and treatment.Clin Orthop,1980,151:81-106.

27. Letournel E.The treatment of the acetabular fracture through the ilioinguinal approach.Clin Orthop,1993,292:62-76.

28. Matta JM. Operative treatment of acetabular fracture fractures through the ilioinguinal approach. Clin Orthop,1994,305:10-19.

29. Jimenez ML,Vrahas MS. Surgical approaches to the acetabulum. Orthop Clin North Am,1997,28:419-434.

30. Johnson EE,Kay RM,Dorey FJ.Heterotopic ossification prophylaxis following operative treatment of acetabular fractures. Clin Orthop,1994,305:88-95.

31. Schmidt SA, Anderson PK, Pedersen NW,et al. The use of prevent the formation of heterotopic bone after total hip replacement: Arandomized,double-blind clinical trial. J Bone Joint Surg (Am) ,1988,70:834-838.

32. Mclaren AC. Prophylaxis with indomethacin for heterotopic bone: After open reduction of fractures of the acetabulum. J Bone Joint Surg (Am) , 1990,72:245-247.

33. Johnson EE, Kay RM, Dorey FJ. Heterotopic ossification prophylaxis following operative treatment of acetabular fracture. Clin Orthop,1994,305:88-95.

34. Moore KD, Goss k, Anglen JO. Indomethacin versus radiation therapy for prophylaxis against heterotopic ossification in acetabular fractures: Arandomised,prospective study. J Bone Joint Surg (Br) ,1998,80:259-263.

35. Moed BR, Letourne IE. Low-dose irradiation and indomethacin prevent heterotopic ossification after acetabular fracture surgery. J Bone Joint Surg (Br) ,1994,76:895-900.

36. 吴新宝，王满宜，朱仕文，等．112 例髋臼骨折手术治疗效果分析．中华创伤杂志，2002,2:80-84.

37. 朱仕文，王满宜，吴新宝，等．髋臼骨折手术并发症的预防．中华外科杂志，2003, 5:342-345.

38. Judet R,Judet E,Letournel E. Fracture of the acetabulum:classification and surgical approach for open reduction. J Bone Joint Surg (Am) ,1964,46:1615-1638.

39. Letournal E. Acetabulum fracture: classification and treatment. Clin Orthop,1980,151:81-106.

40. Burd TA,Lorey KJ,Anglen JO. Indomethacin compared with localized irradiation for the prevention of heterotopic ossification following surgical treatment of acetabular fractures. J Bone Joint Surg (Am) ,2001,83:1783-1788.

41. Jimenez MJ,Tile M,Schenk RS. Total hip replacement after acetabular fracture. Orthop Clin North Am,1997,28:435-446.

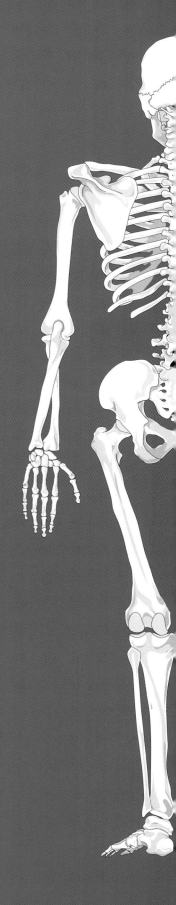

第二篇
各型髋臼骨折的治疗

第8章

髋臼后壁骨折的治疗

杨明辉

要点

（1）后壁骨折发生率高，看似简单，但手术效果并不十分理想。

（2）后壁骨折的典型受伤机制是 Dashboard 损伤，要避免漏诊。

（3）针对后壁骨折的位置、粉碎程度、是否合并边缘压缩骨折等，进行个体化分析。

（4）根据后壁骨折后髋关节的稳定性，选择恰当的手术适应证。

（5）掌握后壁骨折手术的入路、复位和固定要点。

（6）注意边缘压缩骨折的诊断，手术中要将压缩的骨折块复位并支撑。

（7）累及髋臼顶的后壁骨折手术失败率高，大粗隆截骨有助于髋臼顶部位的复位和固定。

后壁骨折是髋臼骨折中的常见类型，根据Judet和Letournel的数据，单纯后壁骨折约占髋臼骨折的23.7%。虽然后壁骨折在众多髋臼骨折类型中看似简单，但治疗效果并不十分理想，手术治疗的优良率在80%左右，导致后壁骨折治疗效果差的客观因素包括：骨折粉碎、存在边缘压缩骨折、骨折范围广泛、骨折累及髋臼顶、合并股骨头损伤等。与此同时，手术技术对后壁骨折的治疗效果有很大影响，其实后壁骨折的治疗远没有想象的那么简单，需要我们给予足够的重视。本章有关后壁骨折的治疗原则不仅仅适用于单纯后壁骨折，也适用于所有合并后壁骨折的复合骨折类型，如横断伴后壁骨折、后柱伴后壁骨折、T形骨折等。

一、骨折形态特点与诊断

结合患者的病史、体检和影像学检查，髋臼后壁骨折的诊断多数并不困难。当后壁骨折合并髋关节后脱位时，体检时尤其要注意是否合并坐骨神经损伤。后壁骨折的典型受伤机制为屈髋屈膝位时暴力作用于膝关节，即Dashboard损伤，因此，要注意下肢的合并损伤，膝关节的韧带损伤最容易漏诊。

在骨盆正位片上，典型后壁骨折显示为"帽子征"（图8-1），这是由移位的后壁骨折块游离于股骨头上方而形成的影像。如果股骨头完全脱位，我们都会想到髋臼后壁可能存在骨折。如果股骨头已经自行复位或者存在向后半脱位，同时没有典型的"帽子征"，一定要避免漏诊（图8-2~8-6）。要仔细

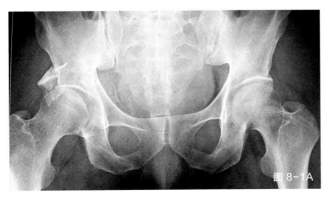
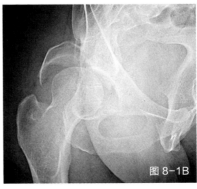

图8-1　男性，38岁，车祸导致右髋疼痛，活动受限。A.骨盆正位显示"帽子征"，右侧髋关节间隙异常；B.闭孔斜位片显示后壁骨折的大小及移位程度，以及股骨头向后半脱位

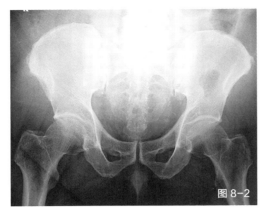

图8-2　男性，56岁，车祸伤导致右髋关节疼痛，受伤机制为典型Dashboard损伤，合并右侧膝关节前方软组织损伤，骨盆正位片。无明显髋臼骨折块，右侧髋关节内侧关节间隙略有增宽，髋臼后壁影像显示不清。未对该患者行Judet斜位X线片及CT检查，致后壁骨折漏诊

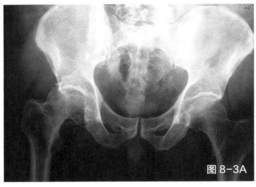

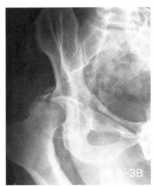

图8-3　图8-2患者伤后6周正位及闭孔斜位片。显示髋关节出现半脱位

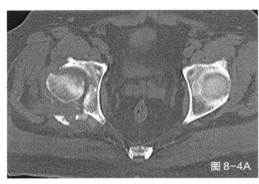

图8-4　图8-2患者CT扫描。显示后壁缺损，股骨头向近端半脱位以及股骨头的磨损变形

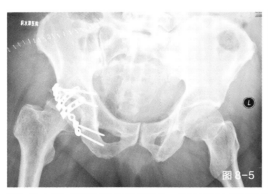

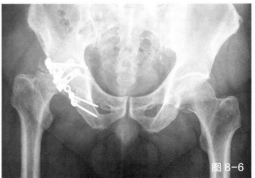

图8-5　图8-2患者术后骨盆正位片。通过髂后上棘取骨重建后壁，试图恢复髋关节的稳定性

图8-6　图8-2患者术后3个月骨盆正位片。股骨头严重变形，并明显向近端移位，挽救性手术失败

观察后壁是否存在缺损，如果患者有典型病史和受伤机制，就需要拍Judet斜位片或做CT扫描。闭孔斜位可以最好地显示后壁骨折块的大小和移位程度。CT扫描是髋臼后壁骨折的常规检查。结合X线片和CT检查，可以全面了解后壁骨折的特点，包括后壁骨折块大小、位置、粉碎程度、是否存在关节面压缩、是否合并股骨头骨折、是否有关节内嵌入骨块。后壁骨折是否需要手术治疗，通常需要综合分析上述因素。

按照骨折所处的位置，后壁骨折可以进一步分类：①近端不累及髋臼顶（解剖学的髋臼顶，详见第4章），远端不累及髋臼下角的后壁骨折为典型后壁骨折；②近端累及髋臼顶的后壁骨折，正位片可能显示放射学髋臼顶受累；③远端累及髋臼下角的后壁骨折，这类后壁骨折偏远端，除髋臼下角外，可能还会累及坐骨的近端部分；④如果髋臼后方广泛受累，称为广泛后壁骨折。

按照骨折的形态和粉碎程度，后壁骨折可以进一步分类：①后壁骨折为单个骨折块；②后壁骨折粉碎；③后壁骨折伴有边缘压缩（图8-7）。

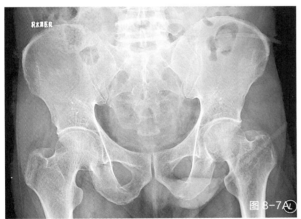
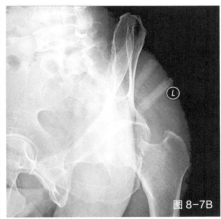
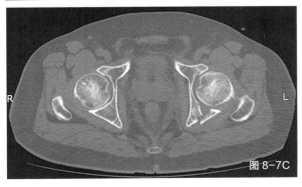

图8-7 男性，47岁，车祸致左髋疼痛。A.骨盆正位片显示左侧髋关节内侧关节间隙较对侧增宽，未能显示髋臼后壁骨折；B.闭孔斜位片可以显示髋臼后壁骨折块的大小，以及轻度的移位；C.横断面CT显示髋臼后壁压缩骨折，有明确手术指征

二、处理原则

要尽早对后壁骨折合并的髋关节脱位进行闭合复位。有研究报道髋关节脱位复位的时间与股骨头坏死的发生率密切相关。如果闭合复位不能成功或复位后不能维持，是急诊手术的指征（图8-8，8-9）。

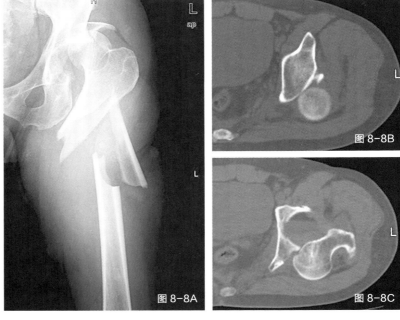

图8-8 患者男性，57岁，车祸致左髋部受伤，X线片及CT扫描。显示左侧髋关节后脱位合并髋臼后壁骨折，同侧股骨干粉碎骨折累及粗隆下。无法对该患者髋关节脱位进行闭合复位，因此行急诊手术。患者右侧卧位，通过Kocher-Langenbeck入路先复位髋关节脱位，然后采用闭合复位，顺行髓内针固定股骨干骨折，最后对髋臼后壁骨折进行复位和固定

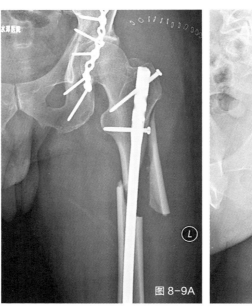
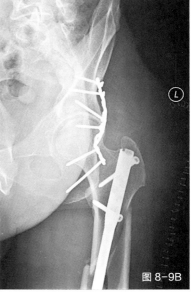

图8-9 图8-8患者术后X线片。显示后壁骨折采用2枚拉力螺钉和保护接骨板固定，股骨干骨折采用顺行髓内针固定

后壁骨折最主要的手术指征是髋关节存在向后不稳定，这不仅与后壁骨折块的大小有关，也与髋臼的发育（如髋臼发育不良或髋臼前倾异常）、后壁骨折块的位置（后壁骨折累及髋臼顶越多，对髋关节稳定性影响越大）有关。因此，单纯根据后壁骨折占整个后壁的比例来判断髋关节的稳定性并不十分准确。有研究提出通过麻醉下屈髋屈膝检查髋关节的稳定性来确定手术指征。后壁存在边缘压缩骨折通常说明髋关节存在向后不稳定，是手术指征。后壁骨折的其他手术指征包括关节面移位大以及关节内卡入骨折块导致头臼对合不良等。

三、手术入路选择和复位要点

髋臼后壁骨折切开复位内固定术，采用Kocher-Langenbeck入路。手术可以选择俯卧位或侧卧位，患侧整个下肢都要消毒放置于无菌手术台上，以利于术中活动髋关节及给予牵引。对后壁骨折，俯卧位有利于维持股骨头与髋臼顶的相对关系，而侧卧位允许术中屈曲髋关节，有利于处理偏前方的骨折，包括进行大粗隆截骨以及对髋臼顶骨折的处理。髋臼后壁骨折常合并髋关节后脱位，因此，在后壁骨折的手术显露中应尽量避免对股骨头血运的进一步破坏，尤其要注意对旋股内侧动脉的保护（详见第6章），并尽量不脱位股骨头。

在发生髋臼后壁骨折后，除少数的骨软骨骨折块和皮质骨碎块外，多数后壁骨折块仍与关节囊相连。在显露后壁骨折以及复位和固定过程中，要注意对这些软组织附着的保护，而尽量避免将骨块完全游离。一方面这可以保护骨折块的血液供应，减少骨块坏死吸收或骨折不愈合的风险，另一方面有助于确定骨块的正常位置，便于骨折的复位。

将后壁骨折显露清楚后，可以确定后壁骨折的位置和粉碎程度，但此时不要急于进行骨折的复位和固定。因为我们在复位后壁骨折时是利用股骨头为模板进行复位，首先要确定股骨头与未骨折髋臼部分正常的对合关系，如果关节内有游离骨折块影响了髋关节的对合关系，首先将其取出。

在确定了股骨头和髋臼的正常对合关系后，需确认是否存在边缘压缩骨折。边缘压缩骨折表现为与股骨头软骨脱离开的髋臼关节面，这些关节面仍与髋臼的后方皮质连续（实际是发生了松质骨的压缩骨折）。当股骨头向后半脱位时，股骨头软骨与发生软骨下骨压缩的髋臼关节面相匹配，但是当股骨头复位后，即出现这一增宽的关节间隙。如果存在边缘压缩骨折，则确定其范围，将压缩的关节面连同部分软骨下骨一同撬起，以股骨头为模板复位，然后将产生的骨缺损用自体骨植骨进行支撑，通常取骨部位为股骨大粗隆（图8-10）。如果边缘压缩骨折不复位，会出现明显的头臼不匹配（图8-11~8-13）。粉碎后壁骨折的复位通常比较困难，需要仔细判断每个骨折块的位置和方向，并尽可能做到解剖复位。通常骨皮质侧的对位决定了其下方关节面的位置。

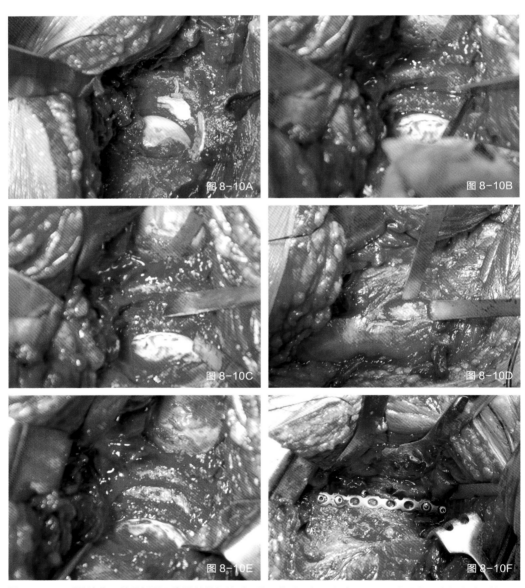

图8-10　A.后壁边缘压缩骨折显示为髋关节复位后，髋臼软骨面与股骨头不匹配，这是由于这部分髋臼软骨下方发生了压缩性骨折；B.将压缩的关节面连同部分软骨下骨一同撬起；C.以股骨头为模板将这部分压缩骨折复位；D.从股骨大粗隆取骨；E.填充到撬起后的缺损部位；F.复位髋臼后壁的皮质骨骨折块，用接骨板螺钉固定

图8-11 男性，50岁，车祸导致右髋疼痛。A.骨盆
    正位片显示右侧"帽子征"，股骨头半脱位；
    B.CT显示后壁骨折，合并边缘压缩

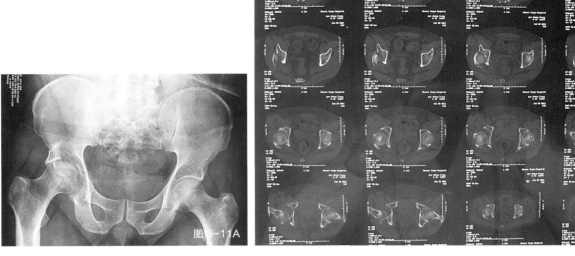

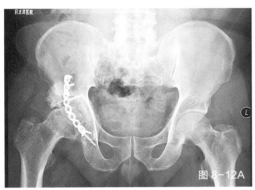

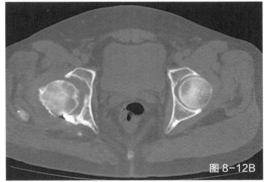

图8-12 图8-11患者受伤后6天行切开复位内固定术，术后10个月，患者已完全负重，诉右侧髋关节有严重疼
    痛，行走距离500m。A.骨盆正位片显示股骨头有磨损，髋关节创伤后关节炎；B.CT显示股骨头半脱位，
    未复位的边缘压缩骨折，以及内固定物与股骨头的直接接触及磨损

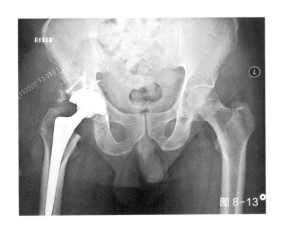

图8-13 图8-11患者人工全髋关节置换术后

四、固定要点

　　将后壁骨折块逐步复位并用克氏针临时固定，确定骨折复位满意后，再进行最终固定。对后壁骨折应尽量采用拉力螺钉结合保护接骨板的固定方法，因为这样可以提供最佳的固定效果（图8-14，8-15）。在进行拉力螺钉固定时，一定要注意螺钉的方向，避免螺钉进入关节内。为了避免螺钉进入关节内，可以预先放置1枚克氏针指引关节的方向，有的医师则推荐在后壁骨块复位之前预先钻出滑动孔。在螺钉置入后，牵开关节间隙直视、被动活动髋关节以及术中透视都有助于判断。此外，对髋臼后壁解剖的熟悉和手术经验很重要，一般螺钉越靠近后柱边缘，方向可越垂直骨面，螺钉越靠近后壁边缘，方向则应越贴近骨面。

　　重建接骨板作为中和接骨板，可以对拉力螺钉固定起到保护作用。接骨板要按照后壁的形态进行塑形，为保证接骨板对后壁骨折块产生加压作用，需要预弯不足。接骨板近端要固定到髋臼上方，远端要固定到坐骨结节，两端分别至少要有2枚螺钉固定。对于粉碎后壁骨折，如果骨折线方向与后壁

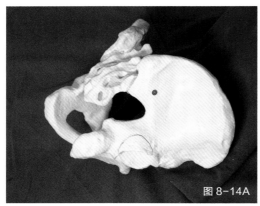

图 8-14A

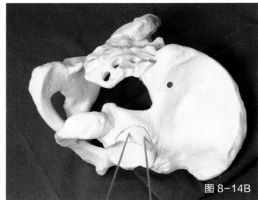

图 8-14B

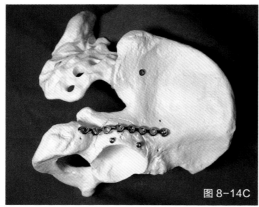

图 8-14C

图8-14　简单后壁骨折的螺钉结合保护接骨板固定。A.大块的简单后壁骨折；B.复位后克氏针临时固定；C.螺钉结合保护接骨板最终固定

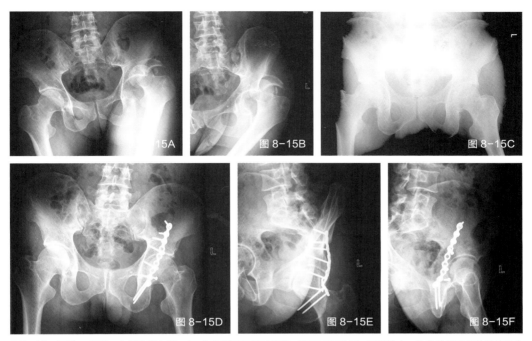

图8-15 男性，40岁，车祸致伤左髋。A、B.左侧髋关节后脱位，髋臼后壁骨折，骨折块大。C.急诊行髋关节脱位闭合复位。受伤后10天行骨折切开复位内固定术。D~F.将后壁骨折块复位后，用3枚拉力螺钉结合保护接骨板固定

边缘垂直，仍可以通过拉力螺钉结合保护接骨板的方法进行固定；但如果骨折线方向与后壁边缘平行，对邻近后壁边缘的骨折块，常规的固定方法很难发挥固定作用，此时需要加用弹簧接骨板（Spring Plate）固定（图8-16，8-17）。弹簧接骨板带钩的一端钩在后壁边缘，另一端用螺钉固定并压紧粉

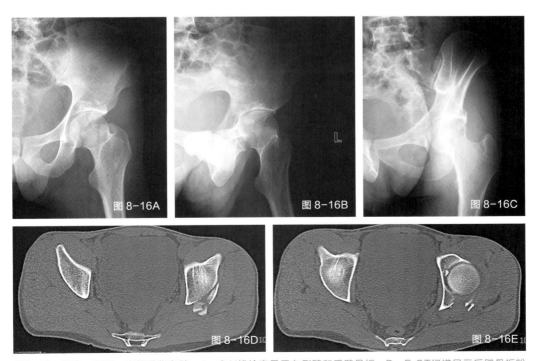

图8-16 男性，31岁，车祸致伤左髋。A~C.X线检查显示左侧髋臼后壁骨折；D、E.CT扫描显示后壁骨折粉碎，髋关节内有游离骨块

碎的后壁骨折块，最后在弹簧接骨板的上面用塑形不足的重建接骨板进行加压固定（图8-18）。

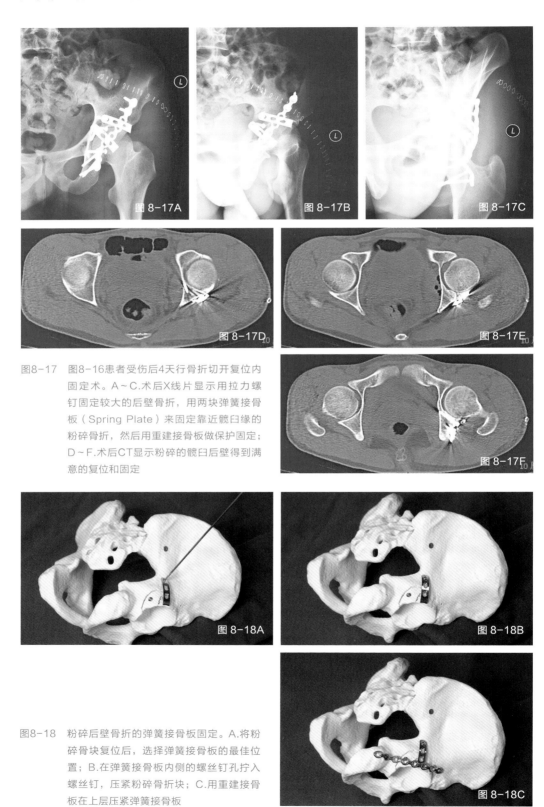

图8-17　图8-16患者受伤后4天行骨折切开复位内固定术。A～C.术后X线片显示用拉力螺钉固定较大的后壁骨折，用两块弹簧接骨板（Spring Plate）来固定靠近髋臼缘的粉碎骨折，然后用重建接骨板做保护固定；D～F.术后CT显示粉碎的髋臼后壁得到满意的复位和固定

图8-18　粉碎后壁骨折的弹簧接骨板固定。A.将粉碎骨块复位后，选择弹簧接骨板的最佳位置；B.在弹簧接骨板内侧的螺丝钉孔拧入螺丝钉，压紧粉碎骨折块；C.用重建接骨板在上层压紧弹簧接骨板

在后壁骨折复位和固定后，要透视检查骨折的复位和固定情况，活动髋关节检查固定的稳定性。在关闭切口前要清理坏死的臀小肌，并检查确认坐骨神经的连续性及走行。常规放置切口引流，并静脉应用抗生素预防切口感染。术后可以开始髋关节被动活动，术后6~8周可以开始髋关节的主动活动。根据骨折愈合情况，患肢在术后8~12周可以逐步开始负重。

五、与后壁骨折相关的特殊情况

如果后壁骨折累及髋臼顶，通常手术治疗会更困难，预后更差。由于外展肌群的阻挡，Kocher-Langenbeck入路对髋臼顶部位的暴露困难，会影响这类骨折的复位和固定效果。大粗隆截骨有助于这一部位的显露，以获得骨折的解剖复位和坚强固定（详见第6章）。

髋臼后壁骨折可能会合并股骨头骨折。如果股骨头骨折需要手术固定，过去多选择在后壁复位固定前将髋关节后脱位，进行股骨头骨折的复位和固定。但后脱位会对股骨头的血供造成进一步破坏，同时后脱位时复位固定股骨头骨折较为困难。目前较为主流的观点是通过大粗隆截骨，将股骨头前脱位，进行股骨头骨折的复位和固定（详见第6章）。在进行大粗隆截骨和股骨头前脱位时，同样要注意股骨头血供的保护。

老年髋臼后壁骨折并不多见。但由于老年患者多有骨质疏松，后壁骨折通常会存在边缘压缩和粉碎，影响复位和固定的效果。对于采用切开复位内固定治疗失效风险高、预后差的患者，一期全髋关节置换可能是另一个治疗选择（详见第21章）。

对于漏诊的陈旧后壁骨折，或者内固定失效再脱位的后壁骨折，进行髋臼后壁重建的效果很不确定，需要与患者深入讨论该手术的优缺点，给出客观的预后估计。人工全髋关节置换术是效果更为明确的治疗方案，但要考虑到可能存在的髋臼骨缺损及重建方案。二期全髋关节置换还是后壁骨折后出现股骨头坏死、创伤后关节炎等并发症的治疗选择（详见第21章）。

总之，后壁骨折是髋臼骨折里常见且看似容易的类型，但治疗效果并不十分令人满意，手术治疗的优良率约为80%。并发症的出现是影响治疗效果的主要原因，如切口感染、坐骨神经损伤、股骨头坏死、异位骨化、创伤后关节炎等。其中后壁固定失效、股骨头出现脱位或半脱位可能是最严重的，同时也是较常见的并发症，这一并发症的出现会造成患者严重的残疾（图8-19～8-23）。导致这一并发症出现的原因可能包括：边缘压缩骨折未获识别和处理，后壁骨折未得到坚强固定，未注意后壁骨折块血运的保护而导致骨折块坏死及不愈合，术后康复训练计划不合适，过早进行主动活动及负重等。希望我们重视后壁骨折的诊断和治疗细节，提高后壁骨折的治疗效果。

图8-19　男性，47岁，车祸伤。A.X线片显示左侧髋臼后壁骨折；B.CT扫描显示骨折累及后壁范围较大，骨折较为粉碎

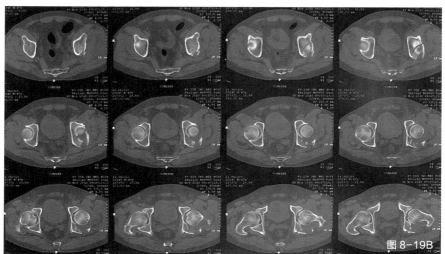

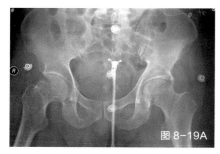

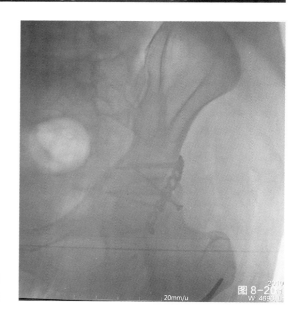

图8-20　图8-19患者切开复位内固定术中X线检查。显示骨折复位后，用接骨板螺钉固定

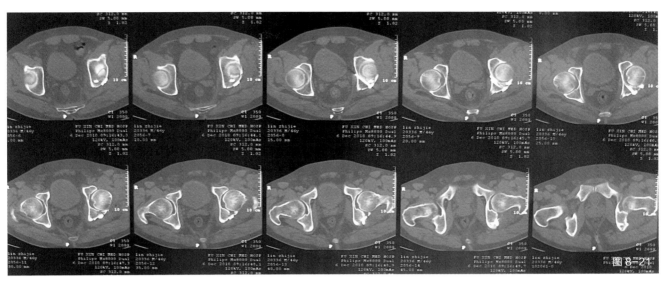

图8-21　图8-19患者术后CT显示骨折复位和固定情况

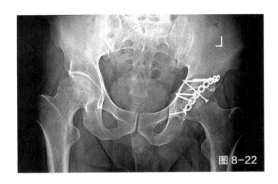

图8-22　图8-19患者术后7个月X线片。显示髋关节
　　　　对合关系尚好，后患者主诉左髋中度疼痛，
　　　　左侧下肢短缩，严重跛行

图8-23　图8-19患者术后9个月X线片及CT。显示
　　　　股骨头向后、向近端半脱位，伴有内固定
　　　　失效

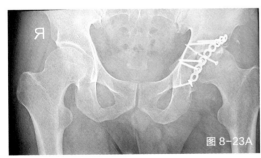

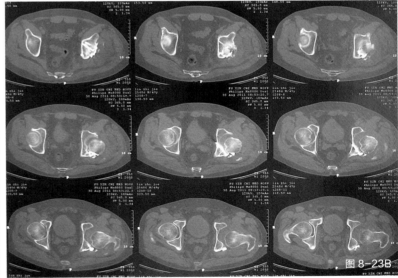

▌ 参考文献

1. Letournel E, Judet R. Fractures of the Acetabulum. 2nd ed. New York: Springer-Verlag,1993.

2. Matta JM. Fractures of the acetabulum: accuracy of reduction and clinical results in patients managed operatively within three weeks after the injury. J Bone Joint Surg Am,1996,78 (11) : 1632-1645.

3. Rommens PM, Gimenez MV, Hessmann M. Posterior wall fractures of the acetabulum: characteristics, management, prognosis. Acta Chir Belg, 2001,101 (6) :287-293.

4. Moed BR, WillsonCarr SE, Watson JT. Results of operative treatment of fractures of the posterior wall of the acetabulum. J Bone Joint Surg Am,2002,84, (5) :752-758.

5. Tile M, Helfet DL, Kellam JF. Frctures of the pelvis and acetabulum. 3rd ed. Lippincott Williams & Wilkins, 2003.

6. Reagan JM, Moed BR. Can computed tomography predict hip stability in posterior wall acetabular fractures? Clin Orthop Relat Res, 2011, 469 (7) : 2035-2041.

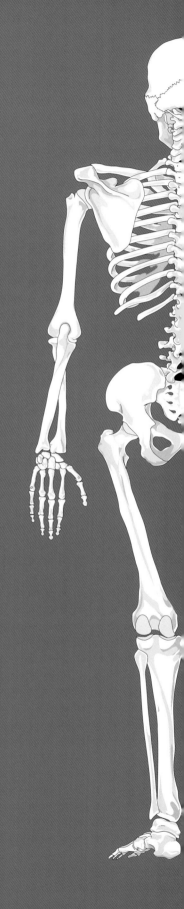

| 第 9 章 |

髋臼后柱骨折的治疗

李宇能

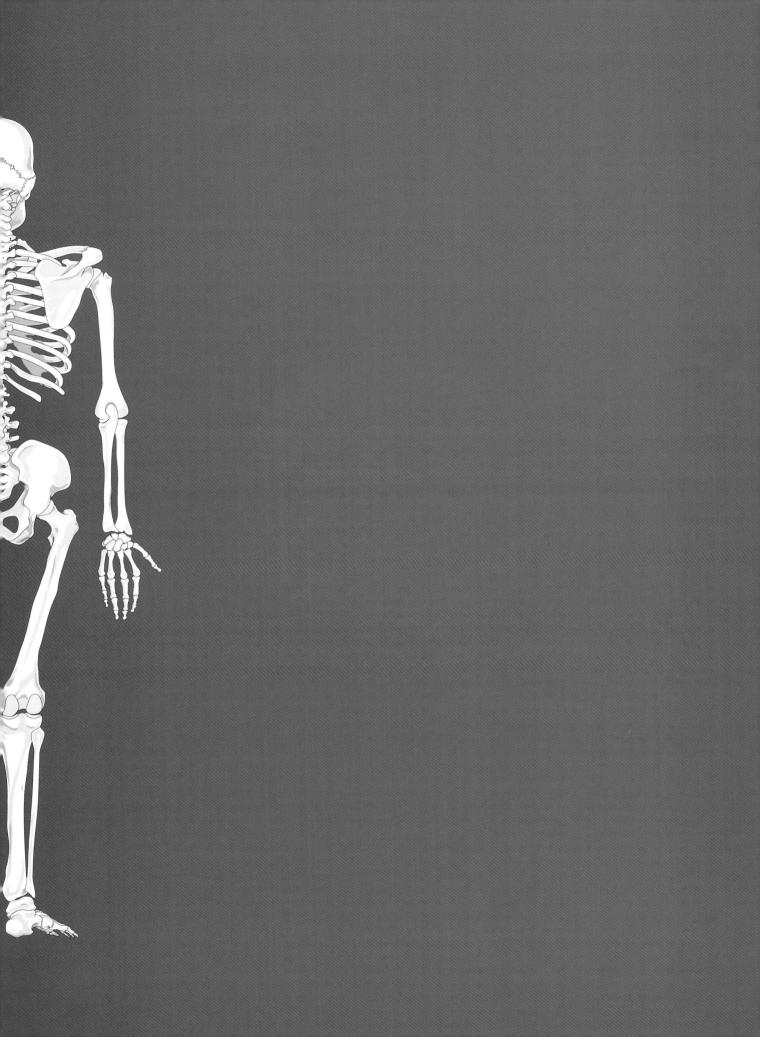

一、损伤机制

　　单纯后柱骨折的发生率较低，在Letournel分型中约占3%，典型的骨折移位累及髋臼整个后柱，从坐骨大切迹经过髋臼，延伸至耻骨下支（图9-1）。后柱骨折，多可伴有骨盆泪滴的粉碎骨块，从而成为一个大的关节内骨块。而移位较少的后柱骨折其关节面累及的程度也较少。

二、解剖特点

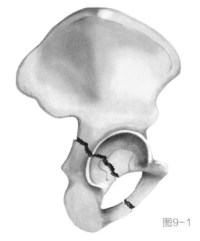

图9-1

图9-1　典型后柱骨折

　　后柱的断面呈三角形，骨质密实。后柱的上部是髂骨的很短的一部分，下部是坐骨体和坐骨的降支。后柱有两缘三面，后缘是坐骨大切迹到坐骨降支，这有后柱3个主要的解剖-放射学参考点：坐骨大切迹、坐骨棘和坐骨小切迹。坐骨大切迹由与骶髂关节延续的短水平段，Rouviere坐骨刺（Rouviere sciatic spur）处宽厚的拐角和降部组成，越接近坐骨棘、降部的边缘越锐利。内面由四边体（上2/3）和坐骨结节内侧面构成。后面由规则光滑的髋臼后缘、髋臼下沟和粗糙且不规则的坐骨结节构成。后柱的外侧面由髋臼的后半部分（后半部分和后角）和坐骨的外侧面构成。内缘为不规则的凹陷，是闭孔的下半部分（图9-2，9-3）。

三、骨折形态特点与诊断

　　后柱骨折的诊断相对简单。X线片提示髂坐线中断，闭孔环可以受累（图9-1）。此种骨折类型中，通常都以一个基本类型为主（图9-4）。

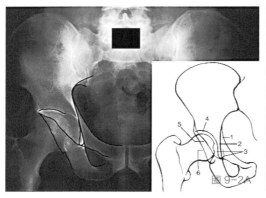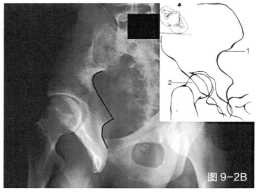

图9-2　后柱骨折的X线片。A.坐骨大切迹、坐骨棘和坐骨小切迹，髂坐线，起于骶髂关节，弧形向前与无名线的
　　　　后1/3重叠，继而向下外，将"U"形线一分为二，止于闭孔下缘轮廓。髂坐线不连续，提示后柱骨折。
　　　　1—髂坐线；2—髂耻线；3—泪滴；4—髋臼顶；5—髋臼前壁边缘；6—髋臼后壁边缘。B.1—坐骨大切
　　　　迹；2—髋臼前壁边缘

四、术前处理

（1）对于有明显移位或伴有髋关节半脱位的择期手术患者，术前骨牵引很有帮助，牵引应使用较大力量，位置以股骨髁上为佳。当然要考虑后柱以后手术切口的情况。

（2）有完整的影像学资料（X线平片、Judet位片、CT影像及三维重建）。

（3）术前常规进行皮肤的清洁准备。多采用Kocher-Langenbeck入路，提前1~2天刮除会阴部阴毛，反复清洗干净会阴。

（4）应常规进行清洁灌肠，术前留置导尿。

（5）将术中可能使用的器械和内固定物列出清单，检查是否准备齐全并严格消毒。原则上，手术器械和内固定物应有充足的准备，以防术中出现意想不到的情况。

（6）应准备可透视的手术床，术中C形臂。

（7）术前及术中预防性使用抗生素。

（8）如无明确禁忌，术前应用抗凝治疗，手术前一天或当天行下股深静脉造影术。

五、手术入路选择

单纯后柱骨折绝大多数选择Kocher-Langenbeck入路（图9-3）。可以显露

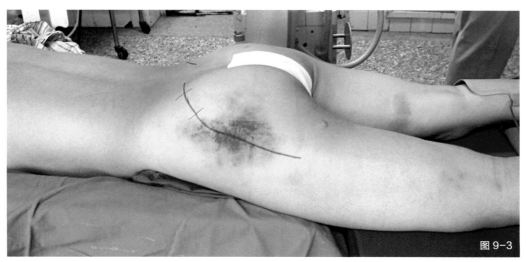

图9-3　患者取俯卧位，标记Kocher-Langenbeck入路切口

髋臼后表面，从坐骨结节到髂骨翼的下部，可用手指伸入坐骨大切迹的手法显露。

六、手术操作技术

患者取俯卧位，外科操作区域包括半侧骨盆和整个患侧下肢，在整个手术过程中应始终保持膝关节屈曲90°位置。具体步骤见图9-5～9-10。

从梨状肌开始切断外旋肌群，并将其与坐骨神经一同牵向内侧，将拉钩插入坐骨大、小切迹并牵开即可显露骨性平面。

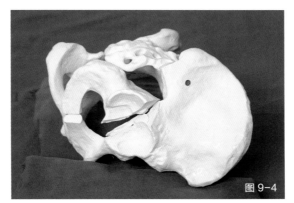

图9-4　典型髋臼后柱骨折模型

复位技巧：可以借助Scaglietti钉自坐骨结节打入连接把手，辅助把持移位的后柱骨块向主骨复位，复位过程中保持下肢持续牵引以纠正骨折的短缩畸形（图9-11）。较简单的后柱骨折可以应用螺钉复位技术满意地纠正骨折移位（图9-12）。伴有旋转畸形的骨折可沿坐骨大切迹复位，可以用骨勾勾拉骨块或使

图 9-5

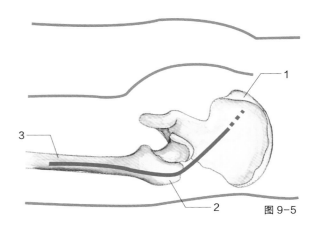

图9-5 切口起自髂后上棘前方约4cm处，呈外凸的弧形延伸，沿臀大肌、臀中肌间隙，经过大粗隆后缘，于股骨转为纵向下行。1—髂后上棘；2—股骨大粗隆；3—股骨干

图 9-6

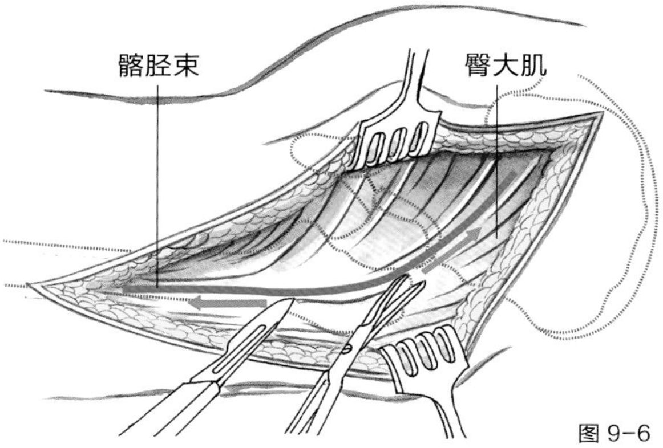

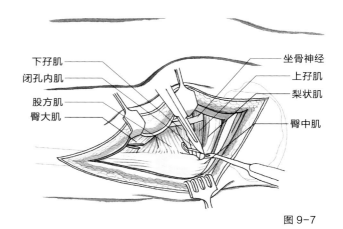

图9-6 分离髂胫束，并于臀大肌及外旋肌群之间开始显露

图 9-7

图9-7 扇形的臀肌应自下方分离。臀大肌完全掀起后，深层肌肉平面显露，可见坐骨神经在梨状肌下方自骨盆内穿出。自上而下，臀中肌覆盖于臀小肌、梨状肌、上下孖肌、闭孔内肌之上，最下是股方肌，均可清晰呈现

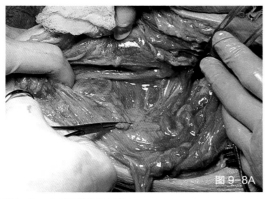

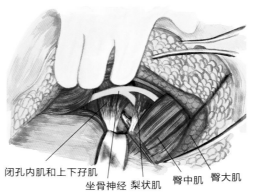

闭孔内肌和上下孖肌　　坐骨神经　梨状肌　　臀中肌　臀大肌

图9-8　术中显露坐骨神经

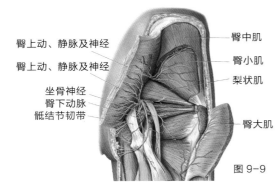

臀上动、静脉及神经　　　　　　　臀中肌

臀上动、静脉及神经　　　　　　　臀小肌

　　　　　　　　　　　　　　　　梨状肌

坐骨神经
臀下动脉
骶结节韧带　　　　　　　　　　　臀大肌

图9-9　梨状肌和臀小肌之间可见粗大的臀上动脉
　　　　穿出

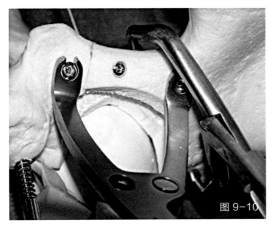

图9-10　后柱两点复位技术。可使用3.5mm皮质
　　　　骨螺钉固定，或AO重建接骨板进行桥接
　　　　固定，位于坐骨结节至髋臼顶部

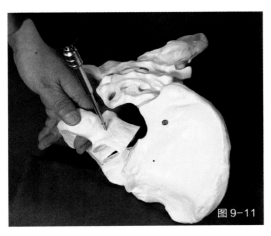

图9-11　术中后柱斯氏针辅助

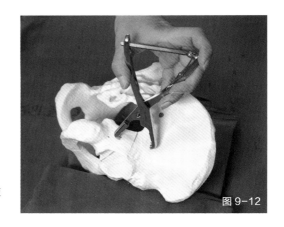

图9-12　后柱远近端骨折块分别置入螺钉，辅助骨盆复
　　　　位钳进行骨折复位

用AO两点复位钳进行短缩和旋转畸形的纠正，同时还可以加以Offset钳自四边体钳夹，进一步复位旋转畸形并维持临时复位（图9-10）。直视下获得复位后，应用手指触及前柱和四边体以判断后柱骨折的旋转移位是否纠正确实（图9-13）。确定已解剖复位后，除图9-9的方法外，可应用克氏针进行临时固定（图9-14）。而后应用后柱拉力螺钉进一步固定和加压骨折块（图9-15）。进而选取适当的接骨板沿坐骨支柱的位置进行后柱骨折的固定（图9-16，9-17）。

图9-13　复位过程中，手指可以触及后柱前缘骨折线，
　　　　用以判断复位效果

图9-14　复位后，克氏针临时固定

图9-15　后柱螺钉固定后柱骨折移位

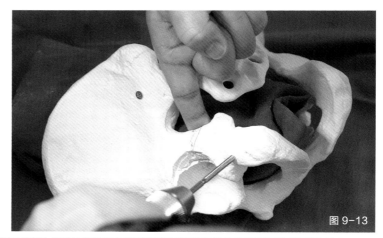

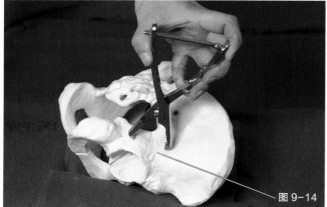

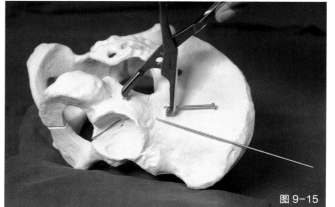

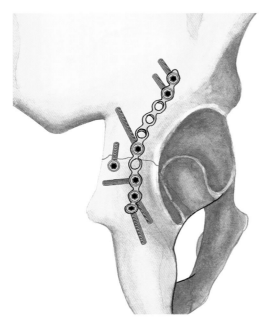

图9-16　需要使用重建接骨板沿后柱走行放置,并桥接髂骨和坐骨完成最终固定。接骨板放置于髋臼后方关节面的外缘

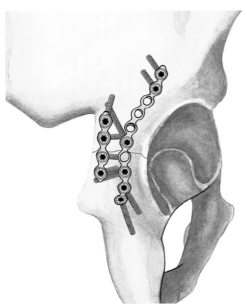

图9-17　完成最终固定的示意图,其中置于后柱内侧的短接骨板为最初固定

▍参考文献

1. Wade R Smith. Fractures of pelvis and acetabulum. New York: Informa Healthcare, 2007: 145.
2. 姜保国. 骨盆与髋臼骨折. 北京:北京大学医学出版社, 2005: 103.

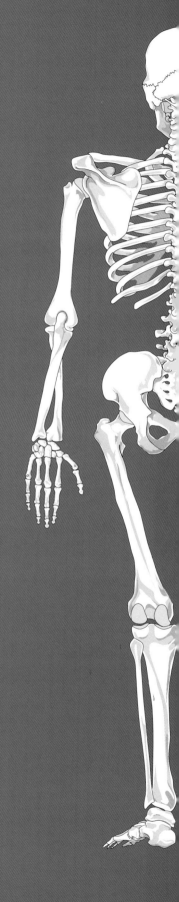

| 第10章 |

髋臼前壁骨折的治疗

吴宏华

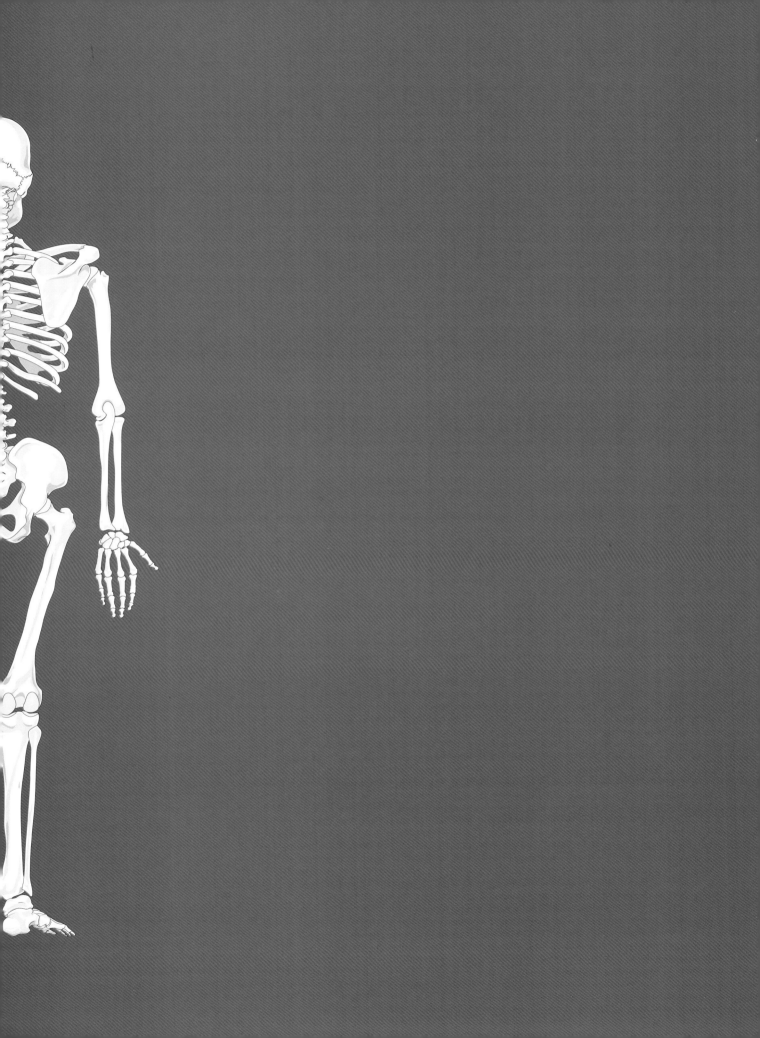

一、损伤机制

单纯髋臼前壁骨折的发生率很低，约占髋臼骨折的2%。关于发生髋臼前壁骨折的机制争议较多。Mirovski认为髋臼前壁骨折的发生机制为髋关节处于外展、外旋位时，膝关节受到暴力，暴力沿股骨传导使得髋臼受到间接暴力，发生骨折；Letournel认为其发生机制是髋关节外旋40°～50°时，暴力来自大转子，沿股骨颈传导，导致髋臼前壁骨折。也有作者认为当髋关节处于外展位时，来自后方或外侧的暴力可导致髋臼前壁骨折。在50岁以上的患者中，中等暴力也可能引起髋臼前壁骨折。

二、骨折形态特点

典型的髋臼前壁骨折应该累及真骨盆缘以及髋臼窝，所以在髋臼前后位X线片中，可以见到髋臼髂耻线断裂，髋臼前壁线断裂，部分患者合并髋关节前脱位；闭孔斜位片显示髂耻线断裂，髂耻线断裂处应位于髂骨髋臼段，两个断点不能间距过大；髂骨斜位片示髋臼前壁线断裂（图10-1）。髋臼CT显示髋臼前壁骨折线呈矢状，经常可看到髋臼前壁有碎块，部分病例有髋关节前脱位（图10-2～10-6）。而一些不累及骨盆缘的髋臼前壁撕脱骨折也应属于髋臼前壁骨折，这类病例可伴有髂前下棘撕脱骨折，进行影像学检查，X线片中髂耻线完整，CT扫描更有助于诊断。

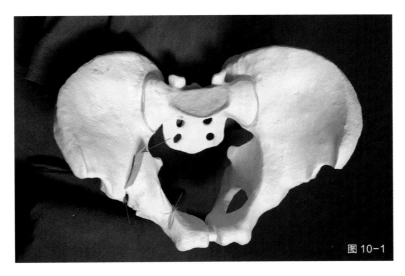

图10-1 髋臼前壁骨折是前柱某一节段的骨折，形成两处骨折（箭头），累及髋臼关节面的前方。骨折包括前唇及前柱中间1/3的一部分。从关节内侧观察，骨折通常涉及前方关节面以及部分髋臼窝

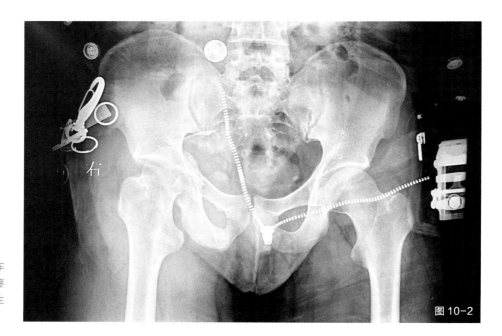

图10-2　男性，32岁，车祸致伤右髋，疼痛，活动受限，生命体征平稳

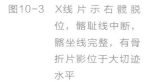

图10-3　X线片示右髋脱位，髂耻线中断，髂坐线完整，有骨折片影位于大切迹水平

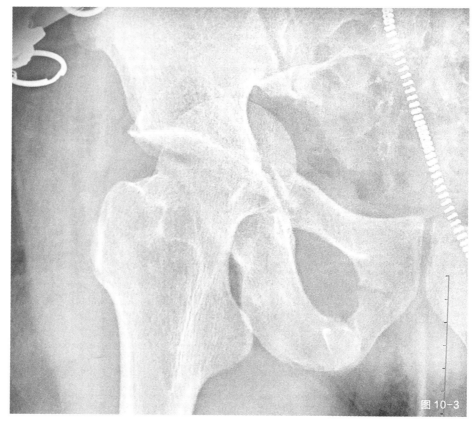

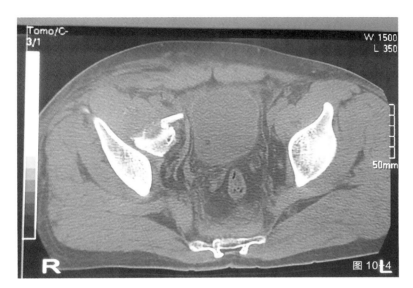

图10-4 CT示髋臼含关节面的骨折块翻转、移位

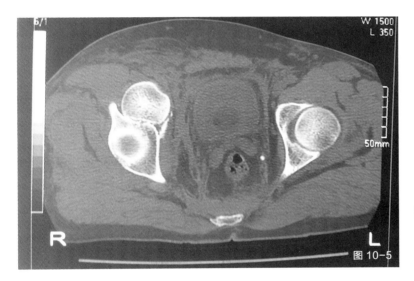

图10-5 连续观察CT，示股骨头前脱位，而髋臼折线位于髋臼顶远端

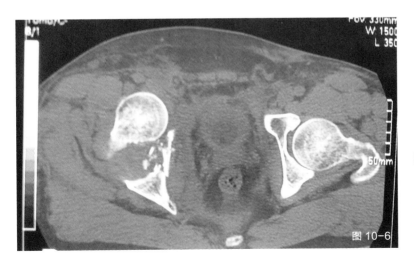

图10-6 CT示髋关节前脱位，骨折块为髋臼前壁，向近端移位；髋臼前壁骨折块大，影响了关节的稳定性

三、手术治疗

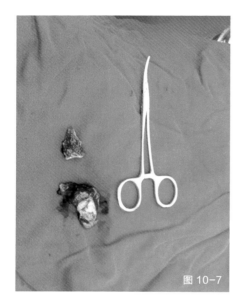

图10-7　术中所见，前壁骨折块粉碎

髋臼前壁骨折的骨折块较大，移位明显，尤其伴有髋关节前脱位，说明骨折不稳定，需要手术治疗。

手术入路可以选择髂腹股沟入路或Smith-Peterson入路。髂腹股沟入路是传统的髋臼手术入路，不仅能良好地显露髋臼前壁，必要时还可以处理髋臼前柱，内固定的置放也相对容易。Smith-Peterson入路也能充分显露髋臼前壁骨折，对于合并脱位的病例处理更方便。通常情况下，髋臼前壁骨折的复位比较容易，固定骨折要防止螺钉进入髋臼，一般以髂耻隆突为中心40mm左右，为髋臼所在。

通常采用髂腹股沟入路，与处理其他类型髋臼骨折不同的是，手术仅使用髂腹股沟入路的第二、三窗进行显露、复位和固定。因为髋臼前壁骨折包括前唇及前柱中间1/3的一部分，切口从耻骨结节近端2cm至髂前上棘，显露皮下后，于腹股沟韧带近端2cm切开腹外斜肌腱膜，处理联合腱，保护股外侧皮神经。仔细分离髂耻筋膜，充分暴露第二窗后，即可对髋臼前壁的骨折块进行清理复位。通常髋关节前脱位容易复位，在闭合情况下无法复位的原因往往是关节囊或骨折块阻挡，清理后，牵引患肢即复位（图10-7）。复位髋臼前壁，应用的手术器械比较简单，骨刀结合髋臼复位顶棒，术中直视复位，打开第一窗，应用重建接骨板固定；术中透视监测复位和固定情况（图10-8，10-9）。

四、预后

与其他类型髋臼骨折一样，髋臼前壁骨折的疗效取决于是否手术达到

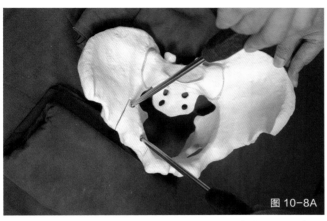 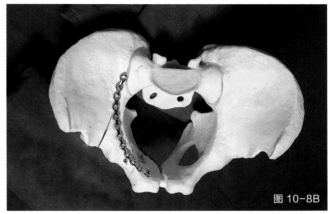

图10-8　A.髋臼前壁骨折复位简单，应用顶棒即可复位；B.采用螺钉联合支撑接骨板固定，以保证稳定固定

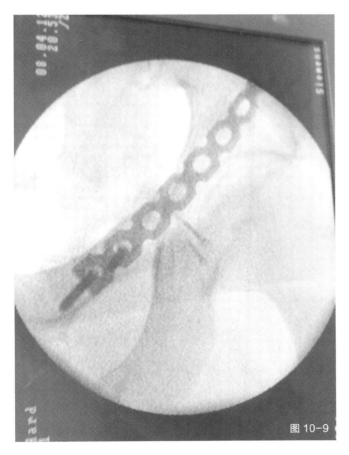

图10-9　此病例先应用小螺钉（2.4mm）将前壁骨折块固定为一个整体，然后重建接骨板跨关节固定

了解剖复位，CT检查可以作为复查的常规方法（图10-10）。由于暴力作用，股骨头对髋臼前壁撞击，甚至脱位，在损伤过程中，会发生股骨头关节面的损伤和髋臼前壁的压缩骨折，尤其当骨折的老年患者存在骨质疏松的情况下，会对预后造成不良影响。

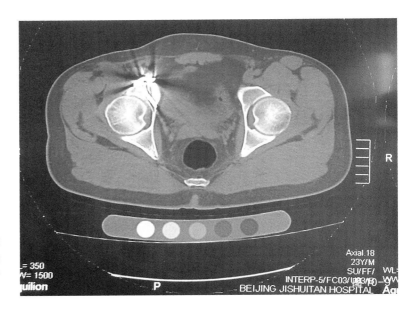

图10-10　术后CT示髋臼前壁复位，股骨头和髋臼对合关系恢复

▌ 参考文献

1. Mirovsky Y,Fisher S, Hendel D, et al. Traumatic anterior dislocation of the hip joint with fracture of the acetabulum: a case report. J Trauma,1988,28(11):1597-1599.

2. Letournel E,Judet R. Fracture of acetabulum .2nd ed.New York:Springer-Verlag,1993:122-125.

3. Piriou P,Siguier T, De Loynes B, et al. Anterior wall acetabular fractures:report of two cases and new strategies in operative management .J Trauma,2002,53(3):553-557.

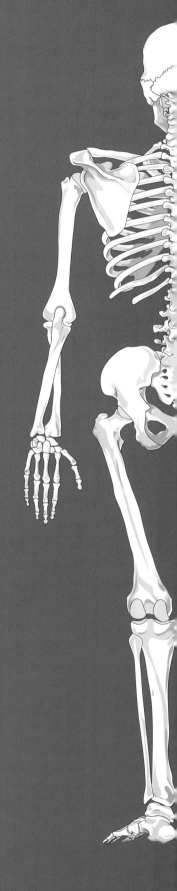

| 第11章 |

髋臼前柱骨折的治疗

吴宏华

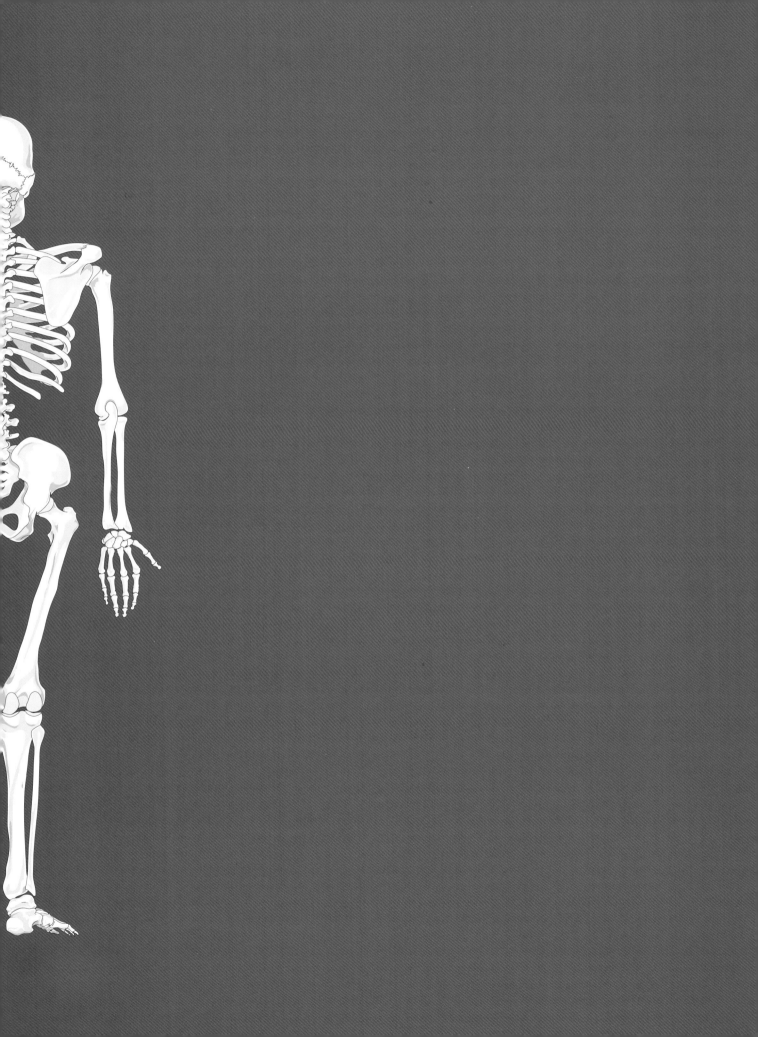

前柱起自髂嵴，约占髂骨的外 2/3，包括髋臼的前半，向远端至耻骨联合。所有累及此部位的骨折，都称为前柱骨折（图11-1）。前柱根据解剖部位，可分成髂骨段、髋臼段、耻骨段。按骨折部位分；髂前下棘远端的骨折，为低位前柱骨折；骨折线累及髂嵴，为高位骨折。对于低位前柱骨折，尤其是前柱髋臼段以远的骨折，有时被认为是骨盆骨折的一部分，通常可以非手术治疗。凡是累及髋臼的移位骨折，尤其是累及髂嵴的高位髋臼前柱骨折，会导致负重区的破坏（图11-2），所以需要手术治疗。

一、损伤机制

髋臼受到直接暴力或从粗隆传导的间接暴力，造成前柱骨折，通常髋关节处于外展、外旋位。

二、骨折形态特点

通常分析髋臼前柱的完整性要拍摄髋臼闭孔斜位片，以观察髋臼骨折造成髂耻线的破坏，耻骨支的断裂和骨折位于前方，实际从髂骨斜位片中更

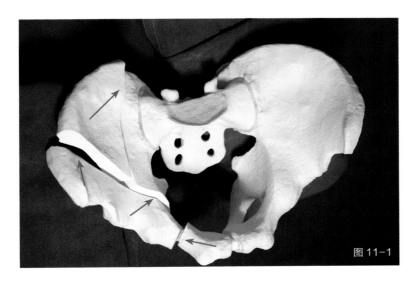

图11-1　箭头示前柱骨折线

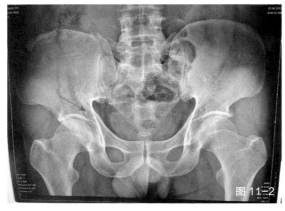
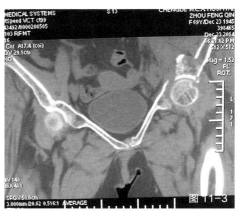

图11-2　高位前柱骨折，骨折累及负重区

图11-3　老年女性，69岁，摔伤。CT示髋臼顶压缩，髋关节脱位

能直观地看到髂骨的骨折线。而大切迹的完整，说明后柱未被累及（图11-2）。前柱骨折可以合并前壁骨折。在老年人骨折中，通常受到的暴力比较小，更易由摔伤造成髋臼骨折，往往前柱骨折发生率较年轻人要高，此时的前柱骨折，主要累及负重区，可以造成局部的骨质压缩（图11-3）。

三、术前准备

由于前柱骨折多由于直接暴力引起，骨折多呈旋转移位，同时由于后柱是完整的，髋臼不会发生完全的短缩移位，所以术前行骨牵引对于前柱的二次复位，没有太多的帮助；因此，可以给予皮牵引，达到制动和减少骨折移位继发出血的目的即可。

常规的术前准备，必须导尿。前柱包括耻骨上下支，一旦骨折或手术中操作不当，会对盆腔脏器，尤其是膀胱造成损伤。即使手术前未使用导尿管，手术中、手术后也要留置。

四、手术入路选择

1.
髂腹股沟入路

所有的前柱骨折，都可以使用此入路。

2.
Stoppa入路＋髂窝入路

Stoppa入路显露的范围是近端从骶髂关节下缘水平，到耻骨联合，即前柱部分的髂骨段，所有的髋臼段（内侧半）和耻骨段。合并应用髂窝入路后，显露范围增加到髂嵴，包括髂前下棘远端的髋臼顶部，包含了近似全部的前柱。

3.
如何选择手术入路

髂腹股沟入路和Stoppa入路＋髂窝入路（联合入路）都能显露全部的前柱。①从入路解剖来说，髂腹股沟入路的学习曲线更长，且无法观察髋臼关节面；Stoppa入路在处理好髂外血管与闭孔血管的交通支后，就完成了显露，同时在手术中能对髂血管、髂腰肌进行更好的保护，利于术后康复；能够显露髋臼内侧，牵开前壁或四边体骨折块，还可以观察髋臼关节面，用以复位髋臼顶压缩骨折。②单纯的前柱骨折很少，如果需要同时处理前、后柱骨折，会用到"漂浮体位"，由于体位的因素，髂腹股沟入路是最佳的选择。③如果髋臼四边体较完整，选用髂腹股沟入路更易对接骨板塑形，同时固定螺钉的选择也方便，也减少了处理血管的步骤。

4.
前柱骨折的复位技术

复位髋臼前柱骨折时，应考虑是否同时存在骶髂关节损伤，髋臼顶是否有压缩；从髂嵴最高点、骶髂关节、髋臼顶、四边体、耻骨段全面考虑。复位中遵循由近及远的顺序，可以将山茨针打入髋臼顶做牵拉，应用顶棒、复位钳复位（图11-4）。

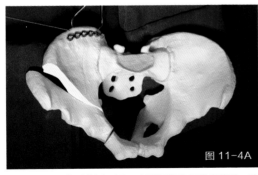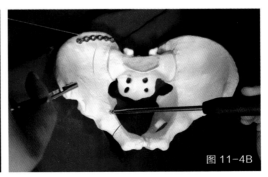

图11-4　复位时从近及远，应用顶棒和复位钳复位，克式针临时固定

五、典型病例

男性，50岁，车祸致伤；单纯右髋疼痛，活动受限。影像学检查见图11-5。

病例特点

（1）高能量损伤，造成髋臼骨折，骨折仅累及前柱，诊断：髋臼骨折（右，前柱）。

（2）髋臼前柱骨折移位，造成头臼关系破坏，髋关节脱位，有手术指征。

（3）前柱骨折高位，同时表现出"青枝骨折"形态，会对复位造成困难。

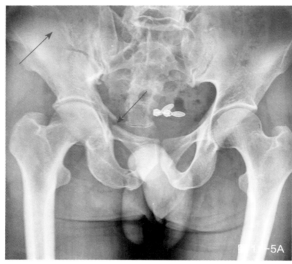
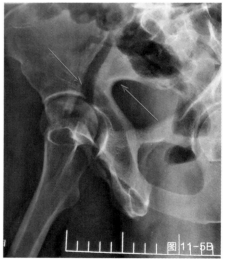
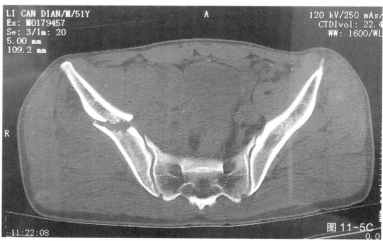

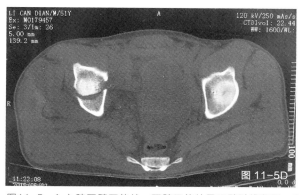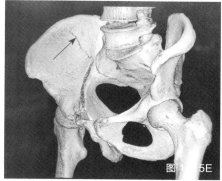

图11-5　A.入院双髋正位片。双髋正位片显示髂耻线断裂，同时高位髂骨可见骨折线。B.入院患髋髂骨斜位片。髂骨斜位片显示髂骨骨折移位，同时股骨头也随之移位，造成髋关节脱位，头臼关系破坏。在髂骨斜位片上，可以看到坐骨大切迹至坐骨结节是完整的，表明髋臼后柱是完整的。C~E.CT检查也确证了骨折仅累及髋臼前柱，造成了髋臼顶的破坏，四边体和后柱是完整的。诊断：髋臼骨折（右，前柱）。值得注意的是，前柱骨折线止于髂嵴，可以看作前柱"青枝骨折"（箭头）

六、术前准备

常规禁食水，导尿、备皮、配血。髋臼常备手术器械，透视手术床，C形臂。

七、手术治疗

患者高位髋臼前柱骨折，四边体和后柱完整，手术选用髂腹股沟入路。常规显露后，在髂嵴打入山茨针，试行纠正前柱的旋转移位；由于存在"青枝骨折"，无法达到复位的目的。使用骨刀，沿骨折线将髂嵴截断，使复位变得容易。前柱复位后，克式针临时固定。应用拉力螺钉，对骨折加压固定。螺钉固定选择骨盆缘和髋臼顶这些骨质致密的位置，并可以使用垫片。最后应用支撑接骨板固定前柱和髂嵴截骨处（图11-6）。

手术要点：髂腹股沟入路手术重点是对第二窗的充分显露。因为从第二窗才可以使髋臼顶的移位得到解剖复位；复位后应用拉力螺钉对骨折加压，加压螺钉要位于髋臼顶或骨盆缘这样骨质致密的部位，方向从前柱到后柱（图11-6），可以应用垫片，达到均匀加压的目的。

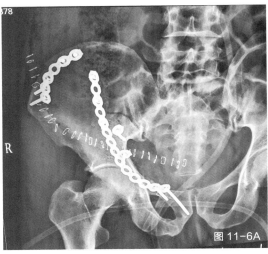
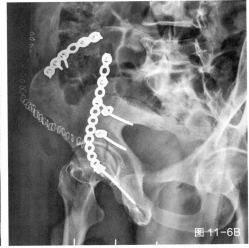

图11-6　A.术后影像，双髋正位片。术后双髋正位片显示接骨板和螺钉的固定位置，加压螺钉位于骨盆缘，接骨板置放于耻骨支和髂嵴。B.术后影像，髂骨斜位片。髂骨斜位片显示在髋臼顶应用加压螺钉，骨折线消失，达到解剖复位

八、预后

应用手术治疗髋臼前柱骨折，不论是髂腹股沟入路还是Stoppa入路，都是关节外入路，不能直视下复位关节，因此，术前CT评估很重要，尤其对于老年人。如果存在髋臼顶的破坏，将会影响预后。另外，髋臼髂腹股沟入路是非常复杂的手术，主要的手术并发症是对入路范围内血管神经的损伤。这些损伤主要是显露骨折时，过度牵拉三个手术窗口所致，临床报告中有股外侧皮神经，甚至股动脉的损伤，还有过度牵拉造成髂腰肌的损伤。预防的方法就是充分松解，内固定接骨板精准塑形。

▌参考文献

1. Kellam JP, Tile M. Surgical techniques. In: Tile M, Burgess A, Helfet DL, et al. Fractures of the pelvis and acetabulum. Baltimore: Williams & Wilkins, 1995: 355-396.

2. Kottmeier SA, Farcy JPC, Baruch HM. The ilioinguinal approach to acetabular fracture management. Op Tech Orthop, 1993, 3(1): 60-70.

3. Cole JD, Bolhofner BR. Acetabular fracture fixation via a modified Stoppa limited intra pelvic approach. Description of operative technique and preliminary treatment results. Clin Orthop Relat Res, 1994, 305: 112-123.

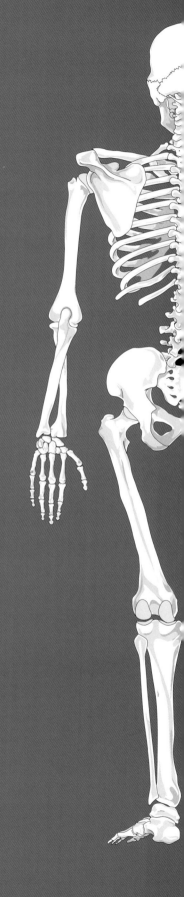

| 第12章 |

髋臼横断骨折的治疗

朱仕文

要点

（1）对于有手术指征的髋臼横断骨折患者，术前的计划是至关重要的，因为不是所有的横断骨折都可以通过一个手术入路完成手术。

（2）横断骨折手术入路选择的参考因素包括：横断骨折线的水平、前后柱骨折的移位程度以及患者伤后的时间。大部分横断骨折可以通过后方的 Kocher–Langenbeck 入路进行手术复位和固定；高位横断骨折可以通过前方髂腹股沟入路或后入路加上大粗隆截骨完成手术。

（3）经后方入路手术中，坐骨神经的保护非常重要。需要在术中始终使患髋保持在伸直位，而膝关节处于屈曲位以放松坐骨神经。

（4）螺钉复位技术对于纠正横断骨折远折端的多方向移位非常有帮助。手术中，判断前柱骨折的复位程度非常关键，可以通过坐骨大切迹，用手指触摸四边体和前柱，感知前柱的复位程度，若有残存的旋转移位，需要重新调整。

（5）骨折复位后，可采用后方 2 枚重建接骨板固定骨折，也可以在此基础上，用 1 枚长螺钉加强固定前柱骨折。

一、损伤机制

横断骨折的损伤机制包括以下几种情况。

（1）沿股骨颈轴线作用于大粗隆的暴力。股骨头撞击在髋臼上的部位取决于股骨外展或旋转的程度，当髋关节处于内旋位（20°~50°）时，可以造成髋臼的横断骨折。在固定的旋转角度时，作用在髋臼上的撞击点取决于髋关节外展或内收的角度：在外展内收中立位时，撞击点位于髋臼顶的内缘，可造成横断骨折；当髋关节处于内收位时，撞击点位于髋臼顶部，容易造成横断骨折；当髋关节处于外展位时，撞击点位于髋臼下方，容易造成低位横断骨折。

（2）沿股骨干轴线作用于屈曲膝关节部位的暴力。当髋关节处于屈曲90°，且处于最大外展位，撞击点位于髋臼的后内侧，可造成横断骨折。

（3）在伸膝状态下作用于足部的暴力。高处垂直坠落，当髋关节处于伸直位、并伴有轻度外展时，常造成横断骨折。

二、骨折形态特点

横断骨折是一条横向的骨折线将髋臼分成上下两个部分，但在两部分中，髋臼的前后柱保持完整并未分离。根据横断骨折线的高低，可以将横断骨折分为臼顶远端型（低位横断）、邻近臼顶型（中位横断）和经臼顶型（高位横断）（图12-1）。在前后位X线片上，髂耻线、髂坐线、前缘、后缘均断

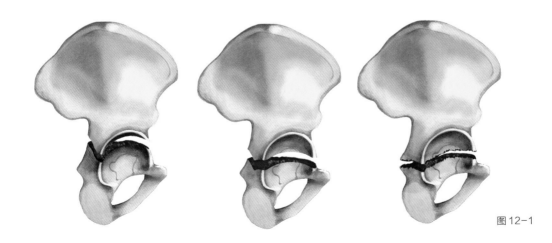

图12-1

图12-1　横断骨折类型：从左至右为经臼顶型、邻近臼顶型、臼顶远端型横断骨折

裂，闭孔环完整。在水平CT图像可显示典型的矢状面骨折线，即从前到后的骨折线（图12-2）。有移位的横断骨折，股骨头往往和远折端一起移位，但也有少数病例，股骨头回复到和臼顶保持正常关系。横断骨折的远折端，一般呈内移，且伴有沿垂直轴和水平轴两个方向的旋转。

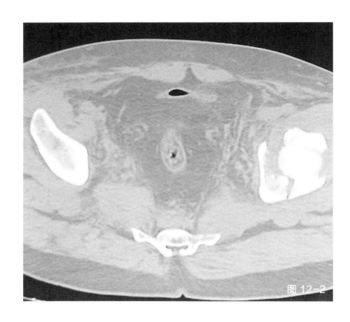

图12-2 水平位CT，显示矢状位从前向后的骨折线，为髋臼横断骨折典型CT表现

三、术前处理

（1）完善影像学资料，分析骨折线部位、走行以及骨折的移位程度。

（2）针对患者特点，设计个性化手术方案。

四、手术入路选择

横断骨折手术入路选择的参考因素主要包括：横断骨折线的水平（高低）、前后柱各自的移位程度以及患者伤后的时间。

（1）经臼顶型骨折，为高位横断骨折。髋臼顶残存的关节面越少，往往通过单一前入路或后入路手术进行复位就越困难；有很多医师建议经联合入路或扩展入路进行手术，也有医师报道经后方入路加大粗隆截骨来增加对骨折的暴露。

（2）对臼顶远端型和邻近臼顶型骨折手术入路的选择，主要是取决于前后两柱的移位程度，后方移位大，可以选择Kocher-Langenbeck入路；而前柱移位大，尤其是前柱的骨折线很高时，则可选择髂腹股沟入路。绝大多数情况下，臼顶远端型和邻近臼顶型骨折可以通过后方入路进行手术。

（3）对于陈旧的横断骨折，最好取扩展的髂股入路或前后联合入路，对前柱和后柱分别进行复位和固定。

五、手术操作技术

1.
经Kocher-Langenbeck入路手术

大部分的横断骨折取后入路进行手术，因为后入路暴露容易，接骨板塑形容易，且厚实的后柱使固定更加牢固。横断骨折取后入路的操作完全同后柱骨折的治疗一样，只是在判断复位时，手指经坐骨大切迹要触摸到骨盆入口缘，以便检查前柱的复位情况。

（1）手术体位。最好采用俯卧位，因侧卧位时，股骨头重力作用会将断裂的后柱向内压迫，使复位产生困难。术前计划进行大粗隆截骨的病例，或者是计划术中要经皮固定前柱的病例，可采取健侧卧位。

（2）手术暴露。详见第6章。

（3）复位骨折。显露骨折后，判断横断骨折远折端的移位方向和程度，远折端多数情况是向内、向近端移位，并伴有旋转移位。骨折复位采用螺钉复位技术：把直径4.5mm皮质骨螺钉拧入到远、近折端，将Jungbluth复位钳（图12-3）与螺钉固定。用复位钳撑开折端，扩大折端间隙，清除折端内的瘢痕和血肿块。此复位钳还可以纠正远折端的内侧移位和前后移位，在一定程度上可以纠正远折端的旋转畸形。在临床实际操作时，远折端常常存在旋转，如果仅靠螺钉复位技术不能纠正其旋转时，可用山茨螺钉或斯氏针拧入坐骨结节（图12-4），以控制旋转而辅助复位。达到满意复位后，将Jungbluth复位钳的螺栓拧紧，并由一名助手维持复位时复位钳的姿势（图12-5）。术中用两枚克氏针临时固定骨折。要注

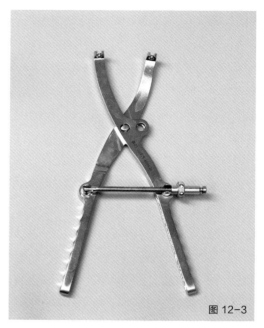

图12-3　Jungbluth复位钳

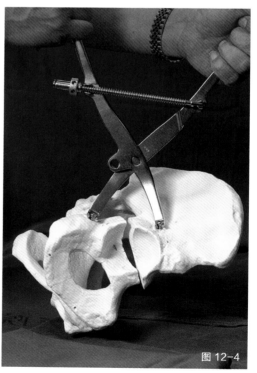

图12-4　通过Jungbluth复位钳复位横断骨折，必要时此复位钳与坐骨结节的山茨针、大粗隆山茨针配合，来完成骨折复位。坐骨结节的山茨针负责调整远折端旋转，而大粗隆山茨针可以将股骨头向外、向远端牵开，辅助复位，也可以通过其观察关节面的复位程度

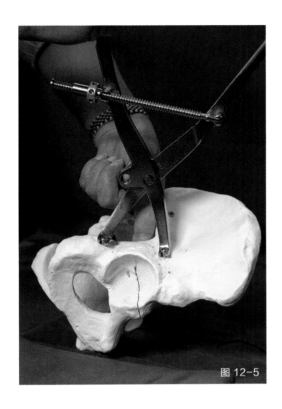

图12-5 横断骨折模型获得复位

意的是，放置用于复位的两枚皮质骨螺钉和临时固定的克氏针时，要避开后柱固定接骨板的位置。可根据后柱表面骨皮质的对位情况或牵开股骨头看关节面的对位来确定复位是否满意，但判断后柱复位最重要的方法是用手指经坐骨大切迹触摸坐骨四边体，这对于判断是否存在旋转移位很重要。

术中在判断后柱的复位情况后，要通过坐骨大切迹触摸前柱的复位情况。术中C形臂透视前后位和两个斜位的影像进一步证实前柱的复位程度。有医师在手术时，采取侧卧位，利用股骨髁上骨牵引，将关节间隙扩大到1cm以上，可以很好地判断前、后柱的复位质量。

（4）固定骨折。术中达到满意复位后，在后方进行接骨板固定。横断骨折的后方固定，通常采取内外两块接骨板。内侧的接骨板可以采用5~6孔重建接骨板。塑形后，远近端各用2~3枚螺钉固定。内侧接骨板的塑形可以有轻度的预弯，螺钉拧紧后可以缩小前柱折端的间隙。另外，还可以通过内侧接骨板，用拉力螺钉固定横向的骨折线。在此接骨板的外侧，再用1块塑形好的7~8孔重建接骨板加强固定骨折。

通常情况下，横断骨折远折端的前后柱是一个整体，后方两块接骨板已经能够满足固定的稳定性，但有些医师还是认为，后方接骨板是偏心固定，不利于前柱的稳定固定，建议经皮，用1枚长螺钉沿前柱的长轴固定前柱骨折。此螺钉的准确置入，依赖于术者的经验。理想的入钉点距髋臼关节面向上3横指，经皮操作，需要X线透视的辅助，透视出口闭孔斜位影像和骨盆的入口位，保证螺钉位置的准确性。不正确的置入操作，有可能发生钻头在髂耻隆起前方穿出而伤及血管的情况。

2.
经髂腹股沟入路复位固定

横断骨折的前柱移位很大或骨折线很高时可选择髂腹股沟入路。术中暴露骨折后，在骨盆入口缘平面复位前柱骨折，用克氏针临时固定。术中判断复位时要触摸坐骨四边体，以确定后柱的复位情况。术中固定时用接骨板固定前柱，尽可能通过前方切口用拉力螺钉将后柱固定。

3.
经联合入路复位固定

高位横断骨折，特别陈旧性横断骨折，通过一个单一的后方或前方入路很难完成手术。术中需要采取漂浮体位，经前后联合入路，进行骨折的复位和固定。

☆ 精华提要

（1）术前影像资料的分析很重要，可以指导手术入路的选择。

（2）术中暴露过程中，坐骨神经的保护非常关键，需要保持伸髋屈膝位。

（3）采取Kocher-Langenbeck入路，复位横断骨折，术中关键是判断前柱的复位程度。在后方通过坐骨大切迹，用手指触摸四边体和前柱的复位非常关键。

（4）手术前，手术器械和内固定物应有充足的准备以防术中出现意想不到的变化。

☆ 陷阱

（1）陈旧性横断骨折术前未做好前后联合入路的准备，术中只对后方术区消毒，术中无法及时加做前方入路，导致复位不良。

（2）术中不注意保护坐骨神经，导致神经损伤，影响功能恢复。

（3）后方入路术中前柱复位不良。

六、典型病例

病例1（图12-6~12-10）

　　女性，30岁，车祸致伤。右髋疼痛、活动受限。入院后经X线平片和CT检查，诊断为右侧髋臼横断骨折。术前分析此患者横断骨折为经臼顶型骨折，且前后柱移位均很明显，但是CT显示后柱存在边缘压缩（图12-7），需要从后方入路来进行复位。术前计划制定好后，在伤后7天，行手术治疗。Kocher-Langenbeck入路，俯卧位，对骨折进行复位和固定。术后复位理想。术后1年复查，骨折愈合，未见股骨头坏死表现，临床功能满意。

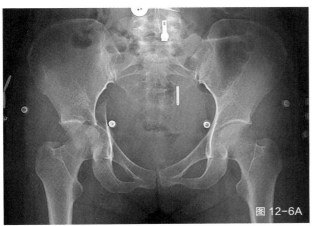

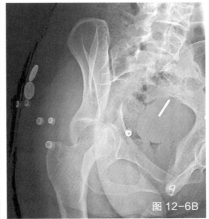

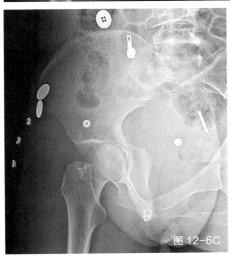

图12-6　术前双髋正位、患髋闭孔斜位、髂骨斜位片,显示前后柱中断而闭孔环完整

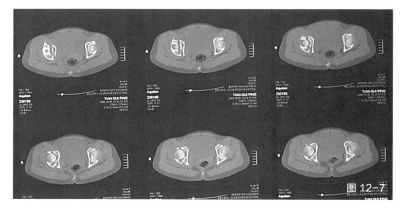

图12-7 水平位CT扫描，
显示典型矢状位
折线

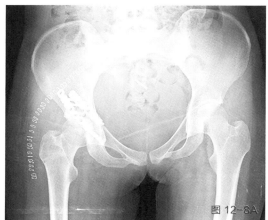

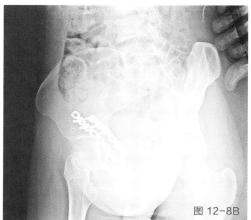

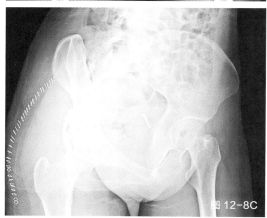

图12-8 术后双髋正位、髂骨斜位、闭孔斜位片，显示
复位满意，后方双接骨板固定

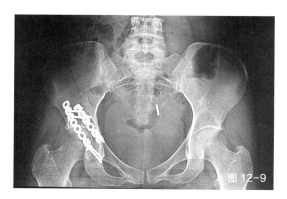

图12-9 术后3个月复查，骨折初步愈合

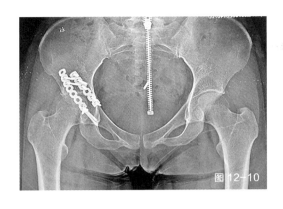

图12-10　术后1年复查，骨折愈合，未见异位骨化形成，未见股骨头坏死表现

病例2（图12-11~12-13）

男性，20岁，车祸致伤。入院诊断为右侧髋臼横断骨折，为邻近臼顶型骨折。右侧耻坐骨支骨折。伤后5天接受手术。因患者后柱移位大，选择后方Kocher-Langenbeck入路。术中行大粗隆矢状面二腹肌滑动截骨，充分暴露臼顶近端及后柱骨折线。对横断骨折用螺钉复位技术复位，在后方用2

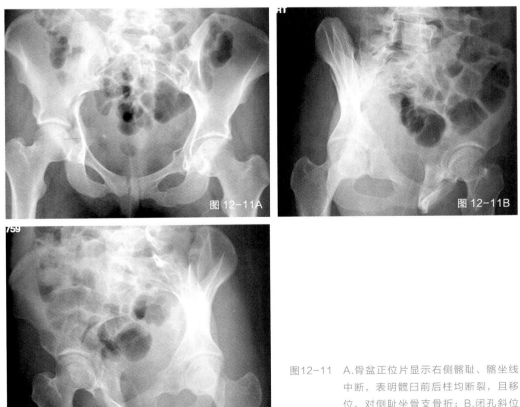

图12-11　A.骨盆正位片显示右侧髂耻、髂坐线中断，表明髋臼前后柱均断裂，且移位，对侧耻坐骨支骨折；B.闭孔斜位片，显示前柱中断；C.髂骨斜位片，提示后柱骨折的移位程度

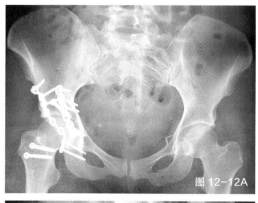

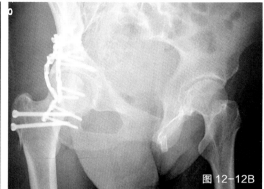

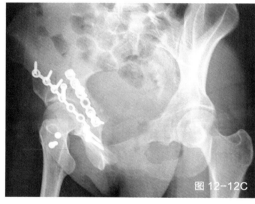

图12-12　A.术后骨盆正位片，前后柱复位好，后方两块接骨板固定，1枚螺钉固定前柱，大粗隆截骨后固定亦满意；B.术后闭孔斜位片，前柱复位好；C.术后髂骨斜位片，后柱解剖复位

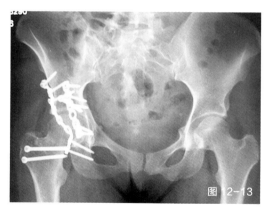

图12-13　术后3个月复查骨盆正位片，前后柱骨折位置得到满意维持，且愈合情况好

块接骨板固定后柱。术中用长螺钉固定前柱。术后X线片见骨折获得解剖复位。术后3个月复查，骨折愈合，患者关节功能好。

病例3（图12-14~12-16）

男性，40岁。因车祸致双髋关节疼痛，活动受限1天，急诊入院。入院阳性体征：双髋压痛，骨盆挤压试验阳性。拍摄骨盆正位、骨盆入口位、骨盆出口位、左侧髂骨斜位、闭孔斜位片，并行CT检查。

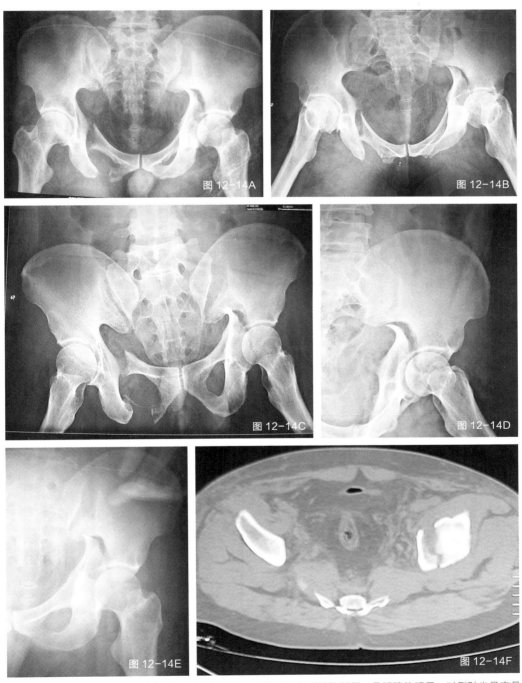

图12-14　A.骨盆正位片，双侧骶髂关节间隙增宽；左侧髋臼前后柱均断裂，骨折移位明显。对侧耻坐骨支骨折。B.骨盆入口位，显示双侧骶髂关节增宽，但无明显后移。C.骨盆出口位片，双侧骶髂关节无明显垂向移位。骶1椎体畸形，显示双侧各5个骶孔。D.左侧髋臼髂骨斜位片，提示后柱明显移位。E.左侧髋臼闭孔斜位片，显示前柱骨折的移位程度。F.术前轴位CT图像，显示典型横断骨折表现

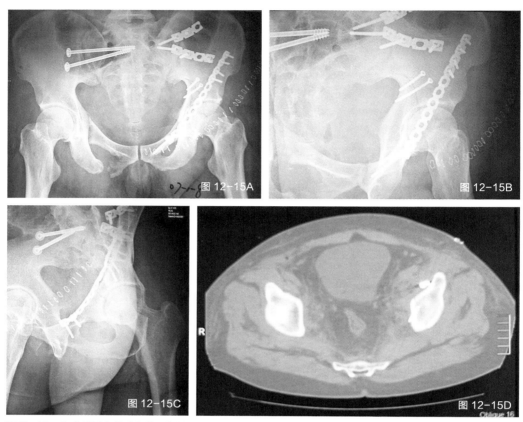

图12-15　A.术后骨盆前后位片，左侧髋臼骨折解剖复位，拉力螺钉及接骨板固定满意。双侧骶髂关节复位好，
　　　　　固定可靠。B.术后左髂骨斜位，显示后柱骨折解剖复位。C.术后闭孔斜位片，前柱骨折获得解剖
　　　　　复位。D.术后轴位CT影像，提示髋臼横断骨折解剖复位

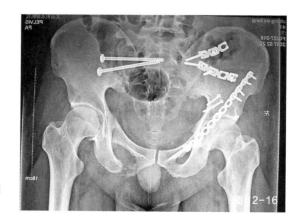

图12-16　术后6周骨盆正位片，显示骨折位置维
　　　　　持满意，骨盆愈合进程好

　　依据临床表现、X线片及CT检查，诊断为：左侧髋臼高位横断骨折，骨
盆骨折（Tile B3型）。骨盆和髋臼骨折均有明显移位，具备手术指征。术前
计划：患者左侧骶髂关节移位明显，右侧骶髂关节移位轻。因此，考虑左侧
髋臼骨折行切开复位，而高位横断且前柱移位明显的骨折，手术入路应该选
择髂腹股沟入路，在此入路的第一窗，可对左侧骶髂关节脱位进行复位和固

定。而右侧骶髂关节可闭合复位，经皮微创骶髂关节螺钉固定。术前发现患者骶椎发育畸形，计划在骶2椎体置入骶髂螺钉。

　　患者采取平卧位，先行左侧髂腹股沟入路，在第一窗对左侧的骶髂关节进行复位，用2块接骨板固定，接着复位横断骨折，先用2枚拉力螺钉固定横断骨折的近端骨折线，再用预弯好的12孔重建接骨板加强固定横断骨折。术中透视，左侧骶髂关节和髋臼复位满意后缝合伤口。导航辅助下，右侧骶髂关节螺钉，经皮置入到骶2椎体内。术后的骨盆正位、髂骨斜位和闭孔斜位片及轴位CT断层扫描，显示髋臼横断骨折解剖复位。图12-8K为术后6周复查的骨盆正位X线片，骨折位置得到满意维持，且有愈合迹象。

▌ 参考文献

1. Letournel E, Judet R. Fracture of the Acetabulum. 2nd ed. New York: Springer-Verlag, 1993.
2. 吴新宝，王满宜，朱仕文，等. 112 例髋臼骨折手术治疗效果分析. 中华创伤杂志，2002, 2:80-84.
3. Tile M, Helfet DL, Kellam JF. Fractures of the Pelvis and Acetabulum. 3rd ed. Lippincott Williams & Wilkins, 2003.

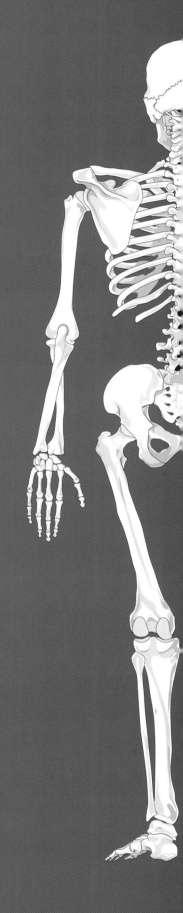

第13章

髋臼横断伴后壁骨折的治疗

朱仕文

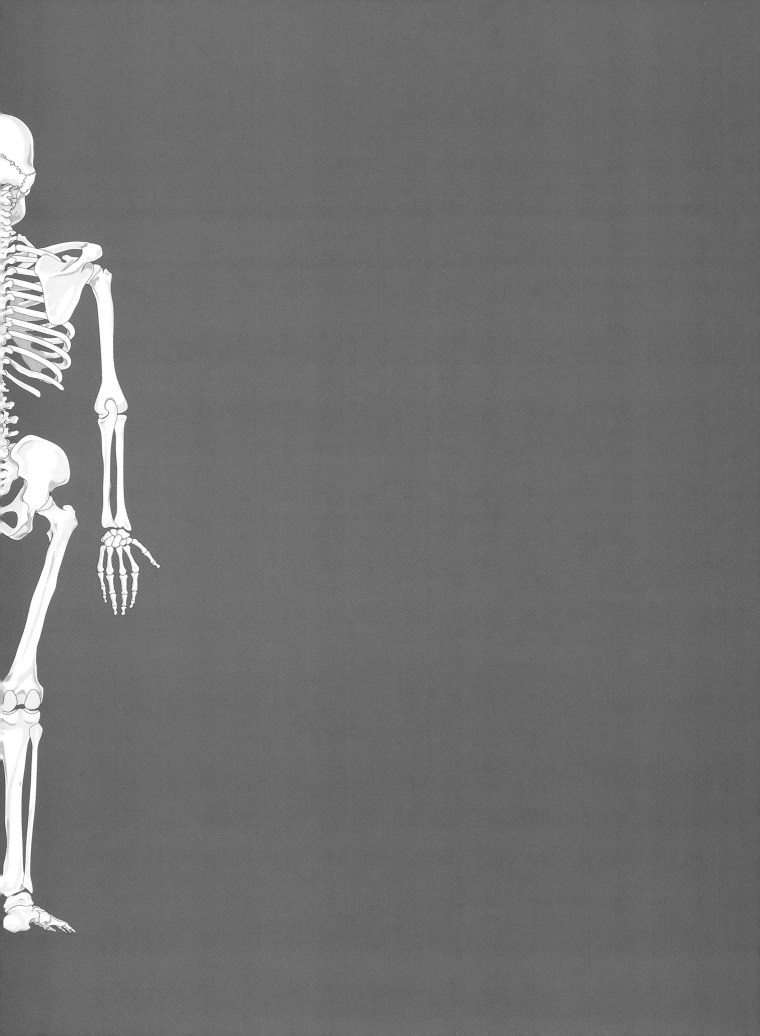

横断伴后壁骨折的发生率约为19%，与后壁骨折、双柱骨折一起，成为发生率最高的三种髋臼骨折类型。

横断伴后壁骨折手术入路选择的参考因素与横断骨折有相同之处，包括：横断骨折线的水平、前后柱的移位程度以及患者伤后的时间。

移位的后壁骨折需要通过后方Kocher-Langenbeck入路进行复位和固定，因此，大部分横断伴后壁骨折可选择后方入路进行治疗；对于高位的横断伴后壁骨折、陈旧的横断伴后壁骨折，最好取扩展的髂股入路或前后联合入路进行复位和固定。

在骨折复位过程中，要先复位横断骨折，骨折复位满意后，先固定横断骨折，再去复位后壁骨折，用拉力螺钉和重建接骨板固定后壁骨折。

横断伴后壁骨折的手术疗效总体优良率在髋臼骨折各个骨折类型中较差。因此，为了提高最终的疗效，强调要使横断骨折尽可能达到解剖复位，这样才能为提高手术疗效提供良好的基础。

一、损伤机制

在伸膝状态下作用于足部的暴力。这种机制常发生在汽车前后撞击后，暴力从踩刹车的足部经伸直的膝关节传导到呈屈曲位的髋部，撞击点位于髋臼的后上部，造成髋臼后壁上部骨折，同时伴有横断骨折。

二、骨折形态特点

横断伴后壁骨折是复合型髋臼骨折。其具有横断的特点，又兼有后壁骨折的表现。前后位X线片上：髂耻线、髂坐线、前缘、后缘均断裂，且后缘不完整，但闭孔环完整；可以见到股骨头呈后脱位或中心性脱位，可以见到后壁骨折块的"帽子征"。闭孔斜位片：可以显示后壁骨块的大小及股骨头脱位，并可显示前柱骨折线及移位，进一步显示闭孔环完整。髂骨斜位片：髂骨翼完整，可显示后柱骨折的部位和移位程度。水平CT图像，可显示典型的矢状面骨折线，即从前到后的骨折线。

三、术前处理

（1）完善影像学资料，分析骨折线部位、走行以及骨折的移位程度。特别是通过CT观察后壁是否存在边缘压缩。

（2）针对患者特点，设计个性化手术方案。

四、手术入路选择

横断伴后壁骨折手术入路选择的参考因素与横断骨折有相同之处，主要包括：横断骨折线的水平（高低）、前后柱各自的移位程度以及患者伤后的时间。

（1）对于高位的横断伴后壁骨折、陈旧的横断伴后壁骨折，最好取扩展的髂股入路或前后联合入路，对前柱和后柱、后壁分别进行复位和固定。

（2）横断伴后壁骨折，因为移位的后壁骨折需要通过后方入路进行复位和固定，因此，大部分横断伴后壁骨折可选择Kocher-Langenbeck入路。

五、手术操作技术

1.
经Kocher-
Langenbeck
入路手术

大部分的横断伴后壁骨折取后入路进行手术。

（1）手术体位。多数情况下采用俯卧位，因侧卧位时，股骨头重力作用会将断裂的后柱向内压迫，给复位造成困难。术前计划进行大粗隆截骨的病例，或者是计划术中要经皮固定前柱的病例，可采取健侧卧位。

（2）手术暴露。详见第 6 章。

（3）复位横断骨折。术中显露骨折后，可以在股骨颈内钻入1枚山茨螺钉（图13-1），这样可以牵开股骨头，将中心性脱位和后脱位的股骨头复位，使股骨头恢复与正常臼顶的关系，并清理关节内异物。首先是复位横断骨折，可以用螺钉复位方法（图13-2）。可将1枚山茨螺钉钻入坐骨结节控制旋转（图13-3）。可根据后柱表面骨皮质的对位情况或牵开后壁骨块看关节面的对位来确定复位是否满意，但判断复位最重要的方法是用手指经坐骨大切迹触摸坐骨四边体（图13-4），这对于判断前柱是否存在旋转移位很重要。

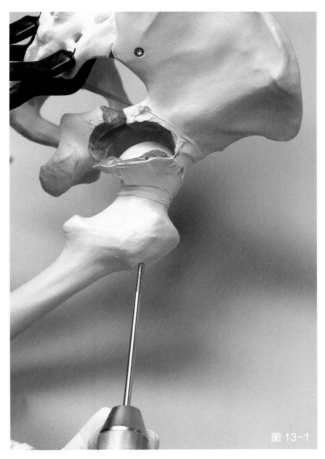

图13-1　横断伴后壁骨折模型，股骨颈内钻入1枚山茨螺钉有助于牵开股骨头

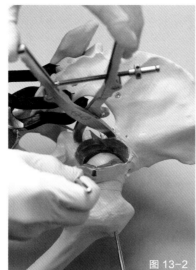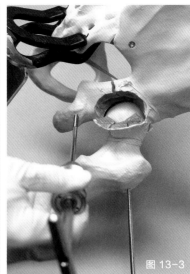

图13-2 横断伴后壁骨折模型，利用
　　　 Jungbluth复位钳采取螺钉
　　　 复位技术复位横断骨折

图13-3 横断伴后壁骨折模型，在坐
　　　 骨结节钻入1枚山茨螺钉有助
　　　 于纠正远折端旋转

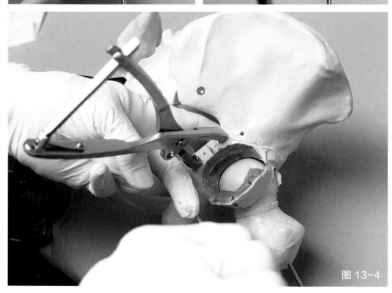

图13-4 横断伴后壁骨折模型，后方
　　　 复位后，用手指通过坐骨大
　　　 切迹判断前柱复位程度

（4）固定横断骨折。术中横断骨折达到满意复位后，可以用1枚拉力螺钉固定横断骨折线，然后在后柱内侧进行接骨板固定。内侧的接骨板可以采用5～6孔重建接骨板。塑形后，远近端各用2～3枚螺钉固定。内侧接骨板的塑形可以有轻度的预弯，螺钉拧紧后可以缩小前柱折端的间隙（图13-5）。

（5）复位固定后壁骨折。术中可以通过透视确认，横断骨折的复位满意后，接下来是后壁骨折的复位和固定。术中要注意后壁是否存在边缘压缩，若存在压缩，需要对压缩的关节面进行复位。后壁复位后，用拉力螺钉固定后壁（图13-6）。再选择1块7~8孔重建接骨板固定横断伴后壁骨折（图13-7）。

术中为了加强固定横断骨折，可经皮操作，在X线透视的辅助，透视出口闭孔斜位影像和骨盆的入口位，用长螺钉固定前柱。

2.
经前后联合入路复位固定

横断骨折的前柱移位很大或骨折线很高时需要加做髂腹股沟入路，这样才能对整个骨折进行复位和固定。特别是陈旧性横断伴后壁骨折，通过一个单一的后方入路很难完成手术。术中需要采取漂浮体位，经前后联合入路，进行骨折的复位和固定。

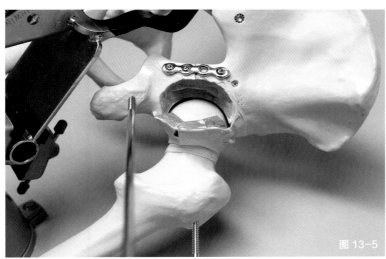

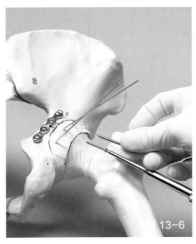

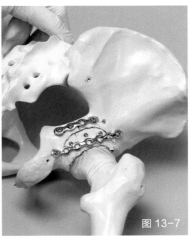

图13-5 横断伴后壁骨折模型，横断骨折复位后，用1枚拉力螺钉及接骨板固定骨折

图13-6 横断伴后壁骨折模型，后壁骨折复位后用克氏针固定，准备用拉力螺钉固定

图13-7 横断伴后壁骨折模型，在后壁拉力螺钉外侧，再用1块中和接骨板加强固定骨折

☆ **精华提要**

（1）术前影像资料的分析很重要，可以指导手术入路的选择，并有助于制定手术方案。

（2）术中暴露过程中，坐骨神经的保护非常关键，需要保持伸髋屈膝位。

（3）采取Kocher-Langenbeck入路，复位横断骨折，术中关键是判断前柱的复位程度。

（4）术中不要游离后壁骨折块，要保持后壁骨折块与关节囊的软组织连接。

☆ **陷阱**

（1）陈旧性骨折术前未做好前后联合入路的准备，术中只对后方术区消毒，术中无法及时加做前方入路，导致复位不良。

（2）术中不注意保护坐骨神经，导致神经损伤，影响功能恢复。

（3）后方入路术中前柱复位不良。

（4）在坐骨大切迹处剥离时，损伤臀上血管，造成术中出血。

六、典型病例

病例1（图13-8~13-13）

男性，41岁。交通事故致伤，右髋疼痛，畸形，活动受限2小时，急诊入院。体检：右下肢短缩内旋畸形，有髋压痛，活动受限。急诊拍X线片（图13-8），并行CT检查（图13-9），诊断为：髋臼骨折（右，横断伴后壁），髋关节后脱位。急诊在硬膜外麻醉下对右髋关节进行闭合复位。再次拍摄骨盆正位片（图13-10），证实脱位已复位。给予右侧股骨髁上骨牵引，收入院。术前，再次行CT检查（图13-11），明确骨折类型和移位程度。术前计划：因患者右髋臼骨折，伴有后壁移位，所以后入路是一定要选择的，而横断骨折为邻近臼顶型，且为新鲜骨折，预计经单一后入路，可对整个骨折进行复位和固定。伤后10天在全麻下行右髋臼骨折切开复位内固定术。手术中通过Kocher-Langenbeck入路暴露骨折，首先用螺钉复位技术对横断骨折复位，用1块接骨板固定；接着复位后壁骨折，后壁骨块较大，用2枚拉力螺钉固定后，再将塑形好的重建接骨板加强固定。术中用1枚长螺钉经皮固定前柱。术后拍片骨折解剖复位（图13-12）。术后10周复查，关节活动恢复好，拍片骨折位置维持满意，愈合情况好（图13-13）。

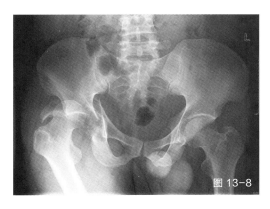

图13-8 伤后骨盆正位片，右侧髋关节脱位，右侧髋臼髂耻线、髂坐线均断裂，闭孔环完整。脱位股骨头外上方可见移位后壁骨块

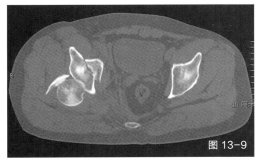

图13-9 伤后CT水平位图像，显示典型横断骨折征象。股骨头后脱位，后壁骨块移位明显

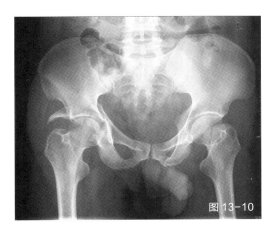

图13-10 骨盆正位片，显示有髋脱位已纠正

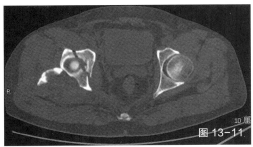

图13-11 髋脱位复位后CT水平位图像，显示移位的后壁骨块

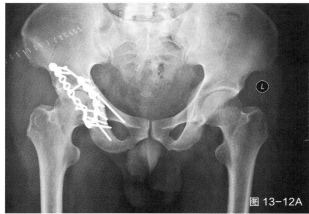

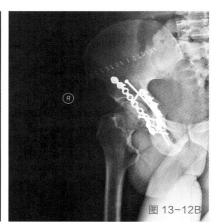

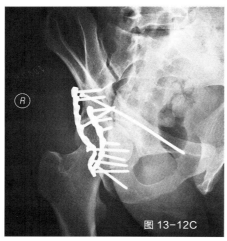

图13-12　A.术后骨盆正位片，显示前后柱均获得解剖复位；B.术后右髋髂骨斜位片，显示后柱解剖复位；C.术后右髋闭孔斜位片，显示前柱解剖复位，固定前柱的长螺钉位置理想

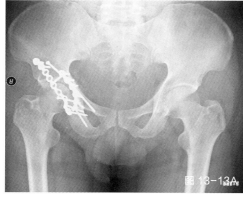

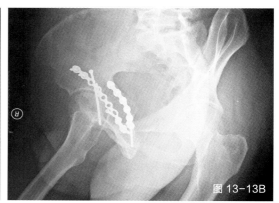

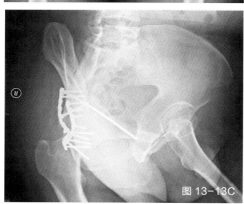

图13-13　A～C.术后10周复查骨盆正位片，显示骨折位置维持满意，骨折愈合情况好

病例2（图13-14～13-18）

男性，55岁。于2009年11月18日，因车祸致伤，伤后双髋疼痛。急诊拍摄双髋正位、右髋闭孔斜位、髂骨斜位片（图13-4），并行CT检查（图13-15）。患者的轴位（图13-15A）CT显示右侧骶髂关节前方增宽，结合双侧耻、坐骨支骨折，患者存在Tile B型骨盆骨折。从X线平片和CT观察，髋臼骨折为横向骨折线把髋臼分成了上下两个部分，虽然右侧坐骨支有骨折，但是横行骨折的远折端，前后柱仍为一个整体，所以这个髋臼骨折的诊断我们仍然考虑为横断伴后壁骨折。轴位CT（图13-15C）显示关节内有游离骨块。伤后9天行手术治疗，采取Kocker-Langenbeck入路，对横断骨折复位后，先用1块接骨板固定。清出关节内游离骨块，后壁粉碎，复位后用两块弹性接骨板及中和接骨板固定。术后（图13-16）X线平片显示复位固定满意。术后8个月

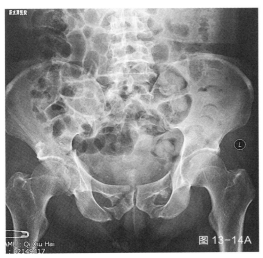

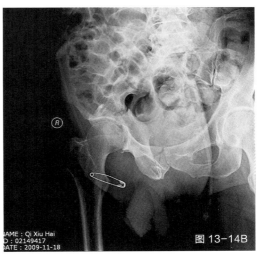

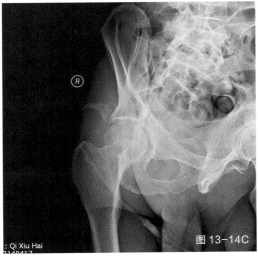

图13-14　患者伤后X线片。A.骨盆正位片示双侧耻坐骨支骨折，髋臼前柱、后柱、前后缘均中断；B.髂骨斜位片示后柱骨折移位；C.闭孔斜位片，可见前柱骨折线及移位的后壁骨折块

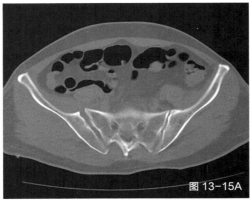

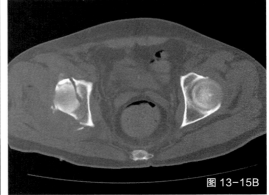

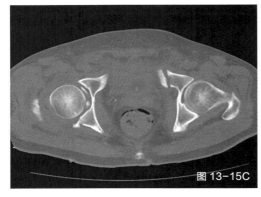

图13-15　患者术前CT。A.轴位CT，显示右侧骶髂关节前方间隙增宽；B.轴位CT显示从前向后的典型矢状位骨折线，说明髋臼为横断骨折；C.轴位CT，示关节内游离骨块

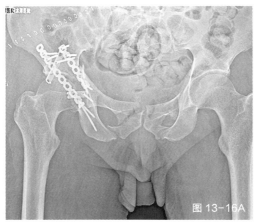

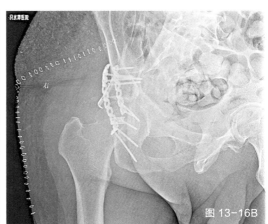

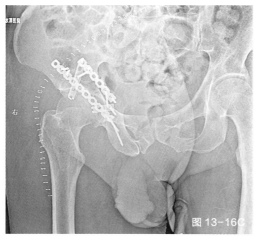

图13-16　患者术后X线片。术后正位（A）、闭孔斜位（B）和髂骨斜位（C）均显示骨折解剖复位

复查，患髋疼痛，活动部分受限。X线片（图13-17）显示右侧股骨头出现坏死，变形。为改善患髋功能，行人工全髋置换术（图13-18）。

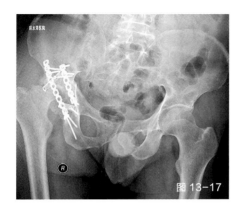

图13-17　术后8个月复查骨盆正位片，显示右侧股骨头变形，关节失去正常对合关系

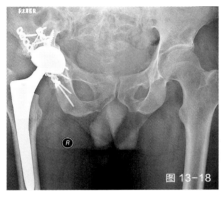

图13-18　右侧全髋关节置换术后双髋正位片，显示人工关节位置满意

病例3（图13-19～13-25）

　　男性，35岁。患者于2001年7月21日，因车祸致全身多处受伤，当即昏迷。在当地医院就诊，急诊行心肺复苏术，经抢救，血压逐步稳定。第2天转至我院。在急诊发现多发损伤，急诊骨盆正位片示双侧髋臼骨折，合并后脱位（图13-19），急诊行双侧髋脱位闭合复位（图13-20）。闭合复位后行髋关节CT检查（图13-21），诊断为双侧髋臼横断伴后壁骨折。患者收入ICU病房，住院期间出现ARDS，积极处理后，于伤后3周，病情逐渐稳定。伤后25天，在全身麻醉下行双侧髋臼骨折切开复位内固定术（图13-22），双侧骨折得到满意复位和固定（图13-23），术后定期随诊，术后5年复查（图13-24，13-25），左髋有轻度创伤性关节炎改变，临床功能评分为优，右侧髋关节有轻度异位骨化，功能为良。

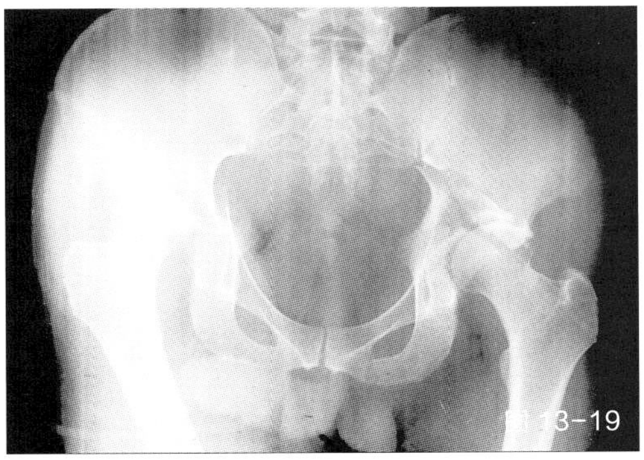

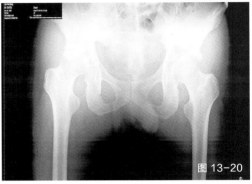

图13-19 伤后骨盆正位片示双侧髋臼骨折，合并后脱位

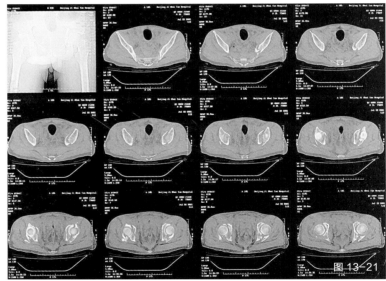

图13-20 急诊闭合复位后骨盆正位片示双侧髋脱位得到纠正

图13-21 术前轴位CT，显示双侧髋臼的矢状位骨折线和后壁骨折块

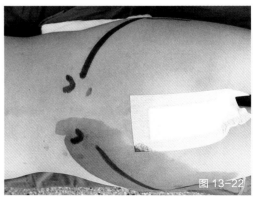

图13-22 术中体位片，双侧切口示意图

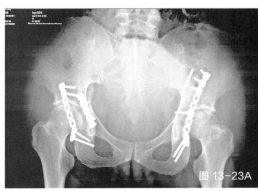

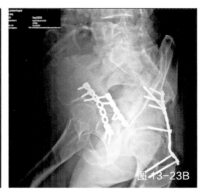

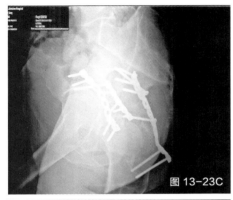

图13-23 患者术后X线片，显示骨折复位固定满意。A.术后双髋正位片；B、C.术后斜位片

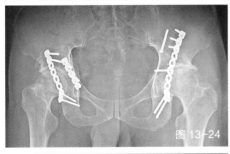

图13-24 术后3年复查双髋正位片，左髋有创伤性关节炎改变，右髋有散在异位骨化影像

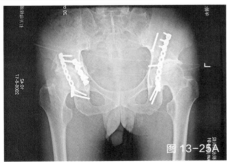

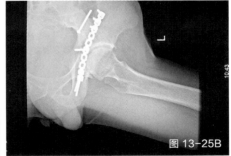

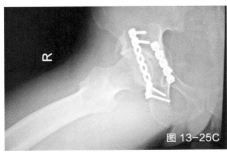

图13-25 患者术后5年复查X线片，双侧股骨头未见坏死征象，左髋有创伤性关节炎改变，右髋有轻度异位骨化。A.双髋正位片；B.左髋侧位片；C.右髋侧位片

▍ 参考文献

1. Letournel E, Judet R. Fracture of the Acetabulum. 2nd ed. New York: Springer-Verlag, 1993.

2. 吴新宝，王满宜，朱仕文，等. 112 例髋臼骨折手术治疗效果分析. 中华创伤杂志, 2002, 2:80-84.

3. Tile M, Helfet DL, Kellam JF. Fractures of the Pelvis and Acetabulum. 3rd ed. Lippincott Williams & Wilkins, 2003.

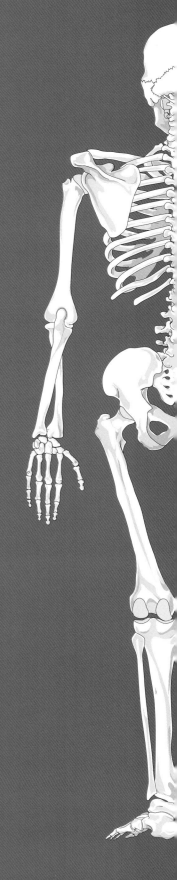

| 第14章 |

髋臼后柱伴后壁
骨折的治疗

李宇能

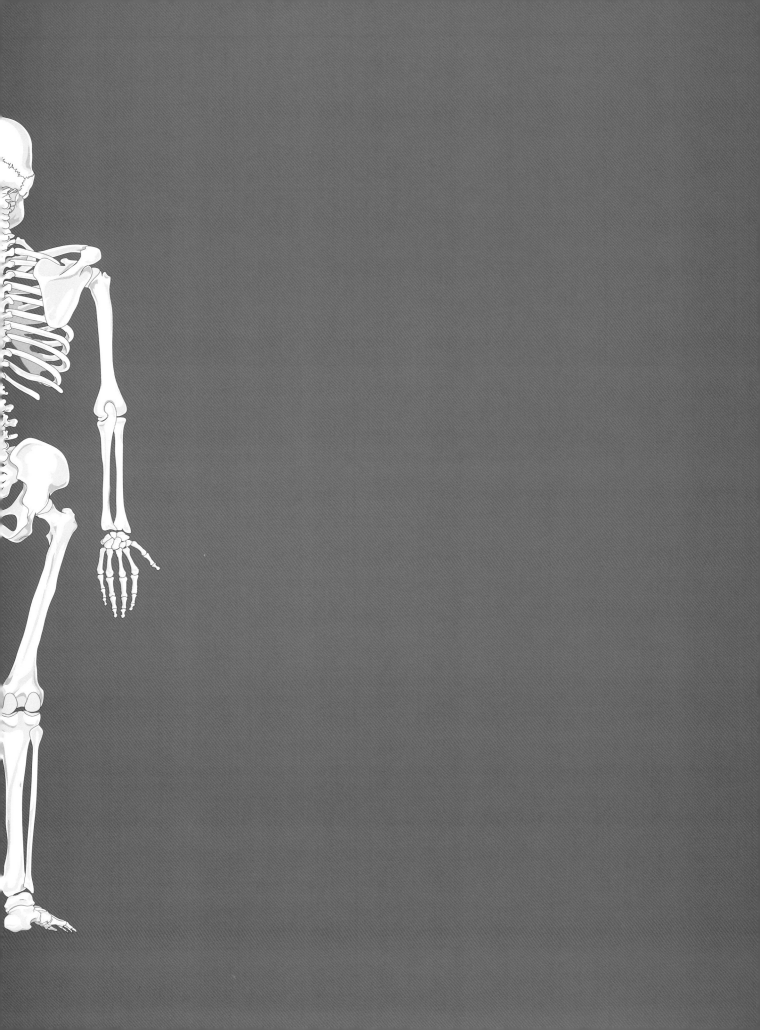

一、损伤机制

后柱伴后壁骨折的发生率低，损伤时，下肢的位置通常较后壁骨折相对外展。而根据具体损伤的暴力大小及方向的不同，后柱伴后壁骨折可以出现后柱骨折与后壁骨折的所有形态的排列组合。

二、骨折形态特点

顾名思义，后柱伴后壁骨折是由两个基本的骨折类型叠加而成的。在形态学上，后壁可能是单一的骨折块，也可能粉碎或者边缘压缩。所合并的后柱骨折，通常移位并不严重，甚至为不全骨折。

1.
后壁的形态

可以表现为单纯后壁骨折的任何类型。骨折位置可以为后壁近端骨折、远端骨折、边缘压缩等。按照粉碎程度可能是单一的骨折块或粉碎的后壁骨折（详见第8章）。后柱伴后壁骨折可以合并髋关节的后脱位，在脱位的位置，后壁的骨折块通常与股骨头相匹配，当股骨头复位后，后壁的移位程度通常较大。

2.
后柱的形态

从外侧面观察，后柱的骨折线通常起始于后壁的骨折处，向近端延伸至坐骨大切迹。从四边体侧观察，典型的后柱骨折线向远端延伸至闭孔环，累及坐骨支。也有极少数患者后柱的骨折线从坐骨大切迹弧形经过部分髋臼顶，向后方延伸至坐骨结节，而不经过闭孔环。

三、诊断

后柱伴后壁的诊断相对简单。其可以涵盖全部的后柱骨折及后壁骨折类型（图14-1）。X线片提示髂坐线中断，闭孔环可以被累及。后壁可见"帽子征"。后壁的位置及影像学表现详见第8章（图14-2）。但此种骨折类型中，通常都以一个基本类型为主（图14-3），如果后壁骨折粉碎、边缘压缩等，后柱可能移位不明显，或干脆无明显移位。如果后柱骨折移位较大，后壁可能相对完整，或者仅为边缘或软骨的一部分损伤。

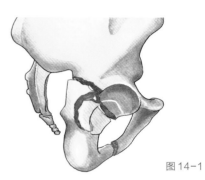

图14-1

图14-1　典型的后柱伴后壁骨折

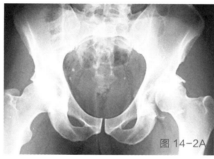

图 14-2A

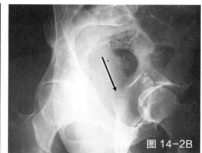

图 14-2B

图14-2　A、B、C分别为典型后柱伴后壁骨折的骨盆正位、髂骨斜位、闭孔斜位X线片

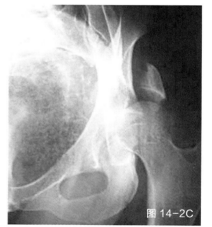

图 14-2C

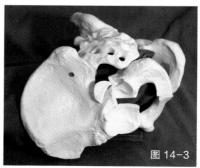

图 14-3

图14-3　典型后柱伴后壁骨折模型

四、术前准备

（1）对于有明显移位或伴有髋关节半脱位的择期手术患者，术前骨牵引很有帮助，牵引应使用较大力量，位置以股骨髁上为佳。

（2）完整的影像学资料（X线平片，Judet位X线片，CT影像及三维重建）。

（3）术前常规进行皮肤的清洁准备。多采用Kocher-Langenbeck入路，提前1~2天刮除会阴部阴毛，反复清洗干净会阴。

（4）应常规进行清洁灌肠，术前留置导尿。

（5）将术中可能使用的器械和内固定物列出清单，检查是否准备齐全并严格消毒。原则上，手术器械和内固定物应有充足的准备，以防术中出现意想不到的变化。

（6）应准备可透视的手术床，术中C形臂。

（7）术前及术中预防性应用抗生素，可以术前口服氨糖美辛预防异位骨化形成。

五、手术入路选择

单纯后柱骨折绝大多数选择Kocher-Langenbeck入路（图14-4）。可以显露髋臼后表面，从坐骨结节到髂骨翼的下部，可用手指伸入坐骨大切迹凭手指感觉复位情况，为"可触而不可视"（图14-5）。如果后壁骨折累及髋臼顶，需要行二腹肌截骨术。

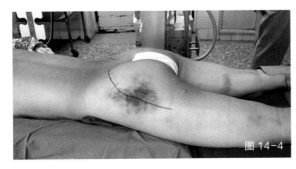 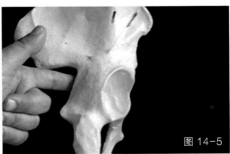

图14-4 患者俯卧位，示Kocher-Langenbeck入路切口

图14-5 从坐骨结节到髂骨翼的下部，可用手指伸入坐骨大切迹的手法显露

六、手术操作技术

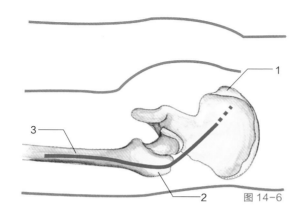

图14-6 手术切口。1—髂后上棘；2—股骨大粗隆；3—股骨干

患者取俯卧位（图14-4），外科操作区域包括半侧骨盆和整个患侧下肢，在整个手术过程中应始终保持膝关节屈曲90°位置。切口起自髂后上棘前方约4cm处，呈外凸的弧形延伸，沿臀大肌、臀中肌间隙，经过大粗隆后缘，于股骨转为纵向下行，分离粗隆部腱膜，并于臀大肌及外旋肌群之间开始显露（图14-6）。扇形的臀肌应自下方分离（图14-7）。臀大肌完全掀起后，深层肌肉平面显露，可见坐骨神经在梨状肌下方自骨盆内穿出。自上而下，臀中肌覆盖于臀小肌、梨状肌、上下孖肌、闭孔内肌之上，最下是股方肌，均可清晰呈现。梨状肌和臀小肌之间可见粗大的臀上动脉穿出。从梨状肌开始切断外旋肌群（图14-8），并将其与坐骨神经（图

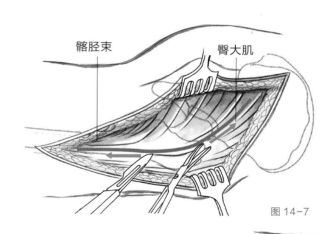

图14-7 自上而下分离臀大肌

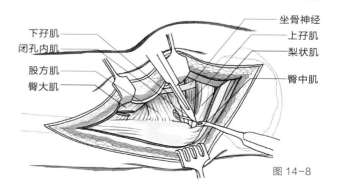

图14-8 从梨状肌开始切断外旋肌群

14-9）一同牵向内侧，将拉钩插入坐骨大、小切迹并牵开即可显露骨性平面。如果髋关节存在后脱位，应当首先使其复位。清理骨折端后，首先复位后柱骨折。所采用的方式通常为螺钉复位技术。在恢复后柱力线以后（图14-10），再处理后壁骨折（图14-11）。在复位的过程中，应当步步为营，后柱的复位是手术成功的基础，在操作时应当同时保护后壁骨块的血运及软组织合页，避免二次损伤。固定后柱的接骨板不要对后壁的固定造成干扰。如果后壁骨折存在压缩，同样使用股骨头作为模板，对其进行复位。

复位技巧：强调首先进行柱的复位（详见第9章），可以借助斯氏针自坐骨结节打入连接把手，辅助把持移位的后柱骨块向主骨复位，复位过程中保持

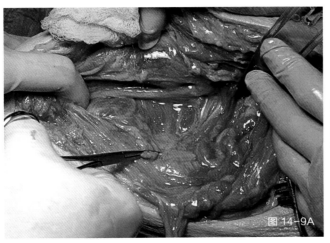

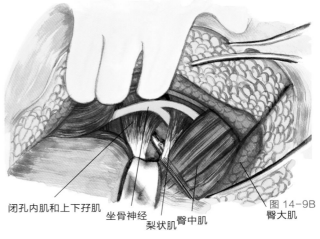

闭孔内肌和上下孖肌　坐骨神经　梨状肌　臀中肌　臀大肌　图 14-9B

图14-9　显露坐骨神经

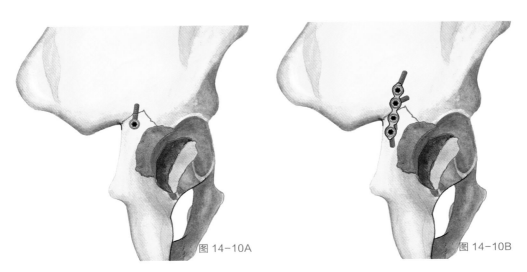

图 14-10A　　　图 14-10B

图14-10　首先复位后柱并固定，作为后壁复位固定的基础

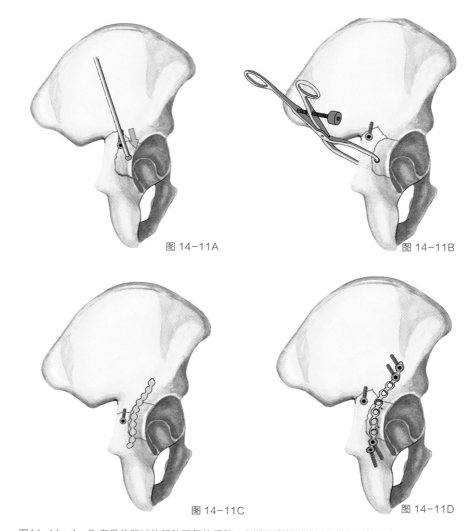

图 14-11A

图 14-11B

图 14-11C

图 14-11D

图14-11　A、B.在骨盆器械的帮助下复位后壁；C.塑形后壁接骨板；D.进行最终固定

图14-12　术中后柱斯氏钉、骨盆T形斯氏针夹钳辅助复位，注意复位过程中下肢保持牵引

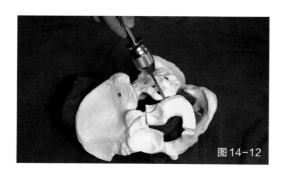

图14-12

下肢持续牵引以纠正骨折的短缩畸形（图14-12）。直视下获得复位后，应用手指触及前柱和四边体以判断后柱骨折的旋转移位是否得到纠正（图14-13）。确定已解剖复位后，应用点式复位钳等维持复位（图14-14），也可应用克氏针进行临时固定（图14-15）。选取接骨板沿后柱边缘进行后柱骨折的固定（图14-16）。后柱复位固定满意后进行后壁的复位（详见第8章）。再次强调对于较大的后壁骨块，尽量使用至少2枚拉力螺钉进行固定（图14-17）。最后获得完整的后柱加后壁的骨折复位和固定（图14-18）。

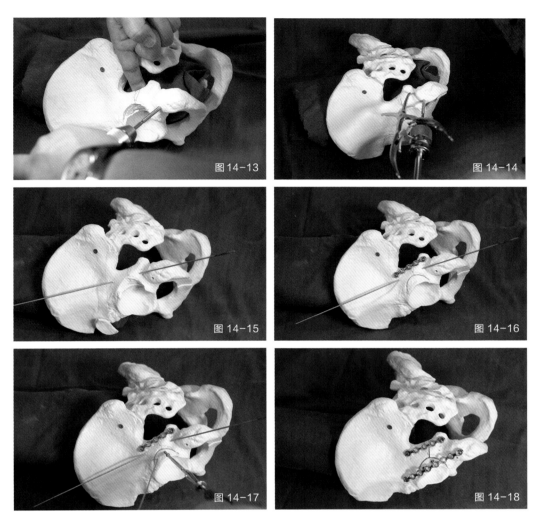

图14-13　复位过程中，手指可以触及后柱前缘骨折线，用以判断复位效果

图14-14　骨盆点式复位钳维持后柱复位

图14-15　术中克氏针临时维持后柱复位

图14-16　合适长度塑形重建接骨板，远近端螺钉固定后柱骨折

图14-17　使用至少2枚螺钉固定后壁骨块

图14-18　合适长度重建接骨板塑形后保护固定后壁骨块

七、典型病例

男性，56岁，车祸伤致右髋疼痛肿胀、活动受限。X线检查提示右侧髋臼后柱伴后壁骨折。CT提示后壁骨折较为粉碎，后柱轻度移位。完善术前准备后，俯卧位，经Kocher-Langenbeck入路，使用弹簧接骨板对后壁进行固定（图14-19~14-22）。

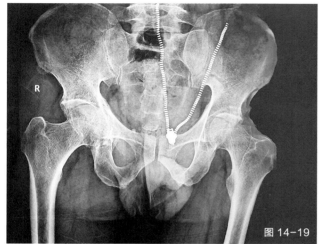

图14-19 患者伤后骨盆正位X线片

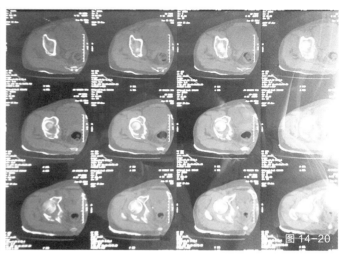

图14-20 患者伤后CT

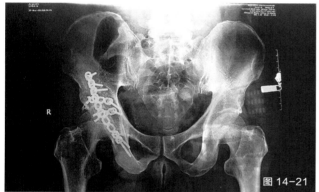

图14-21 患者术后X线片

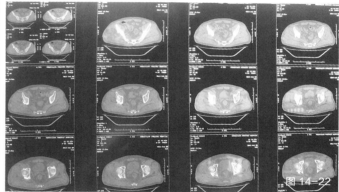

图14-22 患者术后CT

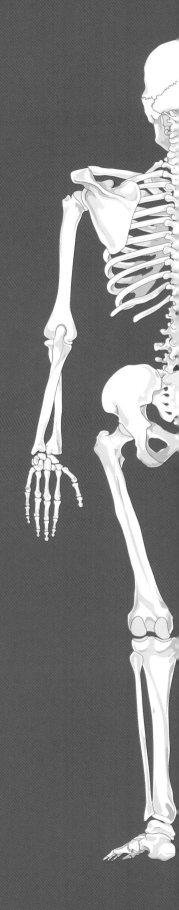

| 第15章 |

髋臼T形骨折的治疗

曹奇勇

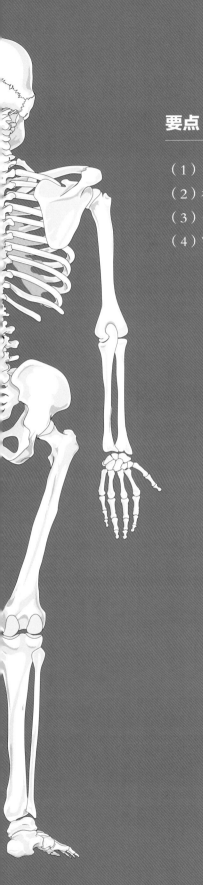

要点

（1）明确 T 形骨折远端为前后两独立骨折块。

（2）根据骨折面位置、移位程度、术者经验选择手术入路。

（3）一侧复位不全可导致对侧柱复位不良。

（4）T 形骨折复位满意率及预后较差。

　　T 形骨折发生率为7%～9%，因其前后柱完全分离移位，复位固定较困难，临床结果满意率仅为约71%，本章介绍了手术入路选择思路，并通过病例说明复位要点及各种固定方式及技术。

一、损伤机制

　　T形骨折多为高能量致伤，类似横行骨折，髋关节处于中立或外展位时受侧方暴力所致，因此，容易发生股骨头中心性移位，屈髋角度越小，则骨折线位置越高，越容易涉及髋臼负重区即髋臼顶部。

二、骨折形态特点

　　T形骨折，顾名思义即髋臼关节面有两条独立的骨折线相交成T形，横向骨折线将髋臼分成远近两部分，纵向骨折线再将远端分成前后两部分，两条骨折线可形成各种夹角。一般情况下X线平片及CT均有典型表现（图15-1），但有时纵向骨

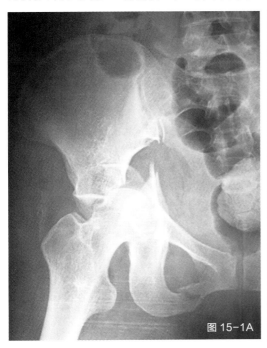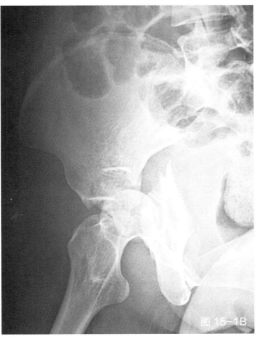

图 15-1A　　　　　　　　　　　　　　　　图 15-1B

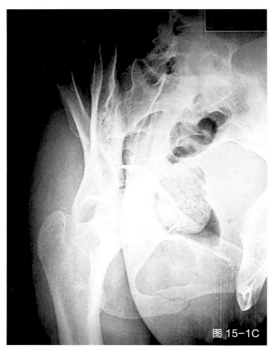
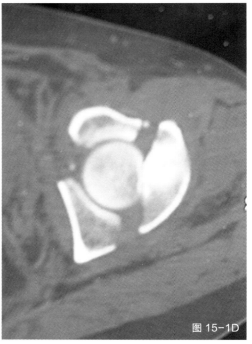

图 15-1 T形骨折典型放射学表现。A.髋关节正位，髂骨翼完整，髂耻线、髂坐线同一平面断裂，骨折线内上斜向外下，闭孔环断裂，股骨头中心移位，股骨头有压缩；B.髂骨斜位，髂骨翼完整，后柱骨折内移，骨折线内上斜向外下；C.闭孔斜位，耻骨下支断裂，闭孔环不完整，髂骨翼完整，前柱内移，骨折线内上斜向外下；D.CT明确髋臼有两近呈直角骨折线，纵向骨折线经髋臼顶部将髋臼分成内外两部分，横向骨折线将骨折远端又分成前后两部分

折线可经髋臼后角纵劈坐骨结节（图15-2），需与横断伴后壁骨折鉴别，由于暴力大小及方向的不同，少部分T形骨折还可能伴有后壁骨折，与横行骨折类似，T形骨折常表现为向心性移位及合并有股骨头磨损或髋臼顶部压缩（图15-3）。

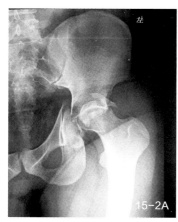
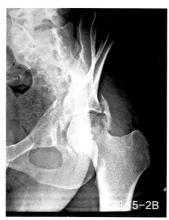
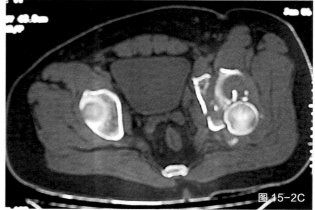

图 15-2 不典型T形骨折。A.髂关节正位，显示髂耻线、髂坐线同一平面断裂，髂骨翼完整，闭孔环完整，后壁骨折移位，提示为横形伴后壁骨折；B.闭孔斜位，显示闭孔完整，但纵向骨折线经闭孔环外侧的坐骨结节；C.CT明确顶旁纵向骨折线将髋臼分为内外两部分，内侧尚有一横向骨折线将前后柱分离，为典型T形骨折

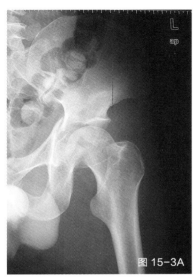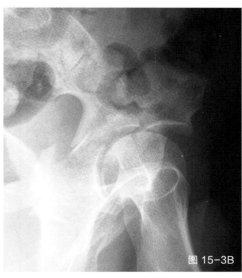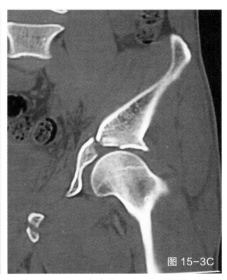

图15-3　T形骨折合并顶部压缩。A.髋关节正位，显示髂骨翼完整，髂耻线、髂坐线均断裂，耻骨支骨折，股骨头内移，髋臼顶内侧有明显压缩致密影（箭头）；B.髂骨斜位，显示后柱骨折移位，髋臼顶部有压缩游离骨折块（箭头）；C.冠状面CT清晰显示负重区关节面压缩骨折

三、复位要点

　　T形髋臼骨折手术入路的选择与复位技术，与横行骨折相似，根据前后柱的移位程度及横向骨折线的高低，从而做出选择，若后柱移位显著，则倾向首选后方Kocher-Langenbeck入路，前柱经坐骨大切迹钳夹复位并螺钉固定（图15-4），若横向骨折线为高位经顶部，尤其位于坐骨大切迹近侧，则倾向于首选前方髂腹股沟入路，后柱经中间窗钳夹复位并经外侧窗或中间窗螺钉固定（图15-5）。同时对于首选入路的确定，术者自身的经验也非常重要，我们并不认可存在唯一标准选择。必须明确的是，T形骨折因远端前后柱经闭孔环完全分离，不仅依靠一侧柱的满意复位来间接复位对侧柱困难（图15-6），同时因每一柱至少存在两条骨折线（横向骨折线及闭孔环断裂的纵向骨折线），经单一入路钳夹对侧柱时因丧失稳定支点也容易发生至少一处骨折线的旋转移位，这两点与横行骨折有明显区别。同时若一侧为非解剖复位并首先固定后，因复位不全的纵向骨折线的阻挡，会影响对侧柱的复位（图15-7）。因此，T形骨折可以说是最难获得满意复位的一类髋臼骨折，Letournel组T形骨折解剖复位成功率仅为2/3，因此，对于T形髋臼骨折手术入路的选择，必须考虑到不能复位对侧柱可能，随时做好联合入路准备，Letournel对于高位经髋臼顶部骨折，则推荐扩展的髂股入路。

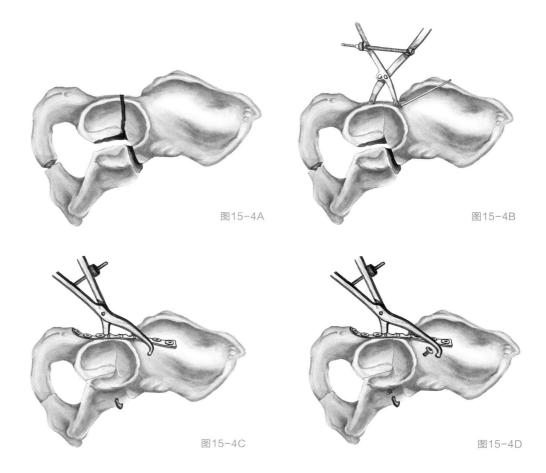

图15-4A 图15-4B

图15-4C 图15-4D

图15-4 T形骨折经Kocher-Langenbeck入路复位固定前柱。A.典型T形髋臼骨折，前后柱均明显移位；B.经螺钉复位后柱克氏针临时固定；C.后柱接骨板固定后，经坐骨大孔钳夹复位前柱，可手指判断复位；D.经髋臼顶螺钉固定前柱

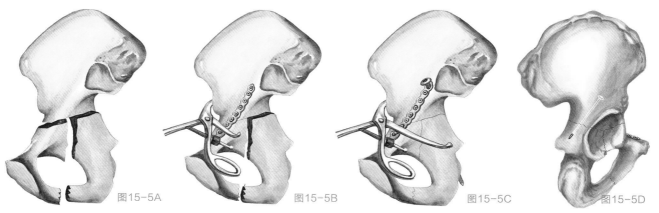

图15-5A 图15-5B 图15-5C 图15-5D

图15-5 T形骨折经髂腹股沟入路复位固定后柱。A.典型经顶型T形髋臼骨折，横向骨折线高位，前后柱均明显移位；B.经髂前下棘及中间窗钳夹复位前柱，1枚长接骨板跨髋臼前壁固定；C.后柱经中间窗钳夹四边体复位，经外侧窗沿四边体方向长螺钉固定后柱；D.后柱固定螺钉远端

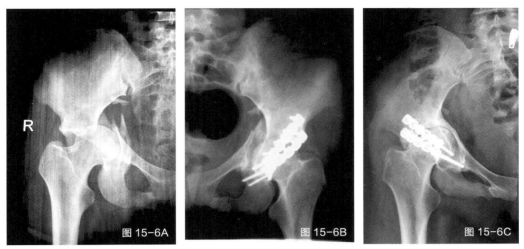

图15-6　T形单一Kocher-Langenbeck入路复位不良；A.髋关节正位显示经顶T形骨折，前后柱均明显移
　　　　位；B.单一后路术后前后柱复位固定满意，髂坐线连续，但未能复位固定前柱，髂耻线仍明显移位，股
　　　　骨头内移；C.随访显示骨折畸形愈合，股骨头中心性移位，严重创伤性关节炎

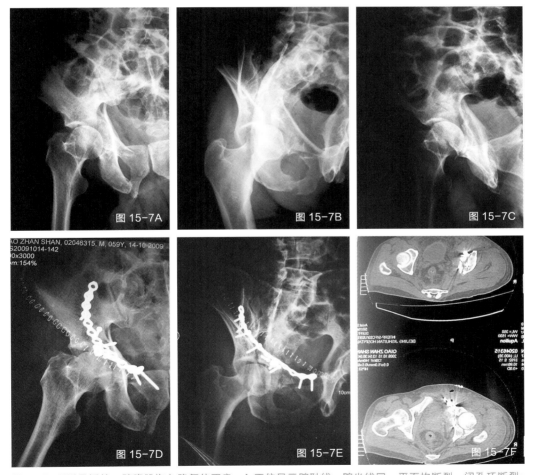

图15-7　T形骨折单一髂腹股沟入路复位不良。A.正位显示髂耻线、髂坐线同一平面均断裂，闭孔环断裂；
　　　　B.闭孔斜位清晰显示前柱经顶部骨折，耻骨上下支骨折；C.髂骨斜位显示髂骨翼完整，后柱高位骨折
　　　　移位；D.单一前方髂腹股沟入路术后正位，后柱经中间窗有螺钉固定四边体，但髂坐线不连续，头臼
　　　　匹配不满意，股骨头有内移；E.术后闭孔斜位，前柱关节面无台阶，但轻分离，股骨头有内移；F.术
　　　　后CT明确关节面分离明显

四、固定要点

再次强调，对于T形骨折，因一侧柱的复位不良常会影响对侧柱的复位，因此，不管选择哪种入路，一侧柱最终固定前必须术中透视确认对侧柱的复位情况，从而决定是否需要再次复位或前后同时切开复位（图15-8）。

若通过单一入路复位成功，T形骨折因前后柱完全分离，为保证早期活动不发生再移位，理论上对侧柱也必须固定，这一点与单纯横行骨折不同。从前向后螺钉固定及从后向前螺钉固定操作技术与治疗横行骨折类似（图15-9 ~ 15-12），但有时当对侧骨折线位置较低，或透视不满意时，为避免螺钉经四边体进入关节，则应选择联合入路切开固定（图15-13）。

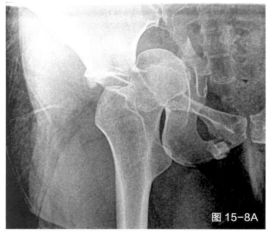
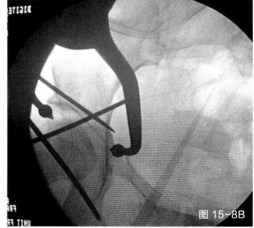
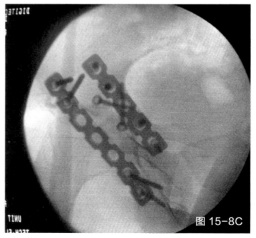

图15-8 T形骨折单一后路复位固定。A.T形骨折，后柱移位明显；B.Kocher-Langenbeck入路，复位后柱后克氏针临时固定，经坐骨大切迹钳夹复位前柱，透视位置满意；C.术中透视，后柱2枚接骨板固定，前柱经接骨板外2枚螺钉固定

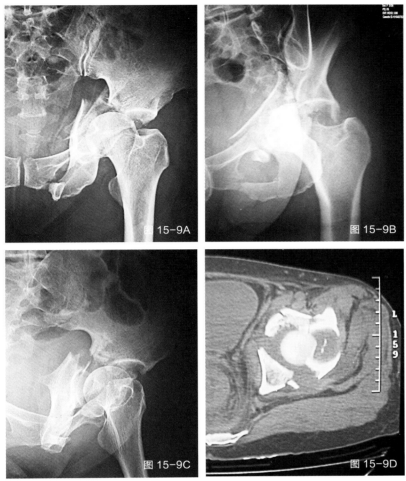

图15-9　T形骨折经单一髂腹股沟入路前后固定术前影像。A.正位显示髂耻线、髂坐线顶旁断裂，闭孔环断裂；B.闭孔斜位显示前柱移位明显，且有两条骨折线；C.髂骨斜位显示髂骨翼完整，后柱移位较前柱轻；D.CT清晰显示有纵向及横向两条骨折线，且前柱粉碎

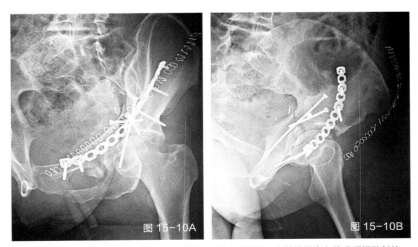

图15-10　T形骨折经单一髂腹股沟入路前后固定术后影像。A.髂腹股沟入路术后闭孔斜位，前柱复位满意，股骨头可见压缩骨折；B.术后髂骨斜位片显示后柱复位满意，有2枚长螺钉经外侧窗固定，螺钉未涉及关节

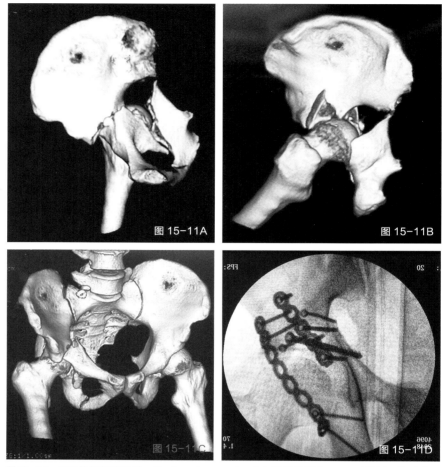

图15-11 T形伴后壁骨折单一Kocher-Langenbeck入路复位固定。A.T形骨折三维重建，经顶部骨折，纵向骨折线偏后，后柱移位明显；B.后柱移位明显，且合并明显移位后壁骨折；C.耻骨下支骨折，前柱移位较轻；D.T形骨折术中透视，单一后路复位固定，后柱及后壁2枚接骨板固定，前柱3枚螺钉经接骨板外固定

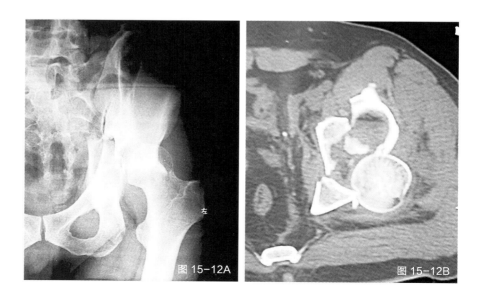

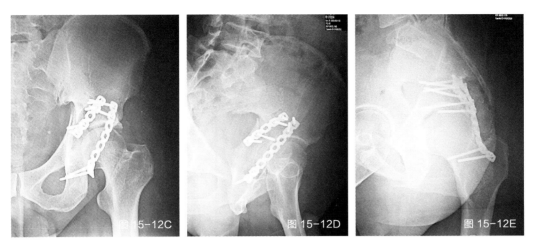

图15-12　T形骨折单一后路复位固定。A.正位显示顶旁横向骨折线，闭孔环未见明显断裂；B.CT明确除纵向骨折线外，远端尚有一横向骨折线将前后柱分离，为典型T形骨折；C.单一Kocher-Langenbeck入路术后正位，骨折复位满意，后柱2枚接骨板固定，其中内侧接骨板远端螺钉同时固定前柱；D.术后髂骨斜位，显示后柱关节面复位满意；E.术后闭孔斜位，显示前柱复位满意，有1枚长螺钉经后方接骨板固定

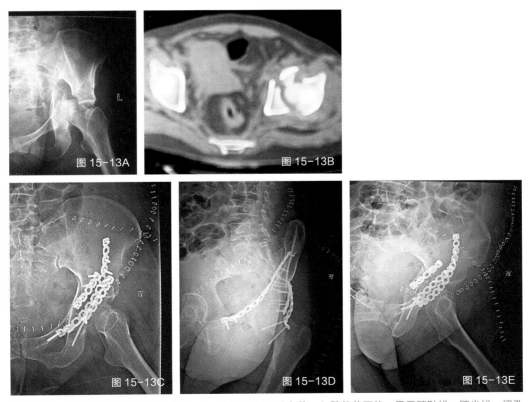

图15-13　T形骨折经髂腹股沟联合Kocher-Langenbeck入路。A.髋关节正位，显示髂耻线、髂坐线、闭孔环均断裂，髂骨翼完整，股骨头中心移位伴压缩，后柱移位明显；B.CT明确纵横两条骨折线经髋臼顶相交；C.前后联合入路术后正位，关节面复位满意；D.前后联合入路术后闭孔斜位，前柱复位满意；E.前后联合入路术后髂骨斜位，后柱关节面复位满意

▋ 参考文献

1. Letournel E, Judet R. Fractures of the acetabulum. 2nd ed. New York: Springer-Verlag，1993.

2. Matta JM. Operative treatment of acetabular fractures through the ilioinguinal approach. Clin Orthop Relat Res, 1994, 305:10-19.

3. Giannoudis PV, Grotz MRW, Dinopoulos H. Operative treatment of displaced fractures of the acetabulum. J Bone Joint Surg, 2005, 87-B：2-9.

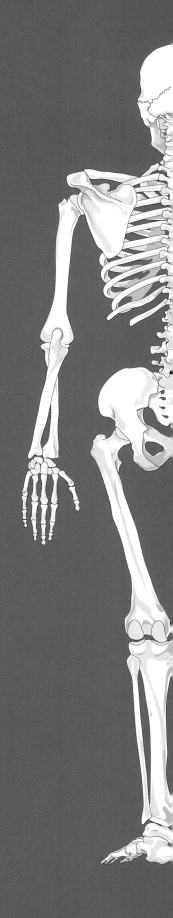

| 第16章 |

髋臼前方伴后方半横行骨折的治疗

赵春鹏

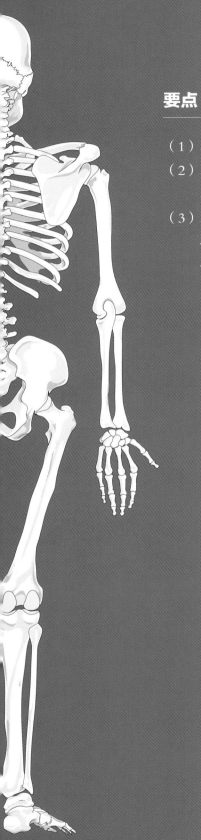

要点

（1）术前影像资料的分析很重要，注意有无海鸥翼征。

（2）术中暴露过程中，髂腰肌的松弛有利于复位固定操作，术中需要保持屈髋并对髂前上下棘做充分松解。

（3）术中关键是要尽可能解剖复位前柱，使得复位后柱骨折时有相对准确的复位标志。同时，复位后柱时通过髂窝窗和第二窗用手指触摸四边体对后柱的复位非常关键。

前方伴后方半横行骨折发病率较低，占髋臼骨折的7%左右。由于髋臼前后柱均有骨折，而且前方骨折线为多个，骨折的复位和治疗具有一定难度。本章主要介绍此类骨折特点和手术治疗要点。

一、损伤机制

前方伴后方半横行骨折好发于老年患者，与其他复杂髋臼骨折如T形、双柱骨折等类型骨折比较，其损伤暴力要小很多。髋关节处于中立位时股骨头撞击髋臼顶部，因损伤暴力不大，没有造成典型的双柱骨折的表现。

二、骨折形态特点

前方伴后方半横行骨折的解剖学特点为髋臼前柱有2个或2个以上骨折线，根据前柱骨折线高低，可以将骨折分成高、中、低3个类型；有时前方骨折表现为髋臼前壁的骨折。骨折后股骨头一般伴随前柱骨折块向前方脱位或半脱位。后柱表现为一横行骨折线通过髋臼关节面，由于股骨头对后柱的挤压暴力较小，后柱骨折往往没有移位或移位不大。此外，因为老年患者经常伴有骨质疏松，在股骨头的暴力冲击之下容易形成前方髋臼关节面的压缩骨折（图16-1），在临床影像学上形成"海鸥翼征"。

部分横断或T形骨折可以从CT上发现前柱高位骨折线存在，但因没有延

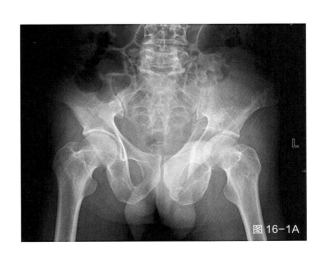

图16-1A

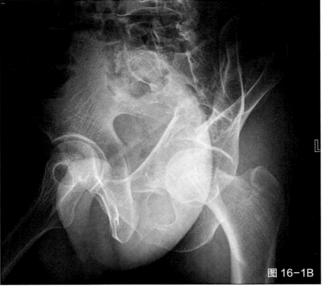
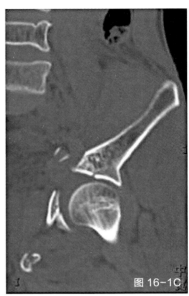

图16-1　A、B. X线片可见髋臼顶关节面压缩骨折，呈海鸥翅膀状，称为"海鸥翼征"；C. CT显示髋臼顶压缩骨折，即表现为"海鸥翼征"

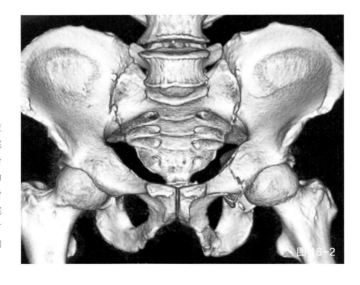

图16-2　髋臼前柱高位骨折线没有完全延续到髂骨翼，手术中为复位髋臼顶骨块需要制造完整骨折线，才能完成骨折的复位

伸到髂骨边缘，形成一个不全的前柱骨折线（图16-2），但由于髋臼顶关节面有明显移位，股骨头随前柱骨折移位造成头臼不匹配，需要在手术治疗过程中对前方高位骨折线做截骨使得高位骨折线完全，前柱骨折块可以移动才能复位前柱骨折，所以，也可以把此类骨折归入前方伴后方半横行骨折。

三、术前准备

（1）完善影像学资料，分析骨折线位置、方向以及骨折的移位程度。

（2）老年患者居多，应仔细完善术前全身检查，调整患者一般状态，制定完善的手术计划。

四、手术入路选择

骨折的特点是手术入路选择的最主要根据，前方伴后方半横行骨折的特点是前柱有多个骨折线，而且股骨头伴随前柱骨折块向前方移位。后柱骨折一般移位不大。因此，新鲜前方伴后方半横行骨折手术入路应该选择髂腹股沟入路。对于后柱移位骨折可以经前方入路对后柱进行复位并使用螺钉固定后柱骨折。

五、手术操作技术

前方伴后方半横行骨折手术操作技术与双柱骨折采用单一前方手术入路治疗十分相似，可以相互借鉴。

1.
体位

髂腹股沟入路需要患者取仰卧位，患侧臀部可以使用体位垫轻度垫高，便于消毒。

2.
手术暴露

使用髂腹股沟入路并完成前方3个窗口的彻底显露（具体操作技巧及要点详见第6章），因为前方伴后方半横行骨折的前柱骨折相对复杂，第二窗和髂窝窗远端的显露十分重要，为使暴露更加充分，要尽量保证髂腰肌的松弛，为此可以切断髂前上下棘的肌肉附丽，便于将髂腰肌向内外牵拉。并且术中麻醉要能够保证足够的肌松，使患肢保持屈髋体位，都可以使得手术暴露更充分。

3.
骨折复位、固定技术

骨折暴露完成后，就要实施骨折的复位。复位之前要对移位骨折块周围的软组织进行充分的松解，清理干净骨折端的瘢痕血肿等阻碍骨折复位的组织。由于此类骨折的移位特点是股骨头连同前柱骨折，即髋臼顶前侧部分骨块向前上方的移位，同时伴有骨折的旋转移位，因此，复位前柱骨折十分重要。针对骨折的移位特点，复位时要同时纠正骨折块的多个方向的移位，具体方法如下。①肢体牵引。要保证牵引时存在头侧的对抗，保证牵引力量足够，达到股骨头的复位。②髂骨翼骨折可以使用点式复位钳钳夹复位。③使用顶棒经头侧向远端推送前柱骨折块，观察骨折与近端主骨的位置是否达到解剖复位。④使用持骨器钳夹髂骨翼丰厚部位，控制前柱骨折块旋转移位，保证骨折不同位置复位标志均达到近似解剖复位。⑤使用骨膜剥离器或宽骨刀经前柱骨折块与主骨之间进行撬拨（图16-3），使用此方法时应注意选择靠近真骨盆缘位置，此处骨质相对厚实坚硬，不易发生骨折块劈裂，同时其他复位方法同时使用可以降低撬拨位置的应力过于集中。通常需要多个复位手段的联合使用，才能使得前柱骨折得到满意复位，此时需要对前柱骨折进行克氏针临时固定，并预弯接骨板固定骨折。

前柱骨折可以分为两种固定方式：①如果后柱骨折没有移位或移位不大，克氏针临时固定骨折稳定，可以在固定髂骨翼骨折之后使用位于真骨盆缘的弧形接骨板直接固定前柱所有骨折线（图16-4）；②在后柱骨折移位大，需要进一步复位的情况下，同时固定所有前柱骨折会造成后柱骨折无法复位。因此，我们可以先预弯一块接骨板固定在骶髂关节外侧髂骨缘和髂前下棘之间，利用接骨板中间部分挤压住髋臼顶骨块向近端移位，维持髋关节前方的头臼关系（图16-5）。之后在复位固定后柱骨折之后，预弯另一块接骨板在耻骨联合和髂前上棘之间固定前柱低位骨折（图16-6）。前柱骨折线位于髂骨翼的高位骨折，此部位易于复位，一般使用点式复位钳复位，1枚拉力螺钉固定或使用接骨板固定。

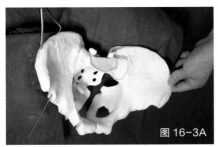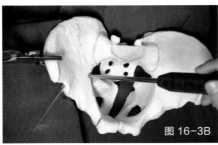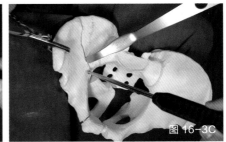

图16-3　A. 使用大巾钳复位高位前柱骨折；B. 使用顶棒和小复位钳复位高位前柱骨折；C. 联合使用骨撬（骨刀）、顶棒、小复位钳复位高位前柱骨折

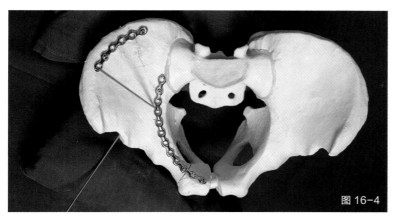

图16-4　将接骨板预弯后置于真骨盆缘固定前方骨折块

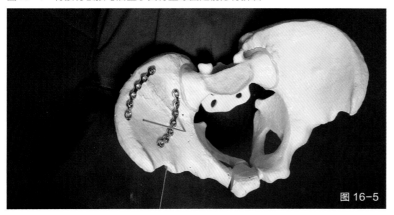

图16-5　将接骨板预弯，置于骶髂关节前方至髂前下棘之间固定高位前柱骨折

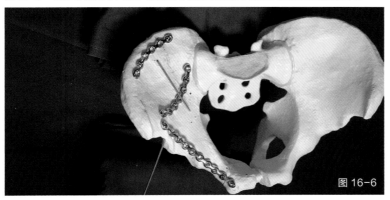

图16-6　再用一块接骨板预弯后于耻骨联合和髂前上棘之间固气低位前柱或前臂
　　　　骨折

　　遇到后柱有移位的前方伴后方半横行骨折，需要在初步复位固定前柱之
后经前方入路复位后柱骨折。这需要术者有较为丰富的临床经验和手术操作
技巧。一般在肢体牵引条件下，使得后柱长度得到恢复或有部分过度牵引，
使用斜角钳、高低钳、枪式复位钳、复位钩等工具进行复位。一般外侧钳夹
点位于髂前下棘外侧，内侧通过第二窗钳夹在后柱或切迹位置，结合牵引，

同时使用手指触摸探查复位程度，完成后柱的复位（图16-7）。后柱复位成功后，以骶髂关节前方1～2cm，真骨盆缘外侧1～2cm为入点，打入后柱固定螺钉固定后方横行骨折（图16-8），如果使用靠近真骨盆缘的接骨板也可以经接骨板孔打入后柱螺钉（图16-9）。另外，也可以经第二窗打入拉力螺钉固定后柱（图16-10）。

前方伴后方半横行骨折好发于老年人，常常合并四边体的骨折，四边体骨折可以参照后柱骨折进行复位，但由于四边体厚度很薄，置入拉力螺钉不可行，为避免螺钉进入关节内，可以将拉力螺钉置于四边体骨皮质内侧，阻挡四边体的内移。也可以预弯一块接骨板，外侧在髂窝内，使用螺钉固定，内侧沿真骨盆缘向下，挡住四边体的内侧移位（图16-11）。对于身体条件好的患者，可以附加Stoppa入路，于四边体内侧附加接骨板固定骨折。

对于存在关节面压缩骨折的病例，可以通过前柱骨折线加大骨折移位或明确定位之后开骨窗加以显露，复位压缩关节面并植骨支撑固定。

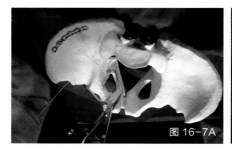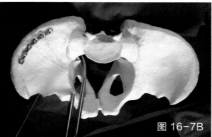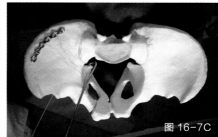

图16-7　A. 使用斜角复位钳经第二窗和髂前下棘之间钳夹复位后柱骨折；B. 使用枪式复位钳经第二窗复位后柱骨折；C. 使用单勾经第二窗复位后柱骨折

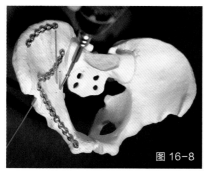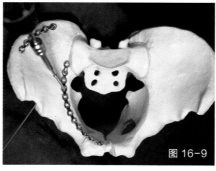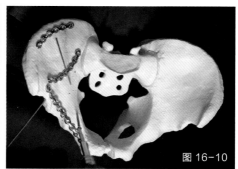

图16-8　经骶髂关节前1～2cm、真骨盆缘向外1～2cm打入固定后柱的长螺钉

图16-9　经置于真骨盆缘前方接骨板孔打入后柱螺钉

图16-10　经第二窗髂耻隆起部位打入后柱螺钉

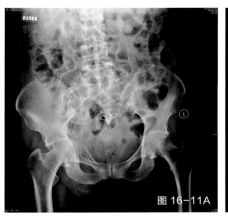
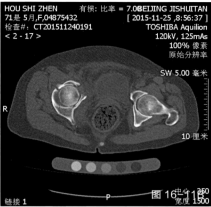
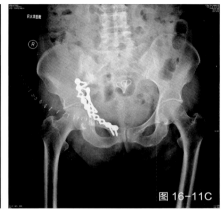

图16-11　A. X线平片显示四边体骨折，向盆腔内移位；B. CT显示移位的四边体骨折块；C. 一块接骨板固定四边体骨块、一块接骨板固定前柱

☆ **陷阱**

（1）老年患者一般血管壁都存在一定程度硬化，手术中要注意保护血管鞘，尤其在使用专用工具复位时不要对血管鞘进行长时间挤压，防止出现大血管损伤。

（2）老年患者容易伴有骨质疏松，复位过程中容易发生医源性骨折，使得骨折复杂化，不利于骨折复位固定。

六、典型病例

病例1

男性，42岁，左侧髋臼横断伴后半横行骨折（图16-12）。前后柱骨折均有移位，后柱骨折线相对较高，位于坐骨大切迹拐角处。手术采用仰卧体位，髂腹股沟入路，首先对髋臼顶骨折和后柱骨折进行充分松解，在牵引状态下使用持骨器，顶棒首先复位前柱骨折块，力求达到解剖复位，并使用克氏针临时固定，之后使用复位钳经第二窗复位后柱骨折。预弯接骨板，沿真骨盆缘放置接骨板，远端到耻骨结节，近端在骶髂关节外侧。后柱骨折通过第一窗经接骨板孔打入后柱螺钉，同时经第二窗打入拉力螺钉辅助后柱固定（图16-13）。

病例2

男性，67岁，骑自行车摔伤。伴有颅脑损伤。伤后神经外科治疗1个月转入创伤骨科。影像学分析诊断为前方伴后方半横行骨折，X线及CT均可发现海鸥翼征（图16-1），四边体有明显骨折移位。后柱骨折没有移位，术前讨论分析骨折主要位于前方，后柱骨折没有移位，伤后1个月，后柱骨折已经稳定，主要处理前方骨折，尤其是髋臼顶压缩骨折和四边体骨折的复位固定。

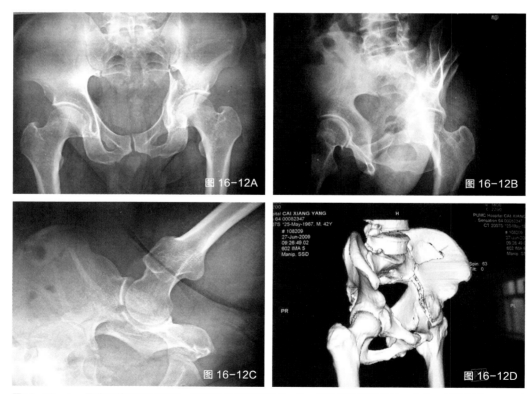

图16-12　A. 骨盆正位可显示前柱、后柱的骨折线和移位；B. 闭孔斜位可见前柱、高位、低位断点；C. 髂骨斜位可见后方横行骨折及移位；D. 3DCT显示骨折位置及移位特点

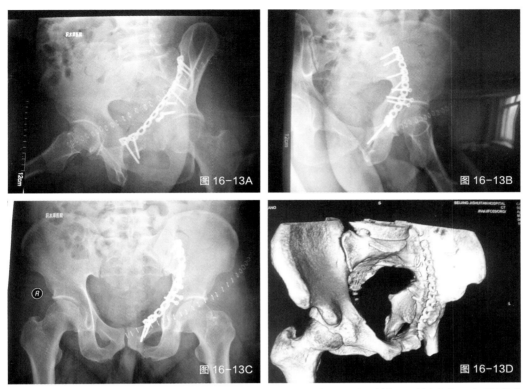

图16-13　A. 闭孔斜位显示前柱复位情况及后柱螺钉没有进入关节；B. 髂骨斜位可见拉力螺钉固定后柱的位置；C、D. 骨盆正位及CT显示前方及后柱骨折均解剖复位并坚强固定

手术采用仰卧体位。髂腹股沟入路向中线延长，结合Stoppa入路联合使用。经前方骨折端显露压缩骨折块（图16-14），复位骨折块，植骨支撑关节面骨块，接骨板固定前壁骨折。经Stoppa入路复位四边体骨块，使用接骨板固定（图16-15）。

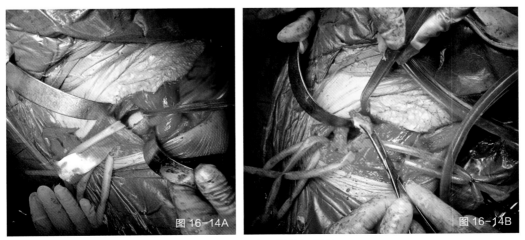

图16-14　A. 经第二窗显示髋臼顶压缩骨折；B. 取出压缩关节面骨块

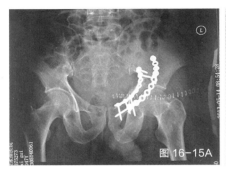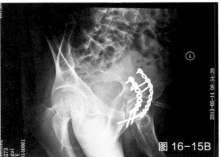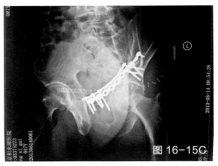

图16-15　术后骨盆正位（A）、闭孔斜位（B）、髂骨斜位（C）显示骨折复位、固定情况，"海鸥翼征"消失

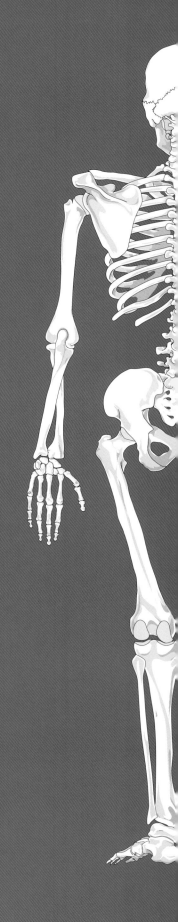

| 第17章 |

髋臼双柱骨折的治疗

吴新宝

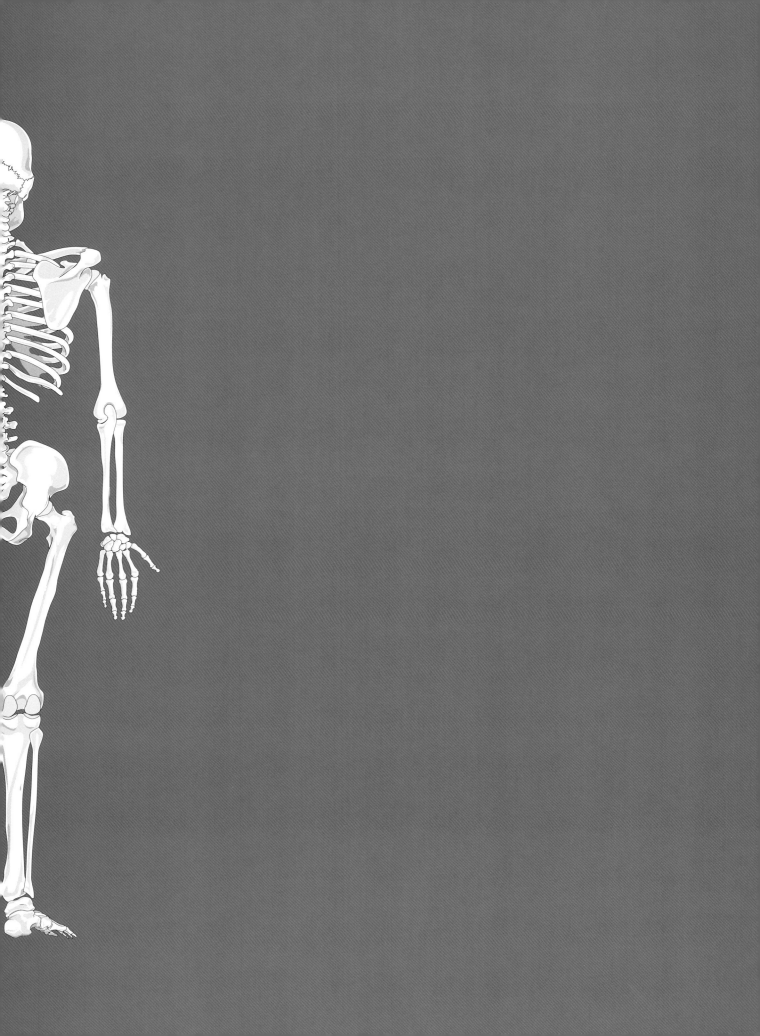

一、损伤机制

双柱骨折多发生于车祸或高处跌落伤，髋关节受伤时多处于伸直位，暴力作用方向，以髋臼顶为作用点，以前柱移位为主，后柱是伴随前柱和髋臼顶移位，通常移位不大，因此，一旦髋臼顶和前柱复位，后柱一般也自行复位或很容易复位。

二、骨折形态特点

典型的双柱骨折表现为前柱骨折从髂骨翼一直到耻骨支，后柱多为横断骨折，常在骶髂关节下缘处有一蝶形骨折块（图17-1）

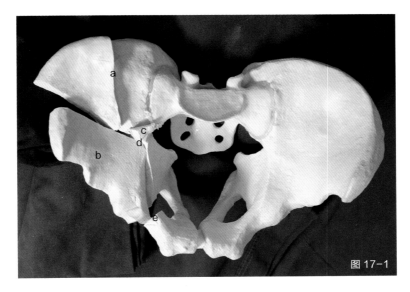

图17-1 典型双柱骨折（模型）。a—前柱的高位骨折线（髂骨翼）；b—前柱的中段骨折块（髋臼顶部分）；c—Keystone骨折块；d—后柱骨折线；e—前柱远端骨折线（耻坐骨支骨折）

三、手术入路选择

1.
单一髂腹股沟入路

大多数双柱骨折，可采用单一髂腹股沟入路完成，后柱经第二窗进行复位。

2.
髂窝入路+Stoppa
入路

适用于相对复杂的后柱骨折，尤其是四边体粉碎或游离的骨折。

3.
前后联合入路

以下情况需考虑采用前后联合入路。

（1）合并后壁骨折。
（2）后柱粉碎骨折。
（3）陈旧骨折。

四、手术操作技术

（一）单一髂腹股沟入路的复位和固定

1.
体位

患者取仰卧位，患肢完全置于台上，腹股沟区、会阴区、大腿后方用护皮膜严密封闭（图17-2）。

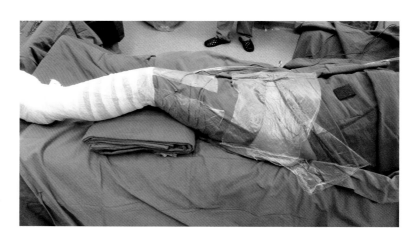

图17-2 髂腹股沟入路消毒及铺单范围

2.
暴露

皮肤切口从耻骨联合到髂前上棘并继续沿髂嵴向上延伸，切开皮肤及皮下，显露出完整的腹股沟韧带，在腹股沟韧带的内侧显露出皮下环及精索（女性为子宫圆韧带）（图17-3）。

（1）暴露第一窗。从髂前上棘向上将髂窝内板暴露出，用骨蜡封闭滋养血管，纱布填塞（图17-4）。
（2）暴露第二窗。在距腹股沟韧带上方1cm处平行

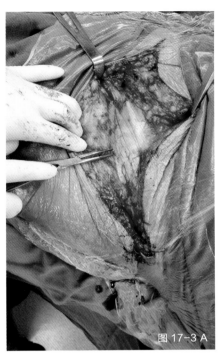
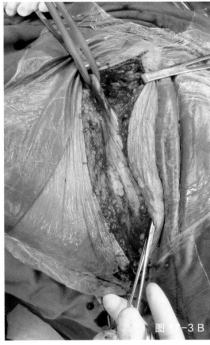

图 17-3 A

图 17-3 B

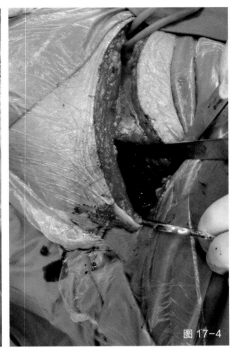

图 17-4

于腹股沟韧带将腹外斜肌腱膜切开并向近端翻起（图17-5A），在距腹股沟韧带0.5cm处将腹内斜肌止点切开并向近端翻起（图17-5B），在距髂前上棘1~3cm（有变异）处有股外侧皮神经走行，避免损伤（图17-6）。股神经位于髂腰肌的内侧，用一橡胶管将髂腰肌、股神经、股外侧皮神经拢在一起（图17-7）；股神经和股动脉之间为髂耻弓，完全游离出髂耻弓，用组织剪将其剪开直达耻骨梳（骨盆入口缘）（图17-7A、17-7B），股神经和股动脉之间即第二窗（图17-7D）。

（3）暴露第三窗。腹股沟韧带在耻骨结节止点处变宽，称为陷窝韧带（图17-7C），将陷窝韧带及其下方的耻骨肌切开（耻骨肌外侧为淋巴总管和股静脉，注意保护），暴露出耻骨支，此即第三窗（图17-7D）。

3.
复位技术

（1）从第一窗开始，首先将髋臼顶以上部分的骨折块充分游离，尤其是髋臼顶的外旋及重叠，有时髂骨翼为不全骨折，常常需要将其完全"骨折"。

（2）用克氏针将整个髂骨翼及髋臼顶上方的骨折暂时固定，判断确实获得解剖复位后，用重建接骨板固定

图17-3 A.腹外斜肌腱膜及腹股沟韧带；B.皮下环及精索

图17-4 从髂前上棘沿髂嵴向上将髂肌从髂嵴附丽游离并向内翻起，显露出整个髂窝，即第一窗

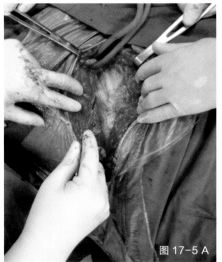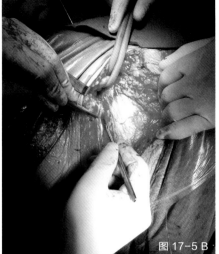

图17-5　A.在距腹股沟韧带上方1cm处，平行于腹股沟韧带将腹外斜肌腱膜切开；B.在距腹股沟韧带0.5cm处将腹内斜肌止点切开并向近端翻起

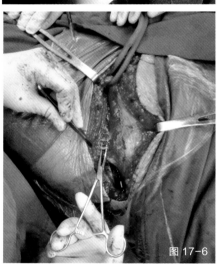

图17-6　股外侧皮神经位于髂前上棘内侧1～3cm处

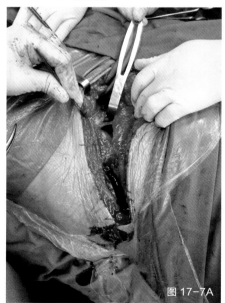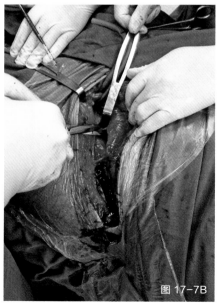

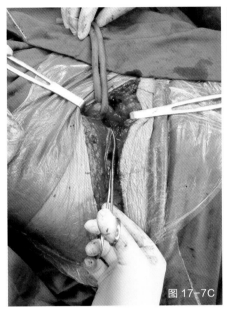
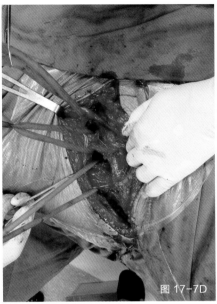

图17-7　A、B.完全游离出髂耻弓，用组织剪将其剪开直达耻骨梳；C.腹股沟韧带在耻骨结节止点处变宽陷窝韧带；D.三组橡胶管从外向内所套结构依次为：第一组为髂腰肌、股神经、股外侧皮神经；第二组为股动脉、股静脉、淋巴总管；第三组为精索或子宫圆韧带，第一条橡胶管近端为第一窗，第一和第二条橡胶管之间为第二窗，第二条橡胶管内侧为第三窗

（图17-8～17-14）。

（3）经第二窗探查后柱，清理骨折端并使后柱充分游离，用单钩及Offset钳和Collinear钳复位后柱，复位时要用手指经第二窗触摸四边体以判断复位质量，后柱获得解剖复位后，用克氏针暂时固定（图17-15～17-17）。

整个复位过程需要助手持续牵引患肢。

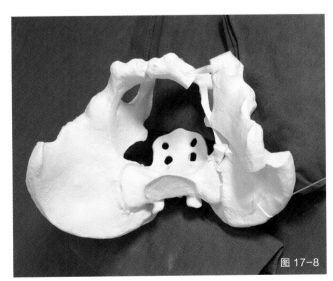

图17-8　髋臼顶外旋、向上移位（重叠）

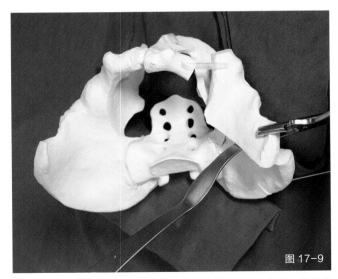

图17-9　为了复位髋臼顶的重叠移位，有时需要加大外旋，并用骨撬、骨刀等器械进行撬拨才能纠正髋臼顶的重叠移位

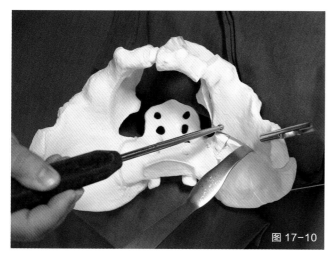

图17-10 纠正了重叠移位后，需要用顶棒纠正髋臼顶向前的移位

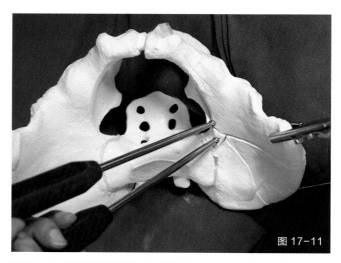

图17-11 在进行解剖复位前，首先将Keyston复位，它是所有骨折块复位的参照标准

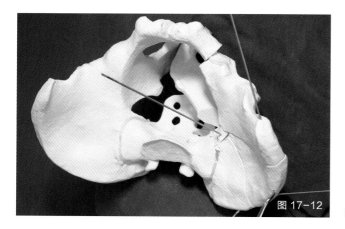

图17-12 对第一窗内的所有骨折进行解剖复位

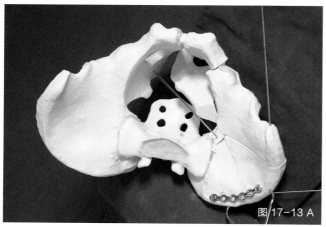

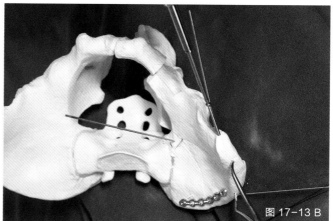

图17-13 点状复位钳使骨折端获得加压复位

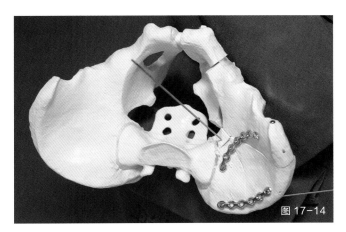

图17-14 完成对第一窗内骨折块的固定

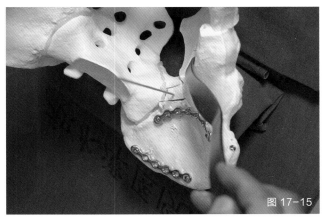

图17-15 经第二窗探查并暴露后柱骨折

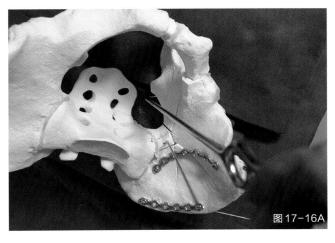

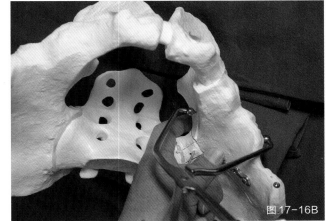

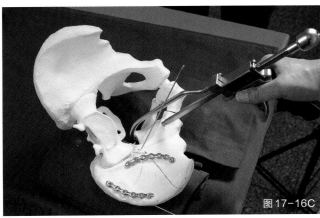

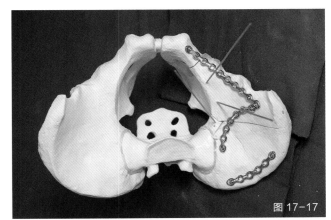

图17-16 复位后柱骨折的三种方法。A.利用单钩向前提拉后柱,纠正后柱向后的移位;B.纠正后柱向内的移位;C.使后柱获得解剖复位

图17-17 最后完成前柱的跨关节(髋臼)接骨板固定,以及后柱的螺钉固定

4.
固定技术

髂骨翼的固定要有立体感，接骨板塑形要准确，确保髂骨翼的解剖弧度，髋臼顶上方的接骨板很重要，同样要注意准确塑形，确保前柱及髋臼顶没有旋转移位（术中很难判断，但是很重要）。最终固定需要用一块长的重建接骨板塑形后从髂窝到耻骨支固定前柱，但在固定此接骨板之前，要确保后柱获得复位（图17-18）。

固定后柱有以下三种方法。

（1）经第一窗固定。入点在第一窗骨盆入口缘处，钻头平行于四边体表面，方向朝向坐骨结节（图17-19）。图17-20~17-22为一例双柱骨折采用单一髂腹股沟入路治疗的术前及术后X线片，从术后半年的X线片可看到，1枚螺钉固定后柱完全有效。

（2）经第二窗固定。对于后柱骨折线比较低的双柱骨折，复位完成后，入点从第二窗骨盆入口缘选点，平行于四边体（图17-23），钻时用手指触摸四边体以感知钻头的走行，需要耐心钻，从骨折线的远端穿出，近端再扩大为滑动孔，以拉力螺钉固定后柱。图17-24为一例双柱骨折采用单一髂腹股沟入路，后柱经第二窗固定的术前、术后X线片。

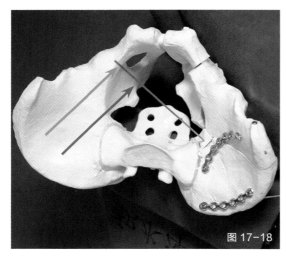
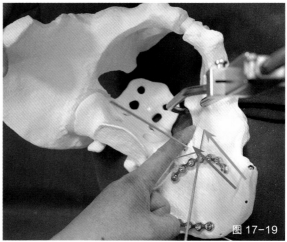

图17-18 完成双柱骨折的最终固定，需要对前柱远端骨折固定，也就是用一块长的重建接骨板塑形后从髂窝到耻骨支固定（蓝色线条），同时要完成后柱的固定（绿色线条）

图17-19 入点在第一窗骨盆入口缘处，钻头平行于四边体表面，方向朝向坐骨结节，通常深度可达70mm

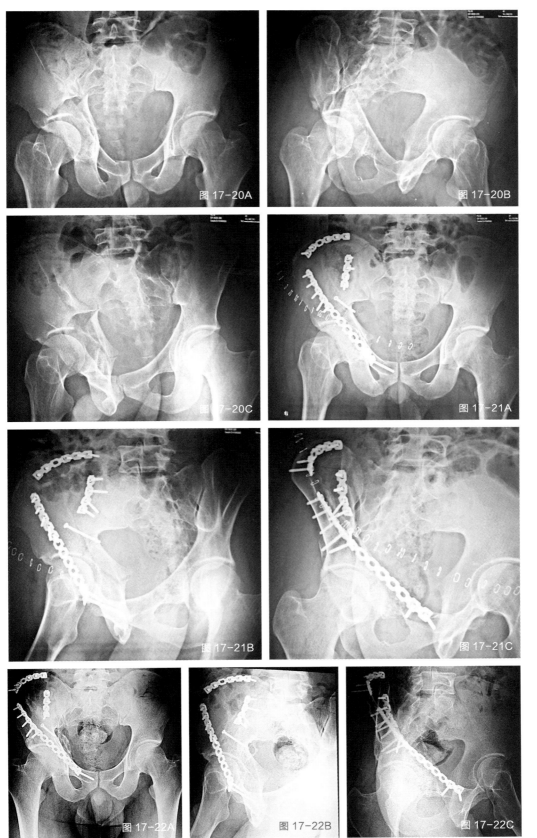

图17-20 男性，42岁，右髋臼双柱骨折，术前X线检查。A~C.分别为右侧髋臼骨折的正位、闭孔斜位和髂骨斜位片

图17-21 图17-20同一患者术后X线检查。A~C.采用单纯髂腹股沟入路治疗，后柱经第一窗固定

图17-22 图17-20同一患者术后半年复查。A~C.正位、髂骨斜位和闭孔斜位片可见骨折愈合，螺钉无松动

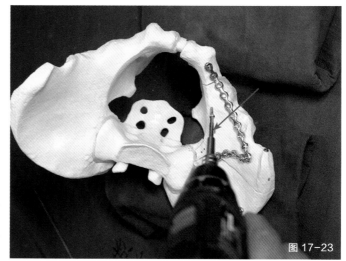

图17-23　经第二窗固定后柱的钻头方向如图中的红线所示，骨盆入口缘选点，平行于四边体

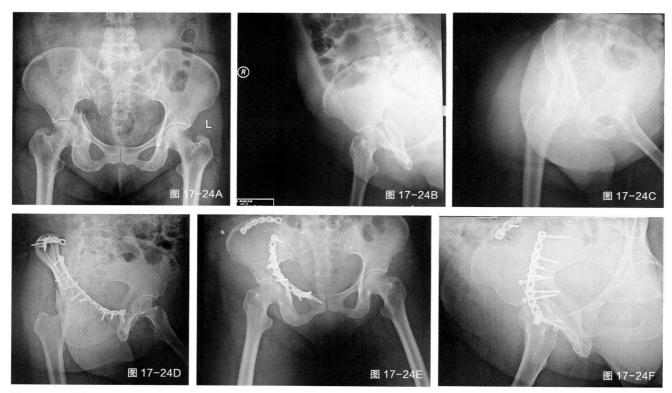

图17-24　男性，36岁，髋臼双柱骨。采用单一髂腹股沟入路，经第二窗2枚螺钉固定后柱A～C.术前正位、髂骨斜位、闭孔斜位X线片；D～F.术后正位、髂骨斜位、闭孔斜位X线片

　　经第二窗固定后柱对技术要求很高，钻头一定要平行于四边体表面，钻孔时手指最好置于四边体表面以感受钻头的方向；完成固定后一定要判断螺钉是否未进入髋臼。

（3）经髂前上下棘之间固定。

采用经前方髂腹股沟入路固定后柱，这种方法适用于后柱骨折线比较高的病例，螺钉位于髋臼顶的上方，相对安全。但此方法在操作时需暴露出髂前上下棘之间，钻孔时同样手指应置于四边体表面以指导钻头的方向，图17-25中的红线即代表螺钉的方向。图17-26~17-28为一例双柱骨折采用单一

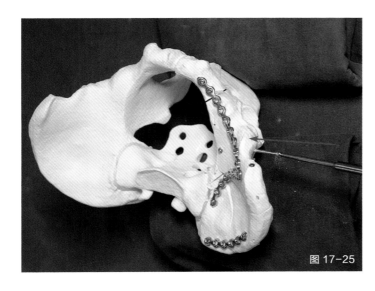

图17-25　经髂前上下棘之间固定后柱，红线代表钻头和螺钉的方向

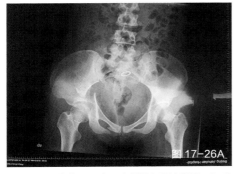 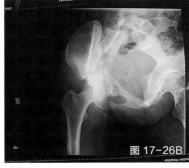 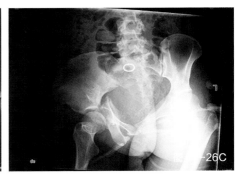

图17-26　女性，32岁，右侧髋臼双柱骨折。A~C.术前正位、闭孔斜位和髂骨斜位X线片

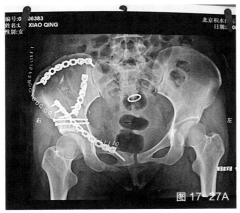 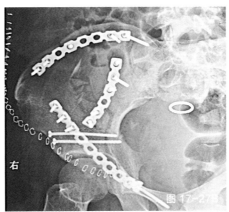 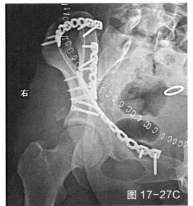

图17-24　图17-26同一患者，术后X线检查。A~C.正位、髂骨斜位和闭孔斜位X线片，可看出后柱获得解剖复位和牢靠固定，从髂前上下棘之间固定后柱的2枚螺钉完全位于髋臼顶上方，所以很安全

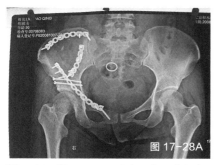
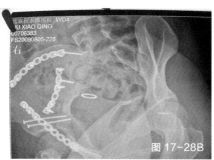
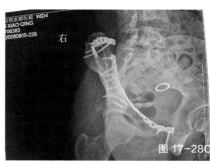

图17-28　图17-26同一患者，术后1年复查。A~C.复查的正位、髂骨斜位和闭孔斜位X线片，可看到后柱未发生移位，骨折愈合良好

髂腹股沟入路，后柱经髂前上下棘之间固定的术前、术后X线片。

髂腹股沟入路固定后柱可靠吗？

采用髂腹股沟入路治疗双柱骨折，由于后柱是间接暴露复位，而且固定只能用螺钉，所以会让人担心后柱的固定是否牢靠，是否需要早期制动等。在本章开始时已经提到，双柱骨折的特点是前方损伤为主，一旦前柱获得解剖复位，股骨头和髋臼顶力线恢复正常，后柱就很容易复位，而且复位后很稳定，所以用螺钉可获得牢靠的固定。图17-29~17-31为一例髋臼双柱骨折的患者，采用髂腹股沟入路治疗，从术后的CT片可看到无论是复位还是固定均满意。

图17-29　男性，37岁，骑自行车摔倒致右髋臼双柱骨折，采用髂腹股沟入路治疗。A、B.术前X线正位及三维CT影像

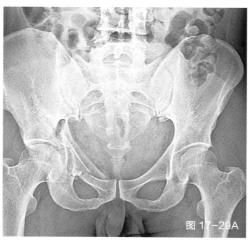
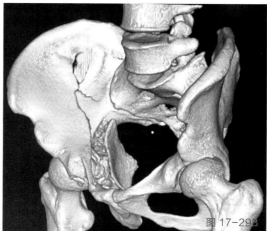

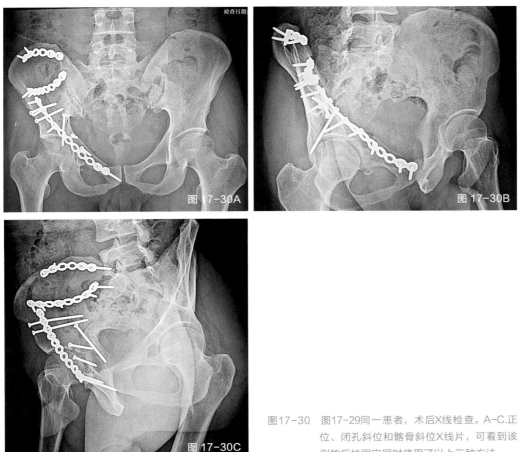

图17-30　图17-29同一患者，术后X线检查。A~C.正
位、闭孔斜位和髂骨斜位X线片，可看到该
例的后柱固定同时使用了以上三种方法

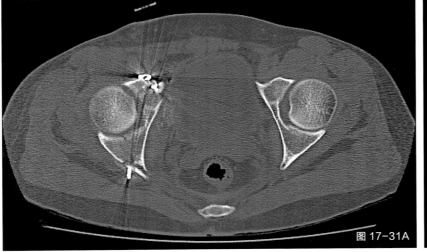

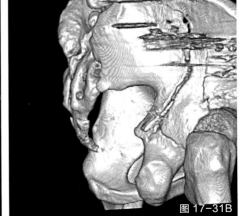

图17-31　图17-29同一患者，术后CT检查。A、B.CT显示，骨折复位及固定均满意

（二）髂窝入路联合Stoppa入路的复位和固定

1.
体位

完全同髂腹股沟入路，只是在消毒、铺单时比髂腹股沟入路更偏向对侧（图17-32）。

2.
暴露

髂窝入路的暴露同髂腹股沟入路的第一窗，Stoppa入路的皮肤切口可以为横向或纵向，两个切口同时暴露有利于判断骨折及复位。

3.
复位及固定技术

先从髂窝入路开始，复位髂骨翼及髋臼顶上方的骨折，再经Stoppa入路复位后柱。

髂窝入路复位髂骨翼和髋臼顶的技巧如前所述。经Stoppa入路复位后柱时，在牵引的同时用一枚Schanz针钻入坐骨结节，这样可以对后柱有很好的把持，通过在四边体表面钻孔而使点状复位钳可以钳夹复位后柱。为了更好地描述髂窝入路联合Stoppa入路的复位和固定特点，采用一个病例（图17-33）来展示。

首先经髂窝入路对髂骨翼及髋臼顶上方的骨折进行复位和固定，再经Stoppa入路复位后柱，顶棒是很好的

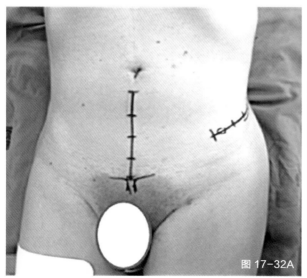

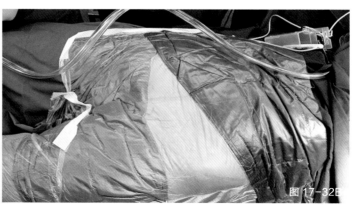

图17-32　A.髂窝入路联合Stoppa入路的体位；B.消毒铺单时，将腹中线对侧多留出5~10cm

图 17-32A

图 17-32B

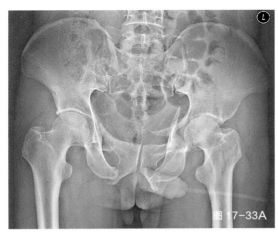

图 17-33A

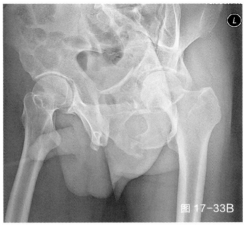

图 17-33B

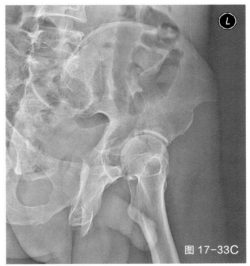

图 17-33C

图17-33　男性，33岁，高处跌落伤致左侧髋臼双柱骨
　　　　　折。A.X线正位；B.X线闭孔斜位；C.X线髂
　　　　　骨斜位

复位工具，如果骨质疏松或骨片薄，可在顶棒尖端安置垫圈以扩大接触面积，防止顶棒刺入骨内，在整个复位过程中要持续牵引股骨头。获得良好复位后，用2枚重建接骨板固定后柱骨折（图17-34～17-37）。

（三）前后联合入路的复位和固定

对于前后柱粉碎、移位严重的双柱骨折，或合并后壁骨折，或陈旧的双柱骨折，则需要前后联合入路治疗。

1. 体位　漂浮体位，前后同时消毒铺单，漂浮体位只是在消毒及铺单时采用，一旦完成铺单后，患者取仰卧位或者

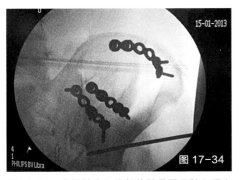

图17-34 先经髂窝入路复位髂骨翼及髋臼顶上方的骨折

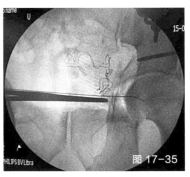

图17-35 Stoppa入路复位后柱

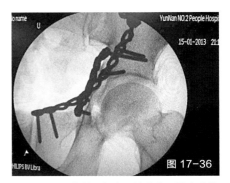

图17-36 2枚接骨板在四边体表面固定后柱

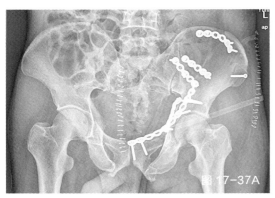

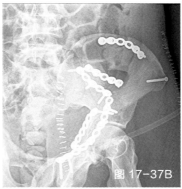

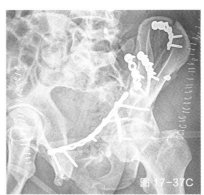

图17-37 术后X线检查。正位（A）、髂骨斜位（B）和闭孔斜位（C）可见骨折复位及固定良好

俯卧位，具体根据骨折情况决定先仰卧位前路或俯卧位后路（图17-38）。

2.
暴露

前方暴露同髂腹股沟入路，后方的暴露同Kocher-Langenbeck入路，前后变换体位时，要严格注意无菌，需麻醉师和台下护士配合完成。有时为了判断骨折及复位，两个切口需同时暴露，这时患者采用侧卧位。

3.
复位及固定

先从前方髂腹股沟入路开始，对前柱的骨折进行探查，并对骨折端进行松解，通过第二窗也可对后柱进行部分松解；如果判断前柱复位满意，可进行暂时或最终固定。

将前方切口用纱布填塞，并简单缝合，然后变换体位，经Kocher-Langenbeck 入路对后方骨折（后柱或

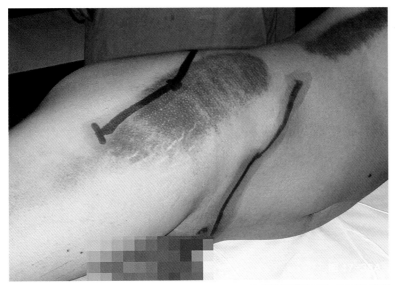

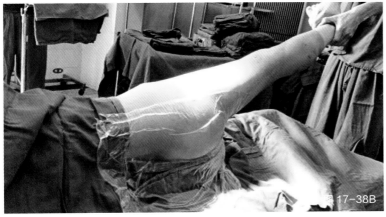

图17-38 A.消毒时取漂浮体位；B.铺单顺序，该
患者决定先仰卧位手术，所以铺单时先铺
后方，铺好后方后，将患者置于仰卧位，
再铺前方；如果决定先后入路，则铺单顺
序与前相反

后壁）进行复位。

对于陈旧骨折，常常需要前后同时进行复位操作，
需要将患者置于侧卧位，一个助手维持患肢处于向下、
向外的牵引状态。

前后联合入路固定时需要强调在没有把握获得解剖
复位时，不用接骨板固定，而暂时用克氏针固定，以避
免对侧不能获得复位。

图17-39～17-42分别为一例粉碎双柱骨折和陈旧双
柱骨折采用前后联合入路治疗的术前、术后X线片。

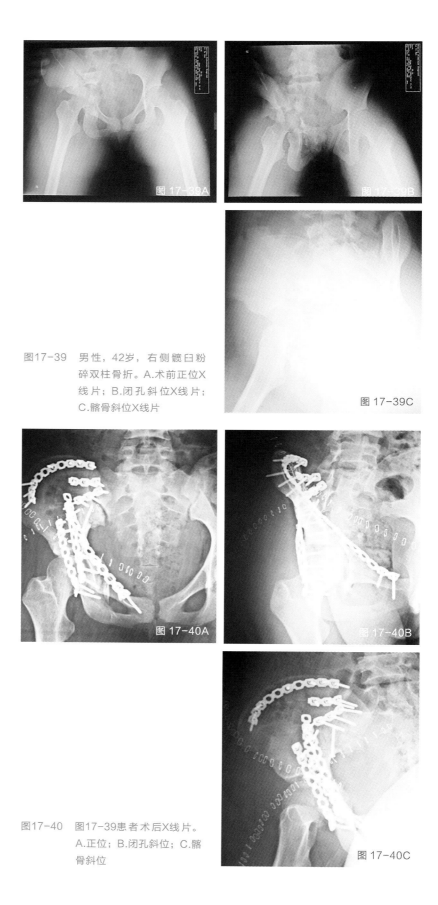

图17-39　男性，42岁，右侧髋臼粉
　　　　碎双柱骨折。A.术前正位X
　　　　线片；B.闭孔斜位X线片；
　　　　C.髂骨斜位X线片

图17-40　图17-39患者术后X线片。
　　　　A.正位；B.闭孔斜位；C.髂
　　　　骨斜位

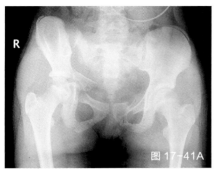
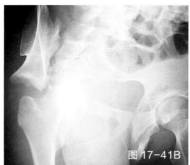

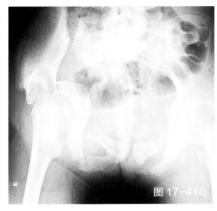

图17-41 女性，12岁，骨盆骨折合并右侧髋臼粉碎双柱骨折6周。A.正位；B.闭孔斜位；C.髂骨斜位

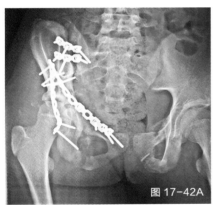
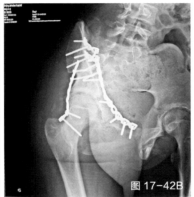

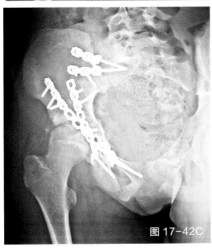

图17-42 图17-41患者术后X线片。A.正位；B.闭孔斜位；C.髂骨斜位

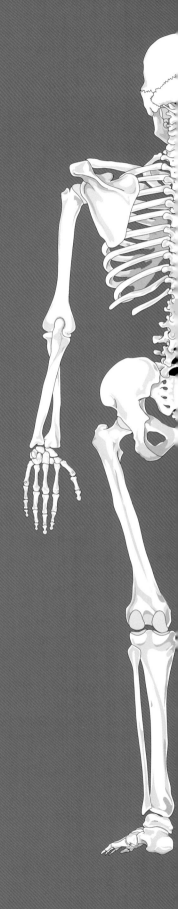

第**三**篇
复杂髋臼骨折的处理

| 第18章 |

髋臼骨折合并股骨近端骨折的治疗

吴新宝

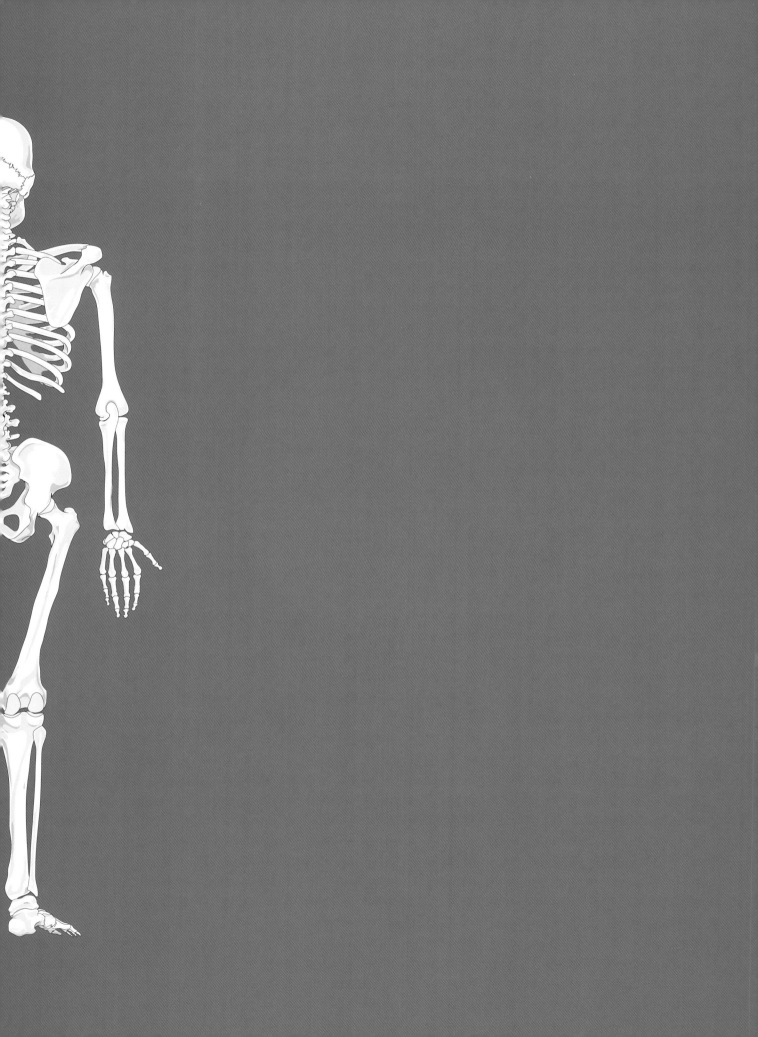

髋臼骨折是暴力作用于股骨头和髋臼之间产生的结果，在这些暴力作用的过程中，除髋臼骨折外，常会造成同侧下肢的合并损伤，如踝关节骨折、胫腓骨骨折、膝关节骨折或韧带损伤、股骨骨折等，本章主要描述较少见但难处理的髋臼骨折合并股骨近端骨折的治疗。

一、髋臼骨折合并股骨头骨折

（一）损伤机制

髋臼骨折合并股骨头骨折多见于髋臼后壁骨折或横断伴后壁骨折类型中，暴力造成髋臼骨折后，残存的锐利的髋臼骨折端将继续向后脱位的股骨头"切割"，而造成股骨头骨折，还有一种情况，是股骨头在未脱位的情况下，持续作用的暴力造成股骨头压缩骨折。

（二）骨折分型

股骨头骨折常用的分型是Pipkin 分型，将股骨头骨折分为四型（图18-1）。

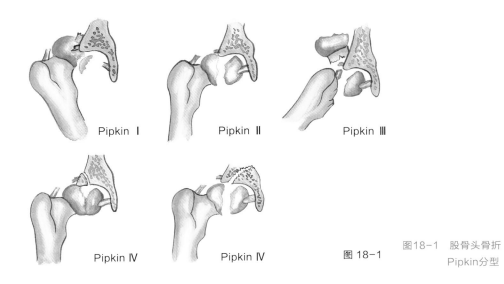

Pipkin Ⅰ   Pipkin Ⅱ   Pipkin Ⅲ

Pipkin Ⅳ   Pipkin Ⅳ   图18-1

图18-1 股骨头骨折
Pipkin分型

Ⅰ型：股骨头骨折位于圆韧带以下。

Ⅱ型：股骨头骨折位于圆韧带以上。

Ⅲ型：Ⅰ型或Ⅱ型的基础上合并股骨颈骨折。

Ⅳ型：Ⅰ型或Ⅱ型的基础上合并髋臼骨折。

所以，所有髋臼骨折合并的股骨头骨折都应属于Pipkin Ⅳ型。

但是笔者在临床中还发现有一种特殊类型的股骨头骨折，即股骨头压缩性骨折（图18-2），该类型骨折发生在股骨头的负重区，治疗困难，预后更差。

图18-2　A.正位X线片示股骨头脱位后负重区卡在髋臼的骨折缘，造成股骨头和髋臼骨折缘均有压缩；B.CT扫描显示股骨头的压缩性骨折

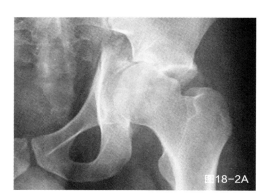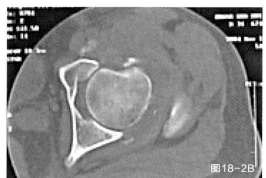

（三）手术入路选择

关于股骨头骨折手术入路的选择有不同的原则，有建议选择前方入路，这主要针对Pipkin Ⅰ型的骨折，前方有利于暴露复位及固定，也有建议取后入路，这主要是因为大部分股骨头骨折都合并有后脱位，所以选择后入路可以减少对前方组织的进一步破坏。但是对于髋臼骨折合并股骨头骨折的入路选择，原则应根据髋臼骨折的类型决定，由于大部分合并股骨头骨折的髋臼骨折不是后壁骨折就是横断伴后壁骨折，所以，髋臼骨折合并股骨头骨折的手术入路以后入路为主。

需要强调的是，合并股骨头骨折的髋臼骨折，选择后入路时要采用侧卧位（图18-3），这样利于术中髋关节后脱位。

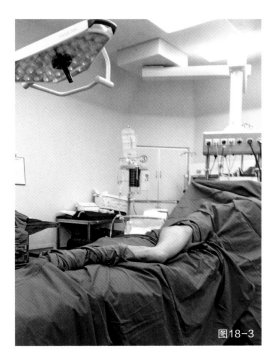

图18-3 髋臼骨折合并股骨头骨折术中需要进行髋关节脱位者，应采用侧卧位

（四）复位

对于合并股骨头骨折的髋臼骨折，在完成暴露后，首先清理骨折端，对于有柱的骨折（后柱或横断骨折），先将柱的骨折复位并固定，而对后壁骨折则先不处理，待股骨头骨折复位固定后再处理后壁骨折。

因股骨头骨折多发生在前下方，所以即使选择后入路，术中后脱位也很难复位和固定股骨头骨折块，所以，术中需要加二腹肌截骨，从而将股骨头从前方脱位，这样可以直视下进行复位。图18-4～18-7显示直视下股骨头复位。

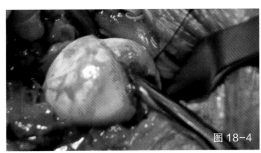

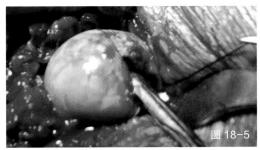

图18-4 股骨头骨折块常常存在嵌压，术中需要撬拨复位

图18-5 复位后会残留有压缩的缺损区

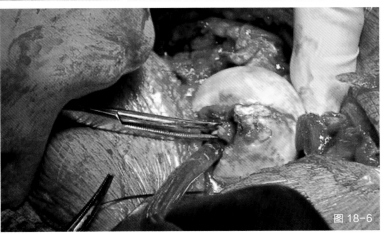

图18-6 就近取骨（大粗隆或髂后上棘）植骨，确保骨折块复位稳定

图18-7　用点状巾钳维持复位

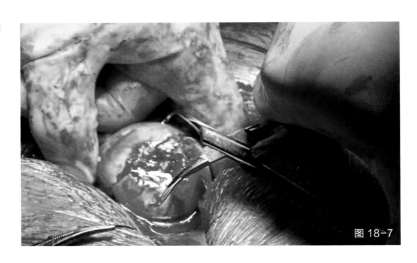

图 18-7

（五）固定

　　股骨头骨折块的固定属于关节内骨折的固定，所以内固定物应位于关节软骨下方，如果用普通螺钉，则需要埋头处理，比较好的固定是采用无头螺钉（图18-8），它不但可以加压，更重要的是避免了因埋头而对软骨造成进一步损伤。

图18-8　髋臼后壁骨折伴股骨头骨折，股骨头骨折用2枚埋头螺钉固定，后壁骨折用2枚拉力螺钉和1块综合接骨板固定

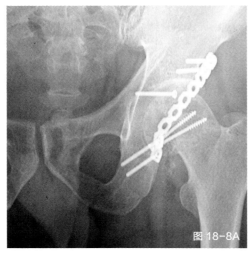

图 18-8A

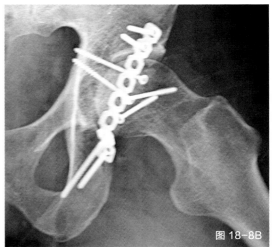

图 18-8B

（六）术后处理

　　由于股骨头骨折术中要进行髋关节完全脱位，故术后应避免髋关节早期大范围活动，尤其应避免内旋及屈髋活动，必要时需要牵引制动1~2周。

（七）典型病例

——髋臼骨折合并股骨头骨折

1. | 男性，20岁，骑摩托车受伤，在当地医院住院后，
病史 | 诊断一直不能确定，以"股骨头坏死"建议行人工关节
置换，由于诊断不确定，患者于伤后45天来积水潭医
院，并在关节科就诊（图18-9），后被转到创伤骨科。

经创伤骨科进一步行 CT 扫描检查（图18-10），结合

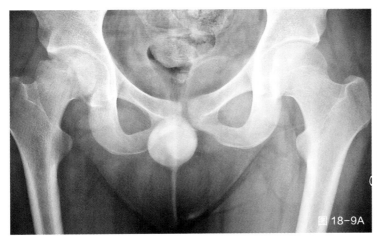
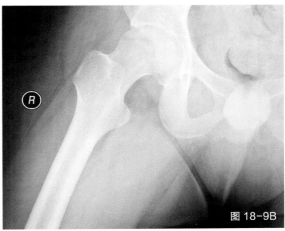

图18-9 伤后6周在关节科就诊时的X线片。A.正位；B.侧位

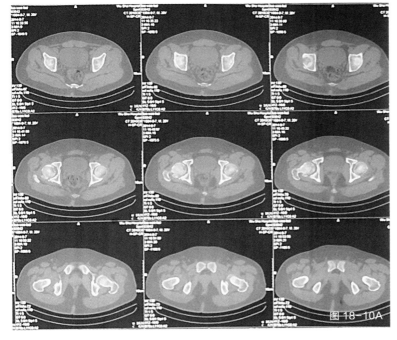

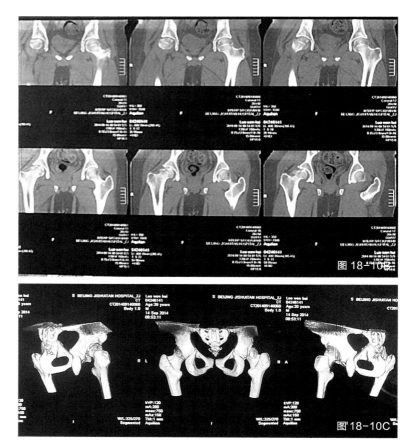

图18-10 水平CT（A）、冠状面CT（B）以及三维CT（C）证实为髋臼后壁及股骨头负重区骨折

患者有明确的受伤史，所以除外"股骨头坏死"，明确诊断为：1.髋臼后壁骨折（右）；2.股骨头粉碎骨折（右，负重区）。

2.
治疗计划

虽然股骨头负重区为严重粉碎骨折，股骨头坏死率很高，但由于患者年轻，经与其家属沟通，决定先重建股骨头的完整，复位固定髋臼后壁骨折。

手术取Kocher-Langenbeck入路，侧卧位，术中加做二腹肌截骨，以使髋关节可以脱位，先复位股骨头骨折，必要时压缩处植骨，尽可能将所有股骨头的骨软骨块都复位，恢复股骨头的球形关节面，用3.0mm细的无头空心钉对骨折块进行固定；髋臼后壁骨折块较小，且位置高，所以需要用弹簧板结合重建板固定。

3.
手术操作技术

（1）髋臼骨折合并股骨头骨折的患者，如果选择后方入路，则需取侧卧位，这样有利于术中髋关节脱位，容易处理股骨头骨折（图18-11）。

（2）术中发现该病例的特点是后关节囊完整，这可以进一步理解该病例的特点，即髋关节受伤时未脱位，股骨头直接与髋臼顶撞击，造成股骨头粉碎骨折（图18-12）。

（3）探查见粉碎的股骨头及后壁骨折，股骨头整个负重区有6个骨软骨块，且存在压缩，后壁骨折块为三小块，最宽的一块约2cm，所以无法用拉力螺钉固定（图18-13）。

（4）术中不脱位股骨头无法获得很好的复位及固定，所以按术前计划行二腹肌截骨，在臀中肌和股外侧肌后缘从后向前截下大转子，并将大转子翻向前方，从而很容易将股骨头脱位（图18-14）。本例是将股骨头后脱位，如果是股骨头前下方骨折，通过二腹肌截骨也可以将股骨头前脱位（最常用），以有利于前下方骨折的复位和固定。

（5）清理股骨头骨折的创面，将股骨头的所有骨折块原位拼接复位，术中发现虽有压缩但无法植骨，因骨折块很小、很薄，压缩厚度为0～3mm。

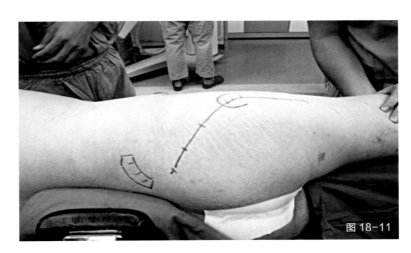

图18-11 侧卧位的体位和手术切口

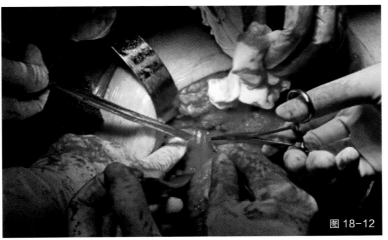

图18-12 与常见的髋臼后壁骨折不同，本例后关节囊完整

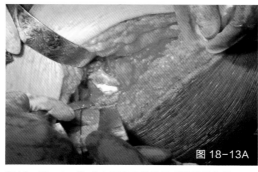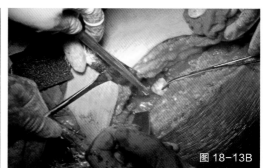

图18-13 A、B.术中探查股骨头及后壁的骨折块

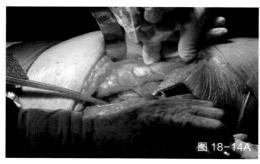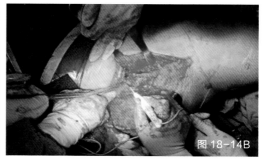

图18-14 A、B.二腹肌截骨

将所有骨折块复位后用克氏针暂时固定（图18-15）。

（6）用细的3.0mm无头空心钉固定股骨头骨折块，确保每个骨折块至少1枚螺钉（图18-16）。

（7）将后壁骨折块复位，克氏针暂时固定，由于后壁骨折块较小，无法用拉力螺钉固定，故用2块弹簧板固定，再用1块重建板置于2块弹簧板之上完成后壁骨折块的固定（图18-17）。

（8）所有骨折复位固定后，术中透视证实复位及固定无误，则复位大转子，用3枚6.5mm空心钉固定（图18-18）。

（9）术后X线片显示股骨头、髋臼后壁及大转子均获得满意的复位及固定（图18-19）。

4.
术后处理

（1）预防异位骨化。术后当天开始，口服吲哚美辛4周，预防术后异位骨化的发生。

（2）功能锻炼。功能锻炼包括两方面，即关节活动范围的锻炼及髋关节周围肌肉的肌力锻炼；术后2周内以肌肉力量锻炼为主，2周后在肌肉锻炼的基础上开始关节

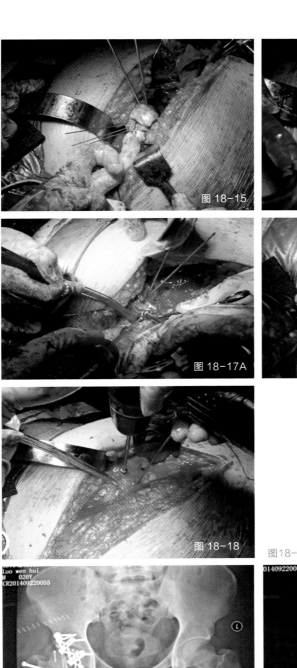

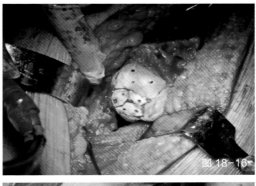

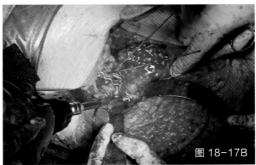

图18-15 将所有股骨头的骨折块复位，克氏针暂时固定

图18-16 用3.0mm无头空心钉固定股骨头的骨折块

图18-17 A、B.用2块弹簧板及1块重建板固定后壁骨折块

图18-18 复位并固定大转子

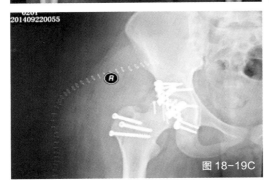

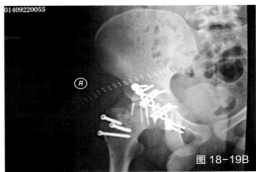

图18-19 术后X线片。A.正位；B.髂骨斜位；C.闭孔斜位

活动范围的锻炼。

（3）关于负重时间，由于股骨头负重区粉碎骨折，所以术后3个月内不负重，可扶双拐下地，3个月后根据复查情况再决定负重时间。

二、髋臼骨折合并股骨颈骨折

（一）损伤机制

Schroeder（1987）和Lansiger（1991）在尸体骨盆上分别造出了髋臼中心性脱位和股骨颈骨折，但没能在同一肢体上造出相同的损伤类型。Judet和 Letournel推测，当暴力作用于屈曲的膝关节而髋关节处于屈曲90° 并外展40° ~ 50° 时会造成髋臼的横行骨折，暴力进一步作用则会造成股骨颈骨折。

所以从文献分析，单一的暴力很难造成髋臼骨折同时合并股骨颈骨折，很可能是多暴力作用的结果。

（二）治疗原则

对于髋臼合并股骨颈骨折，文献很少报道，所以如何治疗无证可循，积水潭医院创伤骨科先后治疗髋臼骨折合并股骨颈骨折4例，前两例均是髋臼和股骨颈同时切开复位，股骨颈采用空心螺钉固定，但这两例均发生股骨头坏死，后两例采用先闭合复位并空心螺钉固定股骨颈，再对髋臼骨折行切开复位内固定术，这两例股骨颈均顺利愈合，并且未发生股骨头坏死，图18-20为同时对股骨颈和髋臼切开复位固定；图18-21为先闭合复位空心螺钉固定股骨颈骨折，再完成髋臼骨折的复位和固定。

（三）治疗经验

对于髋臼骨折合并股骨颈骨折，先在牵引床上行股骨颈骨折的闭合复位，空心螺钉固定，然后再对髋臼骨折进行标准的治疗。

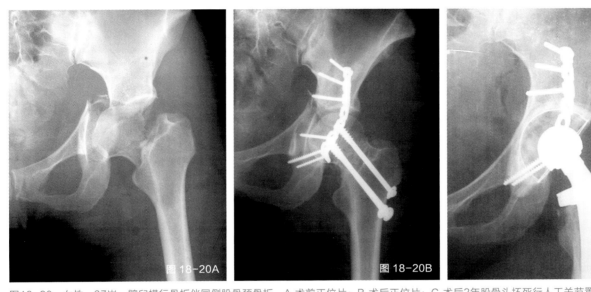

图18-20　女性，37岁，髋臼横行骨折伴同侧股骨颈骨折。A.术前正位片；B.术后正位片；C.术后2年股骨头坏死行人工关节置换术

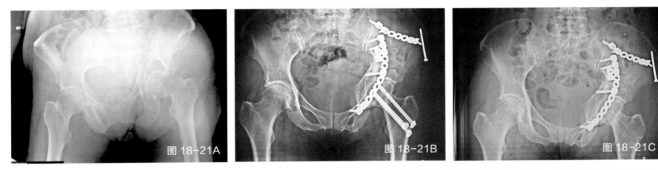

图18-21　女性，58岁，髋臼双柱骨折伴股骨颈骨折，先闭合复位空心螺钉固定股骨颈骨折，再取髂腹股沟入路复位和固定髋臼双柱骨折。
　　　　　A.术前正位片；B.术后正位片；C.术后2年取出空心螺钉

三、髋臼骨折合并股骨转子间骨折

　　与髋臼骨折合并股骨颈骨折一样，髋臼骨折合并股骨转子间骨折的受伤机制仍不确定，积水潭医院创伤骨科共治疗了7例，与合并股骨颈骨折不同的是，转子间骨折常常粉碎严重，有1例同时合并股骨头骨折，该例对髋臼骨折和转子间骨折同时切开复位固定（图18-22~18-24）；其余几例均是先行转子间骨折的复位和固定，然后再行髋臼骨折的治疗（图18-25，18-26）。

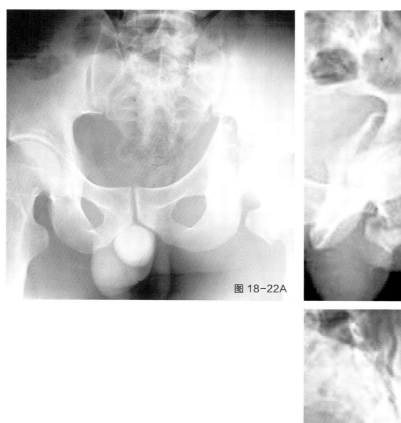

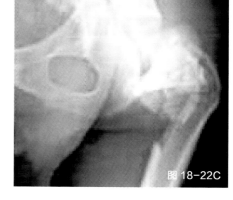

图18-22 男性，29岁，髋臼横行骨折合并同侧股骨转子间
及股骨头骨折。A～C.术前正位、髂骨斜位及闭孔
斜位片

图18-23 图18-22同一
患者术后X线
检查。A. 术
后 正 位 片；
B.术后两年
半取出动力
加压髋螺钉
（DHS）内固
定物后正位片

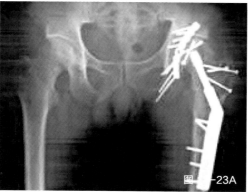

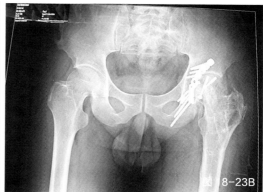

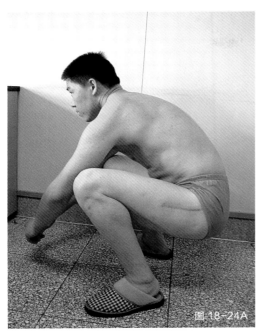

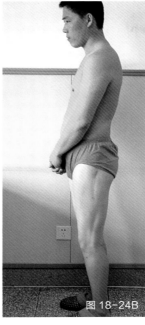

图18-24 A、B.图
18-22同
一患者最
后复查时
的髋关节
功能

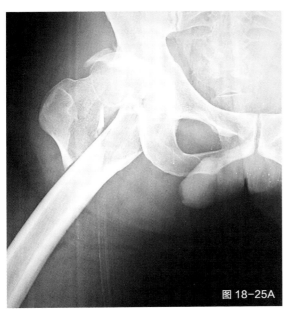

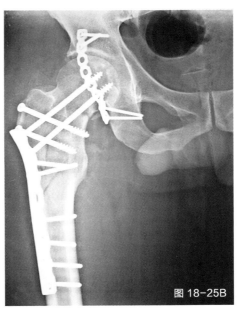

图18-25 男性，37岁，髋臼后壁骨折合并同侧股骨转子间骨折，患者取侧卧位先行股骨转子间骨折的复位和
固定，再延长切口行髋臼骨折治疗。A、B.术前及术后正位片

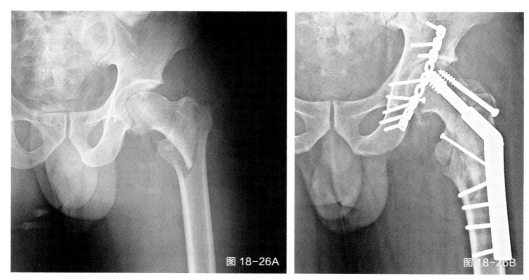

图18-26　男性，33岁，髋臼后壁骨折合并同侧股骨转子间骨折，先在牵引床上行转子间骨折的DHS固定，再
　　　　更换手术床，进行髋臼后壁骨折的治疗。A、B.术前及术后正位片

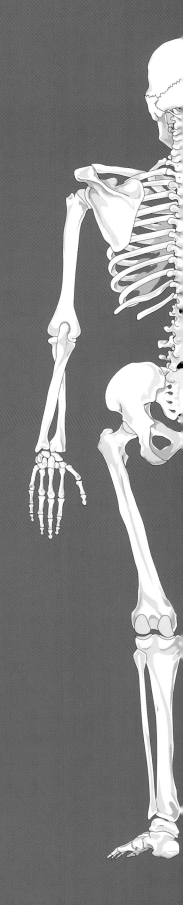

| 第19章 |

髋臼骨折合并骨盆骨折的治疗

吴新宝　吴宏华

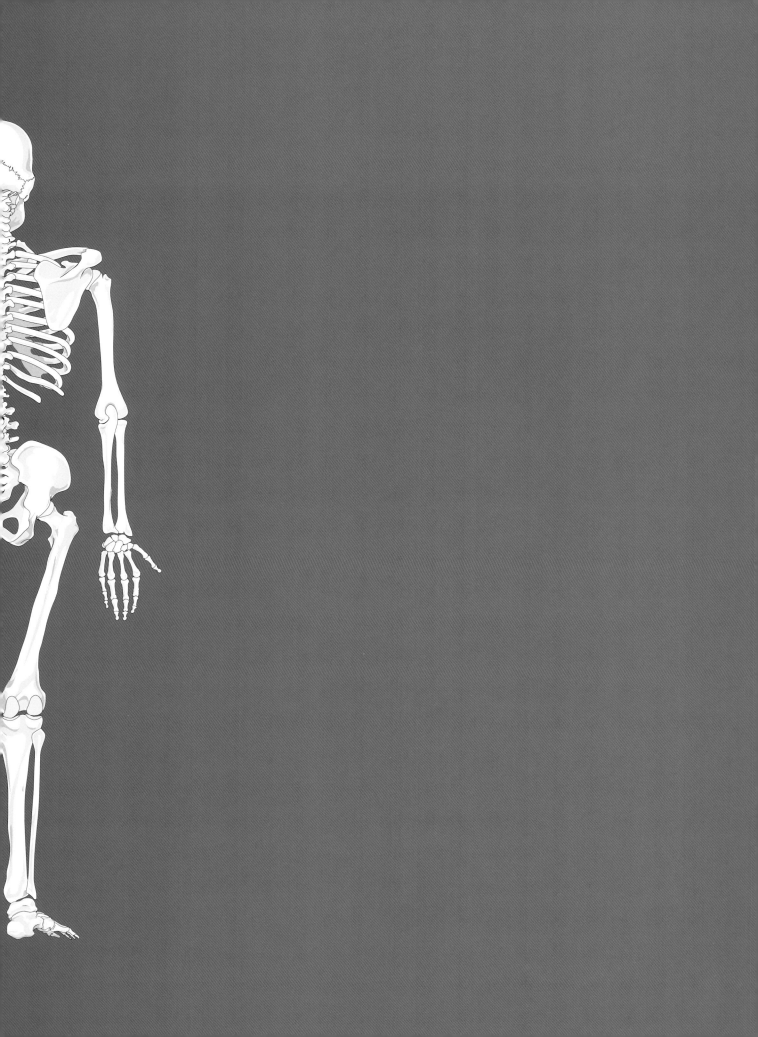

骨盆骨折和髋臼骨折均为高能量损伤，二者同时发生时，说明患者受到的暴力更大，这时患者面临更严重的失血，低血容量休克，也更易合并其他损伤（包括其他部位或体表损伤Morel-Lavallée损伤）；这些综合因素使得这类患者的治疗过程更复杂。从单纯骨盆骨折来说，首要的是在急诊抢救时，评估骨盆稳定性对生命的威胁，维持血流动力学的稳定，这时有很多操作可以应用，如骨盆环绑带、外固定架，甚至栓塞，填塞。如果这时存在同侧髋臼骨折，急救的选择就有了新的考量。如绑带可能就不适用，因为会增加髋臼骨折的移位；外固定架的应用也需要考虑能否通过外固定架达到稳定骨折的作用，而且不能影响后期手术，外固定架会增加髋臼骨折手术的感染风险。同样的，在合并髋臼骨折时，骨盆填塞和血管栓塞也不是都能实现，骨盆填塞首先要恢复骨盆环的稳定性，因为有髋臼骨折的存在，一些病例不能通过手法复位来达到复位骨盆骨折的目的；血管栓塞使得肌肉血供破坏，会增加髋臼骨折手术的感染率。要求更有经验的骨科医师来做决定，因为可能需要同时对骨折进行处理。

急救后，手术时机的选择是越早越好，因为部分此类患者特殊的骨折形态，使得诸如股骨髁上牵引等治疗达不到肢体（骨折）的有效制动，所以早期手术利于术中复位和患者的早期康复。

一、骨折形态特点

本章讨论髋臼骨折合并骨盆骨折，是同侧肢体的髋臼骨折合并骨盆骨折，临床中可总结为以下3种类型。

1.
Ⅰ型 髋臼骨折是骨盆骨折的一部分，即骨盆环的破坏累及髋臼，是由一种损伤机制造成的骨折，治疗骨盆骨折的同时就可以完成髋臼骨折的治疗（图19-1）。

2.
Ⅱ型 髋臼骨折和骨盆骨折是由不同的损伤机制造成，治疗髋臼骨折必须同时（或首先）治疗骨盆骨折（图19-2）。

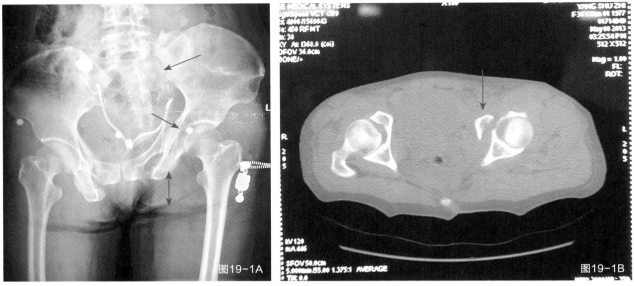

图19-1 髋臼骨折是骨盆环损伤的一部分，即骨盆骨折累及髋臼。A.左侧骨盆为C形骨盆骨折（箭头指示骨盆后环骶骨骨折，前环髋臼顶水平骨折，半侧骨盆向近端移位，同时伴有旋转移位）；B.前环断裂位于髋臼水平，造成了低位髋臼前柱的骨折并移位

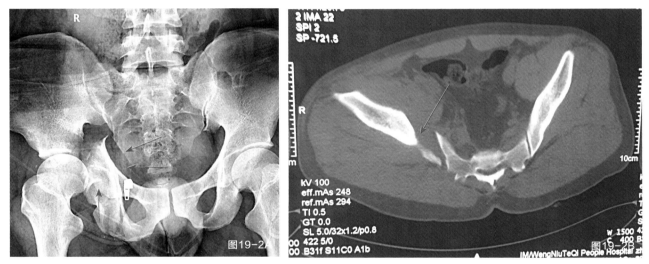

图19-2 A.箭头所指分别为骨盆后环骶髂关节脱位，髋臼顶部髂耻线断裂，髋臼顶骨折移位，髋关节脱位，关节内有游离骨块；B.CT显示骨盆后环为骶髂关节外旋脱位

3.
Ⅲ型

髋臼骨折和骨盆骨折同时存在，受伤机制不同，治疗可以分别进行（图19-3）。

在临床中，可以将Ⅰ型髋臼骨折合并骨盆骨折单纯地认为是骨盆骨折。因为从受伤机制和骨折形态来说，骨盆环的破坏及不稳定是疾病的主要矛盾，而髋臼骨折多数表现为低位的前柱骨折。治疗的目的是恢复骨盆环

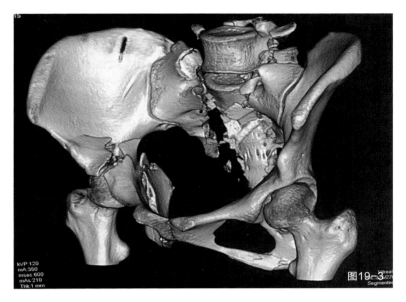

图19-3 20岁女性，高处坠落伤，造成髋臼骨折合并骨盆骨折，其中髋臼骨折为T形骨折，而骨盆骨折为骶骨的H形骨折

的稳定性，在治疗骨盆环的过程中，髋臼骨折同时得到了治疗。

　　Ⅱ型髋臼骨折合并骨盆骨折是在临床工作中比较难处理的。这类骨折发病率占骨盆骨折、髋臼骨折总病例数的5.1%，而文献中这个数字会较高，甚至能到15.7%。这和诊断标准有关。研究中多把骨盆骨折定义为累及后环，表现出明显的不稳定性，而且同侧髋臼骨折。从损伤机制来说，此种损伤有不同的损伤机制掺杂，骨盆骨折以内外侧旋转暴力为主；髋臼骨折则以直接暴力为主。因此，表现出的骨折类型，与单纯的髋臼骨折、骨盆骨折类型分布有明显不同。骨盆垂直不稳定类型发生率明显降低，而髋臼骨折发生率高的类型也不是传统的后壁骨折、双柱骨折和横断伴后壁骨折，而是横断骨折，前方伴后方半横行骨折为主（表19-1）。髋臼横断骨折的发生机制是髋关节轻度内旋、外展时，有直接暴力作用于大粗隆；或当屈髋时，骨盆后方受到直接暴力。而髋臼后壁骨折是前方撞击，即股骨轴向暴力，屈髋时发生。因此，同侧肢体发生骨盆骨折和髋臼骨折多数由于侧方（旋转暴力）和后方（直接暴力合并旋转暴力）引起。在临床工作中，这类直接暴力造成的骨折，局部软组织损伤较重，会合并Morel-Lavallée损伤。此类骨折的治疗与Ⅰ型骨折不同，治疗过程包含两层含义，一是恢复骨盆环的完整性，二是恢复髋臼的解剖关系；而骨盆后环（骶髂关节脱位）的解剖复位和稳定，决定了髋臼顶（髋臼前后柱）的位置，是髋臼骨折复位的基础，二者不能孤立看待。所以也就决定了治疗的顺序，应先复位固定骨盆骨折，再处理髋臼骨折。

表19-1　52例患者骨盆骨折Young-Burgess分型和髋臼骨折Judet-Letournel分型

骨盆骨折	（分型）	APC	LC	VC	合计
髋臼骨折 （分型）	Tr	10	8	2	20
	A+pT	7	4		11
	BC	7	4	1	12
	T	4	1	1	6
	Tr+PW	2			2
	PC+PW	1			1
合计		31	17	4	52

注：骨盆骨折Young-Burgess分型，APC—前后应力，LC—侧方应力，VC—垂直应力；髋臼骨折 Judet-Letournel分型，Tr—横断骨折，T—T形骨折，A+pT—前方伴后方半横行骨折，Tr+PW—横断伴后壁骨折，BC—双柱骨折，PC+PW—后壁伴后柱骨折。

Ⅲ型髋臼骨折合并骨盆骨折的损伤机制不明，二者不像前两种类型有一定的内在联系性。多是由于高能量损伤造成。治疗时，骨盆骨折和髋臼骨折可以被当成两个单独的个体，分别予以治疗。

二、手术操作技术

髋臼骨折合并骨盆骨折的手术治疗，一定是首先复位、固定骨盆骨折，然后治疗髋臼骨折。

1.
Ⅰ型髋臼骨折合并骨盆骨折

可以被当作单纯的骨盆骨折来治疗（图19-4）。

（1）体位，平卧位，透光手术床，常规消毒铺单。

（2）手术。根据骨盆骨折的治疗原则，首先复位、固定骨盆后环，再治疗前环（髋臼）骨折。由于此类损伤受伤暴力大，髋臼骨折的存在，使得后环难以通过闭合方式得到复位，均须切开复位。应用髂窝入路，显露骶髂关节，使用骨盆复位器械和山茨针固定于髂嵴辅助复位。后环复位后，应用重建接骨板和骶髂螺钉固定。

髋臼骨折是低位横断骨折，应用髂腹股沟入路或Stoppa入路均可以治疗（图19-4）。

2.
Ⅱ型髋臼骨折合并骨盆骨折

（1）体位。治疗时，髋臼骨折手术适应证是必须首先考虑的因素，即恢复髋臼的解剖结构。而骨盆骨折手术的适应证除了恢复骨盆环的稳定性，还有是否影响髋臼骨折的复位与固定。骨盆后环（骶髂关节脱位）的解剖复位和稳定，决定了髋臼顶（髋臼前后柱）的位置，是髋臼骨折复位的基础。所以，需要对骨盆骨折和髋臼骨折分别进行评估，再将治疗方案予以整合。髋臼骨折的分型决定了手术体位的选择。

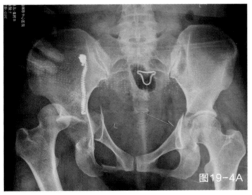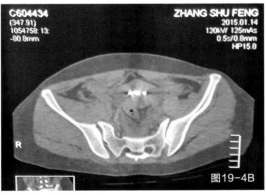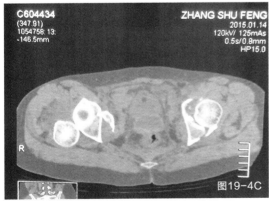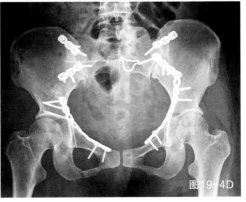

图19-4　Ⅰ型髋臼骨折合并骨盆骨折的治疗。A.女性，40岁，车祸致伤。右下肢屈髋、内收畸形，活动受限。骨盆分离挤压试验阳性。X线片示左侧骶髂关节增宽，箭头指向双侧髋臼水平髂耻线断裂，骨折移位，右侧髋关节脱位。B.CT示双侧骶髂关节脱位。C.CT示双侧髋臼受累，右侧髋臼前柱骨折移位，髋关节脱位；左侧髋臼适合性破坏，半脱位。D.诊断：骨盆骨折B3型，髋臼骨折（双侧），髋关节后脱位（右）。首先麻醉下闭合复位右侧髋关节脱位，采用双侧髂窝入路联合Stoppa入路复位和固定骨盆、髋臼骨折。在复位固定骨盆前环的同时，髋臼骨折得到了治疗

（2）手术。手术都是先复位骨盆后环并固定，再行髋臼骨折的复位和固定。术前计划中，充分了解移位的骨盆骨折和髋臼骨折二者之间存在相互影响，可以从以下病例的治疗中加强对骨折复位和固定的顺序和难点的认识（图19-5）。

3.
Ⅲ型髋臼骨折合并
骨盆骨折

这种类型骨盆骨折和髋臼骨折虽然同时存在，但之间的相互关系不如前两种类型那样紧密。治疗时既可以同时进行，也可以分期进行。但最好还是首先稳定骨盆，这是因为骨盆骨折的治疗越早越好，且有时手法复

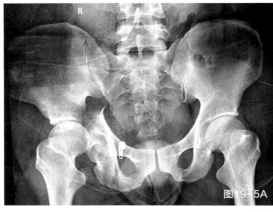
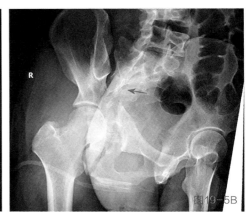

图19-5 A.骨盆后环显示骶髂关节脱位，合并髋臼顶部水平的骨折，髋关节脱位，关节内有游离体。B.骶髂关节脱位在斜位片显示的更明显。C.CT显示骶髂关节完全脱位，骨盆后环失去稳定性。D.CT显示骨盆骨折为骶髂关节脱位，髋臼后柱类似于节段骨折，关节内有游离体。E.此例选取前后联合入路治疗。采用"漂浮体位"，首先应用髂腹股沟入路显露前方，示髂腰肌嵌夹在髋臼顶的骨折间；髋臼里的游离骨块影响复位；因此，应用Kocher-Langenbeck入路显露后方，示后壁骨折块进入关节内，清理复位后，使前方髂腰肌松解。之后按照骶髂关节一前柱一后柱一后壁的顺序复位固定。此为术后X线片

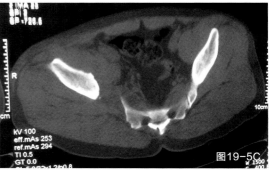
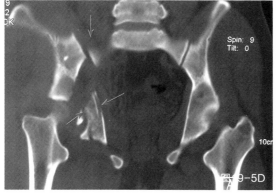
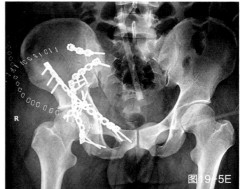

位就可以达到要求；而髋臼骨折的治疗需要达到关节的解剖复位，对手术时机和术中体位、复位手法的要求均相对复杂，一个稳定的骨盆环境对髋臼骨折的治疗，是一种保障。

三、治疗要点

（1）髋臼骨折和骨盆骨折同时存在，是高能量损伤，损伤机制复杂，急救时需要更有经验的医师进行指导。

（2）髋臼骨折和骨盆骨折同时存在时，识别各自的骨折类型与它们之间的内在联系，对于后期确定治疗有指导意义。

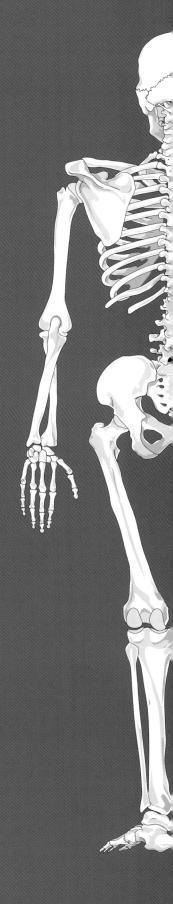

| 第20章 |

陈旧髋臼骨折的
手术治疗

王满宜 朱仕文

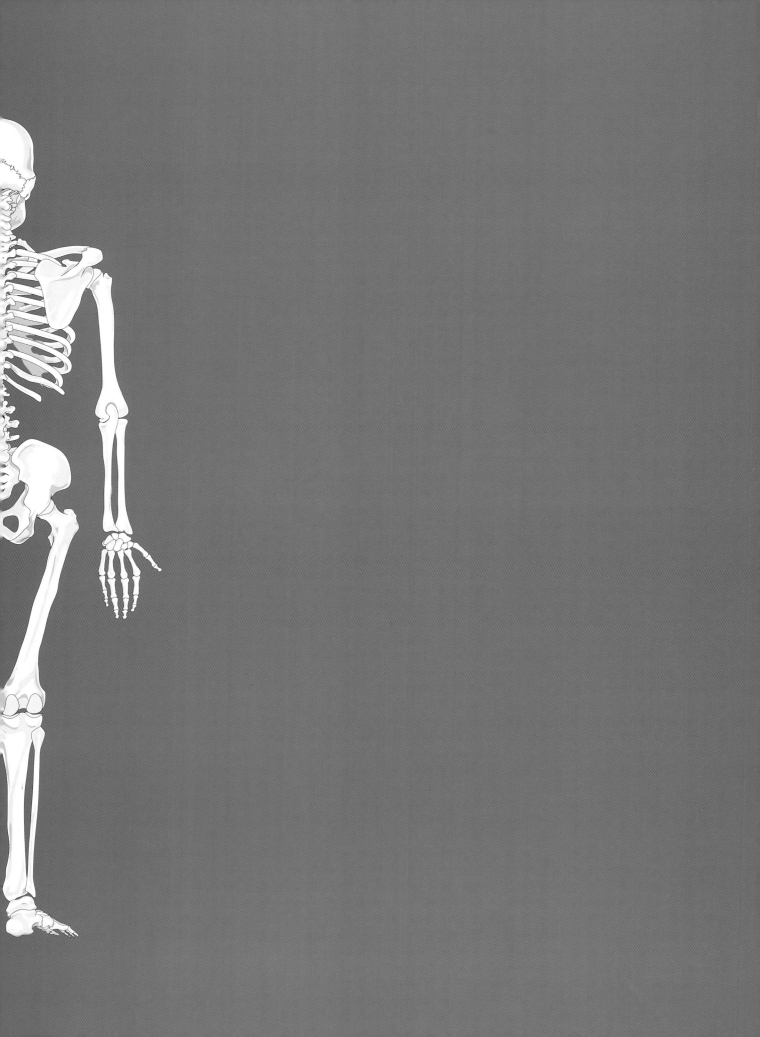

陈旧髋臼骨折的手术治疗对骨科医师而言无疑是一个巨大的挑战。幸运的是，在发达国家，随着完备的急救网络体系的建立，陈旧髋臼骨折已经很难遇到了；就算是发展中国家，随着急救网络体系的日益完善和骨折治疗水平的提高，绝大多数的髋臼骨折也可以在早期得到救治。因此，陈旧髋臼骨折的治疗经验非常珍贵。

Letournel和Judet根据髋臼骨折患者伤后接受手术的时间，将髋臼骨折的手术治疗分为三个阶段：伤后3周内；伤后3周到4个月；伤后4个月以上。如果髋臼骨折伤后超过3周，骨折端大量的瘢痕会给手术复位带来非常大的困难。如果伤后超过4个月，骨折端会出现骨痂，而使得解剖结构难以分辨，这些都会影响骨折的复位质量，而带来很差的临床结果。陈旧髋臼骨折的手术时间长，术中出血量大，手术后血肿形成，都会加大术后恢复的难度，也增加了术后感染的风险。

影响髋臼骨折患者预后的主要因素包括：骨折复位质量、年龄、股骨头损伤、坐骨神经损伤、术后严重异位骨化以及股骨头缺血坏死等。而延迟接受手术，对最终功能的影响非常明显。在Johnson所报道的病例中，如果伤后超过3周手术，只有52%的病例能达到解剖复位。Ochs等对多中心1991—2006年的1266例患者资料进行分析，发现如果伤后超过11天，进行手术，很难能达到满意的复位。Kumar对连续住院的73例髋臼骨折患者进行回顾性分析，发现伤后2周后手术病例的关节功能评分要比伤后2周内手术的病例差。Deo报道，伤后2周内接受手术的患者，功能优良率可达91%，而伤后超过2周手术的病例，78%的病例功能评分为中。而Briffa随诊了161例患者，发现伤后8.4天接受手术，50%以上的病例预后不佳。

对于陈旧髋臼骨折的患者，需要在术前慎重选择手术指征，在可能的情况下尽早手术。术前根据影像学资料和患者的实际情况，制定有针对性的个体化的手术方案。在术中，要耐心松解骨折端，逐步复位，最终才能达到满意的骨折复位和固定。

一、手术适应证及术前计划

（一）适应证

（1）Johnson和Matta回顾了207例陈旧髋臼骨折病例，发现虽然陈旧髋臼骨折的手术过程很困难，但是治疗的结果比预想的要好，优良率可达65.5%。因此，对于120天之内的移位大的陈旧髋臼骨折，手术带来的益处还是大于非手术治疗。

（2）有医师认为对于陈旧髋臼骨折患者，如果晚期合并创伤性关节炎，可以通过全髋关节置换得到满意的治疗，因此，他们会认为陈旧髋臼骨折是否进行复位内固定并不重要。但是，事实上，对陈旧髋臼骨折复位内固定直接影响全髋置换术的疗效。Rnawat回顾病例发现伤后髋臼解剖结构的异常，会直接导致全髋关节置换术的失败。赖欧杰等报道，对陈旧髋臼骨折患者进行晚期全髋置换时，能否恢复髋臼的几何中心，与髋臼骨折的类型无关，而与骨折早期的处理方式相关，一期接受内固定手术的病例只有32%存在髋臼骨缺损，而一期行非手术治疗的病例有67%合并骨缺损。可见，陈旧髋臼骨折复位，恢复骨性结构的对合关系，为晚期关节置换手术打下了很好的基础。

（3）陈旧髋臼骨折行非手术治疗会导致一些患者出现骨折不愈合。横断骨折或横断伴后壁骨折类型有很高的不愈合倾向。患者会因疼痛和关节弹响而要求治疗。

（二）术前准备

陈旧髋臼骨折的手术治疗，难度大，手术风险比新鲜骨折要高。因此，在手术前，要做好详细的准备工作。手术医师在术前要与患者充分沟通，说明手术的目的，手术能给患者带来的益处，同时，也必须给患者讲清手术的难度与风险，请患者能够充分理解并积极配合。术者在术前要对患者的影像学资料进行仔细评估，正确对骨折进行分型，制订手术计划，包括采取的体位、手术入路、复位顺序、固定顺序等。对于伤后时间长、移位严重、分型复杂的病例，可以在术前根据CT原始数据，打印患者骨盆的3D模型，在模型上设计，进行模拟复位和固定。

预估术中出血风险极高的患者，术前可以请介入医师帮助，对出血风险高的血管，进行预防性的栓堵，以减少术中的出血。

二、手术技术

陈旧髋臼骨折手术治疗的目的和新鲜骨折一样：获得确切的解剖复位、稳定的固定、恢复髋关节活动度、减少疼痛。关节面的复位质量与髋关节创伤后关节炎的发病相关。随着骨折后时间的增加，骨折端的瘢痕组织和骨痂逐渐形成，给复位带来较大的困难。根据Matta等的报道，关节面移位超过3mm的髋臼骨折预后通常不佳，但是对于骨折线不累及或较少累及负重的髋臼顶时，也可能获得较为满意的预后。Letournel和Judet认为关节面移位大于2mm的髋臼骨折预后不良。因此，陈旧髋臼骨折的手术治疗，要尽可能达到关节面的满意复位。

（一）手术入路选择

陈旧髋臼骨折的手术治疗较新鲜骨折的手术治疗要困难很多，且这种骨折比陈旧和新鲜的骨干骨折治疗起来困难更大，这主要是因为骨盆所具有的不规则解剖结构，除了陈旧骨折常常存在的瘢痕组织增生、骨痂形成、骨折端挛缩，骨折线辨认不清等困难外，更重要的是和骨折相连的韧带及软组织挛缩所造成的旋转移位很难纠正，加之暴露过程中的出血，使手术难度更大。大多数陈旧骨折需要前后同时暴露，清理瘢痕组织及骨痂，彻底松解挛缩的韧带和软组织，以使骨折端的活动度尽可能大，从而有利于复位。对于畸形愈合不能辨认骨折线时，有时需要截骨来获得复位。所以陈旧髋臼骨折手术入路的选择原则上以骨折类型为主，但与新鲜骨折不同的是，对于涉及前后柱均骨折的病例，经常需要前后联合入路进行暴露。

对于单纯的后柱、后壁及后柱伴后壁骨折，选用Kocher-Langenbeck入路即可完成复位和固定，但有时由于瘢痕及软组织挛缩严重，需要做大粗隆截骨，以扩大暴露范围。选用Kocher-Langenbeck入路时，患者最好采用完全俯卧位（如果术中需要行髋关节脱位，则应选择侧卧位），俯卧位可以使术者和助手获得很好的暴露视野，便于操作。

对于单纯前柱及前壁骨折，可选用髂腹股沟入路，但对于陈旧髋臼骨折，单纯前柱及前壁骨折的病例很少，Johnson 等报道的188例陈旧髋臼骨折中，只有9例为前柱和前壁骨折，不到5%，所以较少使用。

对于其余5种涉及前后柱骨折的类型，可能更多地要考虑采用前后联合入路或扩展的髂股入路来暴露，Letournel等于1974年开创的扩展的髂股入路主要是针对复杂的及需要前后暴露的髋臼骨折。Johnson 等在他们的大宗病例中建议使用扩展的髂股入路。Keith等报道的一组由于复位不良而翻修的髋臼骨折病例中，23%取扩展的髂股入路。有些作者建议尽可能不采用扩展的髂股入路，该入路并发症多，如感染、关节僵直、外展肌无力以及异位骨化等严重影响功能等。Routt和Harris等认为同时前后联合入路在治疗复杂及陈旧髋臼骨折有优势，前后联合入路可以不离断外展肌，从而避免术后臀肌无力，复位及固定均很充分，但他们指出同时前后联合入路的缺点是需要两组医师，手术时间长及出血多。而王满宜等认为，对于陈旧的髋臼骨折，髂腹股沟入路和Kocher-Langenbeck入路的前后联合同时暴露较扩展的髂股入路更有优势，可以由一组医师来完成，患者取"漂浮体位"进行消毒和铺单，患肢无菌包裹置于手术台上，术中可由仰卧位到俯卧位自由转换，前方手术时患者取仰卧位，后方手术时患者变为俯卧位，这样比起扩展的髂股入路在分别对前柱或后柱的暴露上更充分，尤其对于陈旧髋臼骨折，采用前后联合入路同时暴露，可同时对前后的瘢痕组织进行松解，前后同时联动复位，可提高解剖复位率。

（二）手术操作技术

陈旧髋臼骨折手术的关键是对骨折端的松解，术前仔细研究影像学资料，确定新生骨痂和正常骨之间的关系，术中通过清理瘢痕组织及骨痂，辨认骨折线，逐渐对骨折端进行松解，以使骨折端游离并能够活动。如果术中骨折线可以辨认出，则仔细清理骨折端周围的瘢痕及新生骨痂，对于柱的骨折，需要清理骨折间隙的瘢痕组织，并且对骨折端周围软组织逐渐地进行松解和游离，后柱骨折通常因骶结节韧带和骶棘韧带挛缩而使旋转移位很难纠正，术中要逐渐地对韧带及软组织进行松解和游离，使骨折端能够自由活动。图20-1～20-3为1例女性陈旧髋臼骨折，患者在妊娠期间（妊娠8个月）遭受车祸外伤，由于妊娠而未行X线检查，一直疼痛跛行，孩子顺利出生后3个月后才拍片检查，发现为陈旧的髋臼后柱骨折伴股骨头脱位，手术中清理髋臼内的增生瘢痕组织，对后柱进行逐渐松解和游离，由于旋转移位很难

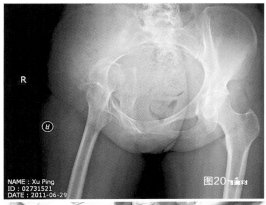

图20-1 女性，26岁，妊娠8个月时车祸致伤，因担心放射线对胎儿有影响，一直到伤后5个月才接受X线检查。入院时的正位X线片，提示右侧陈旧髋臼后柱骨折，伴股骨头脱位

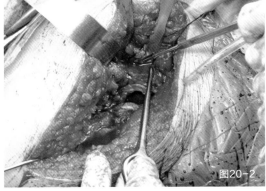

图20-2 图20-1患者术中，清理髋臼窝的瘢痕并松解骶结节韧带和骶棘韧带，这样才能使后柱有一定的游离度

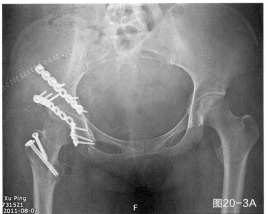

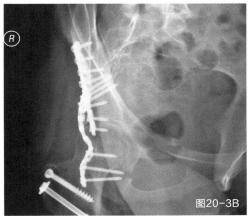

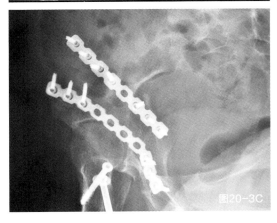

图20-3 图20-1患者术后X线检查。显示后柱解剖复位

纠正，对骶棘韧带和骶结节韧带进行松解，使后柱能够活动，最终使后柱获得了近乎解剖复位（图20-1～20-3）。由于瘢痕组织增生，软组织挛缩，在取Kocher-Langenbeck入路时，也可行大转子截骨，将髋外展肌及股外侧肌瓣向后上翻转，可以使暴露更充分，最终获得良好的复位（图20-4）。

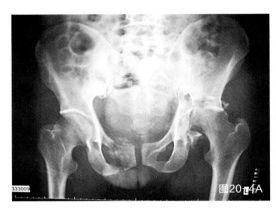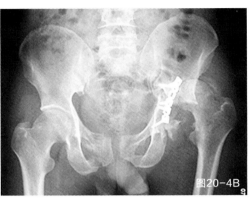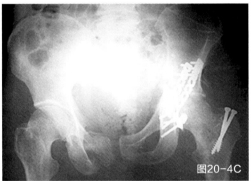

图20-4　男性，54岁。A.骨盆正位片提示左髋臼横断伴后壁骨折，合并后脱位；B.伤后45天在外院行切开复位术后脱位未纠正；C.术后74天再次手术，术中行大粗隆截骨，增加暴露，重新复位固定后拍正位片，显示正常的头臼对合关系

对于壁的骨折，在清理附着在其上的瘢痕及骨痂时，要注意不要游离后壁骨折块，保持其和关节囊及软组织的连接，这样至少有两个好处，一是可以保护骨折块的血液供应，防止缺血性骨坏死的发生，二是有利于判断骨折块的正确位置，尤其是粉碎的后壁骨折，有时很难判断每个骨折块的正确位置，如果有软组织相连，根据相连软组织的走行方向及距离限制，有助于判断骨折块的确切位置。

对于畸形愈合的陈旧髋臼骨折，术中很难辨别出骨折线，这时则需要截骨来获得复位，截骨分为关节外和关节内，对于关节外截骨，主要是纠正不正常的旋转、成角及短缩畸形，而关节内截骨则要尽可能使关节面获得解剖复位，且在截骨时保护关节软骨的完整。图20-5～20-7为1例骨盆骨折合并髋臼骨折的患者，由于最初全身和腹部严重损伤的抢救治疗而延误了骨折的治疗，待骨科治疗时已达伤后8个月，取前后联合入路，分别行关节外和关节内截骨，最终复查功能良好。

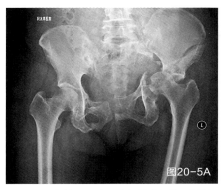 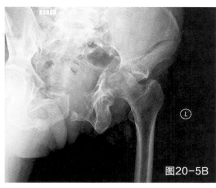 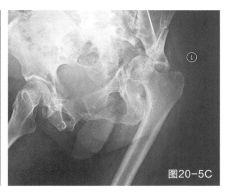

图20-5　女性，46岁，陈旧骨盆与髋臼骨折，因伤后腹部外伤需要抢救生命，入院时已是伤后8个月。A～C.术前骨盆正位、髂骨斜位、闭孔斜位片，显示左侧骶髂关节脱位，左侧髋臼双柱骨折，移位明显。术中采取前后联合入路，行关节内和关节外截骨，获得满意复位

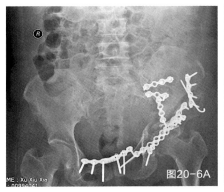 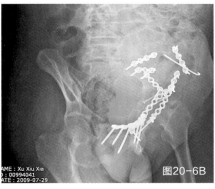 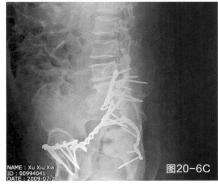

图20-6　图20-5患者术后影像。A.双髋正位；B.髂骨斜位；C.闭孔斜位

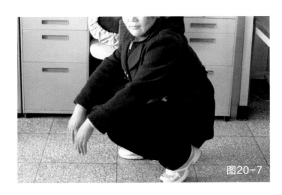

图20-7　图20-5患者术后8个月随访，功能良好

对于陈旧髋臼后壁骨折伴后壁吸收缺损的病例，如果患者年龄大，股骨头负重区有损伤，则一般行全髋关节置换；如果患者年轻，股骨头负重区无损伤，可考虑行后壁重建，重建时从就近的髂后上棘取骨块，修整成后壁形状，牢固固定以确保早期的关节功能锻炼（图20-8～20-13）。

对于涉及两个柱的陈旧的髋臼骨折，常常前后均需要暴露，以便使前后柱均获得松解，此时前后同时暴露有很大的优势，因为髋臼骨折复位时，最困难的是判断和纠正旋转移位，这种旋转移位在单纯的前或后入路

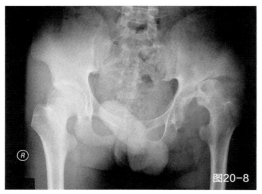

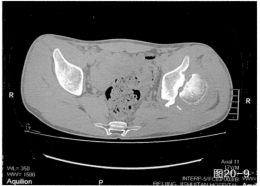

图20-8　男性，17岁，伤后6个月住院。骨盆正位片，提示左髋臼后壁骨折，后脱位

图20-9　CT影像，显示涉及骨折臼顶，股骨头缺损

图20-10　牵引下骨盆正位片，提示牵引下股骨头可还纳到髋臼内

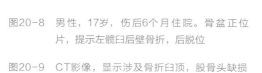

图20-11　A、B.术中从髂后上棘取骨，修剪为竹筏样，以此来重建髋臼后壁

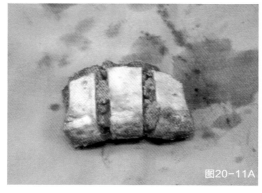

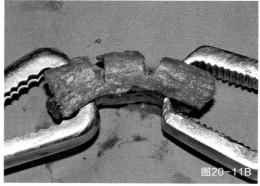

图20-12　术后X线正位片，显示良好的头臼关系

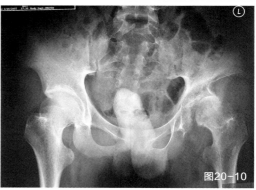

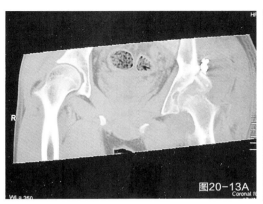
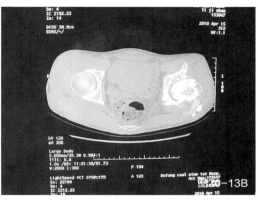

图20-13 A、B.术后CT影像进一步证实头臼关系良好匹配

很难纠正，前后同时暴露，同时复位会更容易。同时暴露可以选择扩展的髂股入路或前后联合入路，选择联合入路时，患者取侧卧位（漂浮体位）消毒及铺单，术中进行前入路（髂腹股沟入路）时，患者取仰卧位；进行后入路（Kocher-Langenbeck入路）时，患者再翻转为俯卧位。在变换体位时要确保手术台无菌。图20-14是1例双柱骨折手术失败后2个月的患

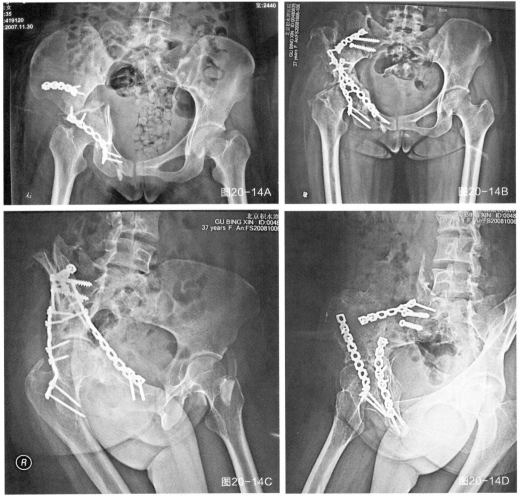

图20-14 女性，38岁，右侧髋臼双柱骨折，在外院手术后2个月。A.骨盆正位片，显示骨折复位质量差。再次经前后联合入路手术，得到满意复位。B～D.术后8个月复查，头臼关系好，骨折愈合

者，采用前后联合入路获得了很好的复位和固定。前后联合入路的优势尤其在骨盆合并髋臼骨折手术时更能得到体现，如图20-15～20-17的陈旧骨盆合并髋臼骨折，前后同时暴露耻骨联合及髋臼骨折，同时对两处骨折进行松解，同时复位，复位后暂时用克氏针维持固定，在所有骨折均获得复位后，再完成最终的接骨板螺钉固定。

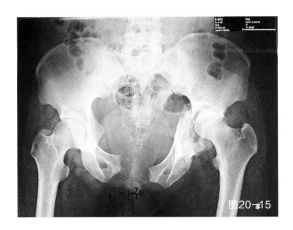

图20-15 男性，28岁，伤后2个月入院。骨盆合并左侧髋臼横断伴后壁骨折

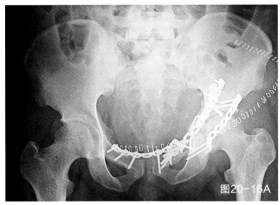

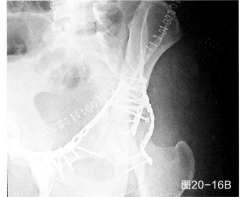

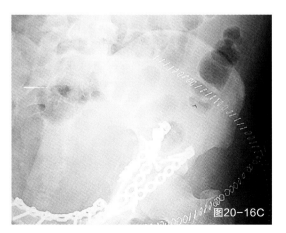

图20-16 A～C.经前后联合入路手术，同时暴露松解骨折，最终获得满意复位

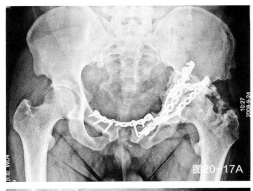
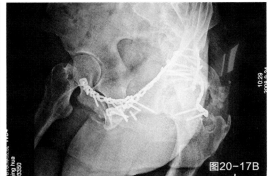
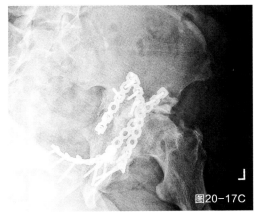

图20-17　A~C.术后21个月复查，骨折愈合，左髂轻度异位骨化形成

三、结果分析

目前对陈旧髋臼骨折治疗结果的报道相对较少。Johnson等报道临床优良率为65.5%，Letournel等报道优良率为64.4%。虽然陈旧髋臼骨折的治疗困难重重，在过去的20年里，笔者尽力对陈旧髋臼骨折进行复位和固定，事实证明，结果还是令人鼓舞的。虽然有些医师持不同意见，笔者还是愿意将治疗结果与读者分享。

北京积水潭医院1995年1月—2008年12月共收治骨折3周以上的髋臼骨折患者108例，其中资料完整并获得随访的71例（共74髋，左侧38例，右侧30例，另有3例为双侧髋臼骨折）。其中男性61例，女性10例。平均年龄39.4岁（17～64岁）。平均住院日34.6天（14～123天）。根据Letournel髋臼骨折分型：后壁骨折27髋，横断骨折9髋，前柱骨折2髋，横断伴后壁骨折22髋，后柱伴后壁骨折2髋，T形骨折4髋，双柱骨折8髋。原始损伤合并髋关节后脱位35髋，合并髋关节中心性脱位3髋。

71例患者的致伤原因：车祸63例，重物砸伤5例，高处坠落伤2例，挤压伤1例。

手术距离受伤时间平均为49天（21～235天），其中：21～30天，35侧（47.3%）；31～60天，22例（29.7%）；61～90天，9例（12.2%）；91～120天，2例（3%）；120天以上6例（8.1%）。

手术入路的选择，如表20-1所示。

Kocher-Langenbeck入路58髋。其应用于全部的后壁骨折（27髋）和后柱伴后壁骨折（2髋），21髋横断伴后壁骨折，4髋横断骨折，T形骨折3髋，双柱骨折1髋。

髂腹股沟入路10髋。包括全部前柱骨折2髋、横断骨折4髋和双柱骨折4髋。

前后联合入路6髋，包括横断骨折1髋、横断伴后壁骨折1髋、T形骨折1髋和双柱骨折3髋。

表20-1　骨折分型及手术入路

手术入路	后壁骨折	横断骨折	前柱骨折	横断伴后壁骨折	后柱伴后壁骨折	T形骨折	双柱骨折	合计
Kocher-Langenbeck入路	27	4	0	21	2	3	1	58
髂腹股沟入路	0	4	2	0	0	0	4	10
前后联合入路	0	1	0	1	0	1	3	6
合计	27	9	2	22	2	4	8	74

平均手术时间193分钟（90～480分钟），49例患者采用术中自体血回吸收，200～2400ml，平均700ml。22例患者未输异体血，其余平均输异体血量1600ml（600～8200ml）。

在74髋手术中，49髋骨折在术中发现骨折未完全愈合，可以较清晰地分辨原始骨折线。其余25髋均有不同程度的畸形愈合。有5髋因手术中无法辨认骨折线而行耻坐骨支及髋臼顶部的截骨术。有8髋Kocher-Langenbeck入路和2髋前后联合入路的手术在术中行大粗隆截骨术以扩大显露范围。在合并髋关节后脱位的患者中有5髋因股骨头复位困难而将股方肌切断进行松解。手术中发现股骨头压缩变形4髋，股骨头软骨面磨损5髋。5髋因髋臼后壁缺损严重而行髂后上嵴取骨植骨重建髋臼后壁的完整性。

最终71例（74髋）获得随访，平均随访时间为59个月（12~109个月）。按照改良的Merle d'Aubingne和Postel的髋臼骨折功能评分方法进行评分，结果优10髋、良42髋、中13髋、差9髋，优良率为70.3%。与Johnson等报道的65.5%及Letournel等报道的64.4%的优良率类似。

本组病例中伴后壁骨折，尤其是原始损伤伴有髋关节后脱位或股骨头损伤的病例预后不佳的概率明显升高。表20-2为各骨折分型中功能评分的分布情况。结果为差的9髋中：1例男性患者，47岁，后壁骨折后合并后脱位，伤后7个月方行手术，术后3个月出现股骨头坏死，术后半年行全髋置换手术。

按照Matta的放射学评分标准：优14髋，良35髋，中15髋，差10髋，优良率为66.2%。

表20-2　骨折分型与功能评分

功能评分	后壁骨折	横断骨折	前柱骨折	横断体后壁骨折	后柱体后壁骨折	T形骨折	双柱骨折	合计
优	2	1	1	5	0	0	1	10
良	15	5	0	12	2	3	5	42
中	6	3	0	2	0	1	1	13
差	4	0	1	3	0	0	1	9
合计	27	9	2	22	2	4	8	74

四、小结

陈旧髋臼骨折的手术治疗是一项具有挑战性的工作，需要在术前慎重选择手术指征，在可能的前提下尽早手术。术前根据影像学资料和患者的实际情况，制定出个性化的手术方案，在术中，要耐心松解骨折端，逐渐复位，最终得到满意的骨折复位和固定。

▎ 参考文献

1. Letournel E Judet R. Fracture of Acetabulum. 2nd ed. Berlin:Springer Verlag, 1993.

2. 王满宜，吴新宝，朱仕文，等 . 陈旧髋臼骨折的手术治疗 . 中华外科杂志 , 2003, 41(2): 130-133.

3. Johnson EE, Matta JM, Mast JW, et al. Delayed reconstruction of acetabular fractures 21-120 days following injury. Clin Orthop Relat Res, 1994(305): 20-30.

4. Petsatodis G, Antonarakos P, Chalidis B, et al. Surgically treated acetabular fractures via a single posterior approach with a follow-up of 2-10 years. Injury, 2007, 38(3): 334-343.

5. Giannoudis PV, Nikolaou VS, Kheir E, et al. Factors determining quality of life and level of sporting activity after internal fixation of an isolated acetabular fracture. J Bone Joint Surg Br, 2009, 91(10): 1354-1359.

6. Ochs BG, Marintschev I, Hoyer H, et al. Changes in the treatment of acetabular fractures over 15 years: Analysis of 1266 cases treated by the German Pelvic Multicentre Study Group (DAO/DGU). Injury, 2010, 41(8): 839-851.

7. Madhu R, Kotnis R, Al-Mousawi A, et al. Outcome of surgery for reconstruction of fractures of the acetabulum. The time dependent effect of delay. J Bone Joint Surg Br, 2006, 88(9): 1197-1203.

8. Kumar A, Shah NA, Kershaw SA, et al. Operative management of acetabular fractures. A review of 73 fractures. Injury, 2005, 36(5): 605-612.

9. Deo SD, Tavares SP, Pandey RK, et al. Operative management of acetabular fractures in Oxford. Injury, 2001, 32(7): 581-586.

10. Briffa N, Pearce R, Hill AM, et al. Outcomes of acetabular fracture fixation with ten years' follow-up. J Bone Joint Surg Br, 2011, 93(2): 229-236.

11. Ranawat A, Zelken J, Helfet D, et al. Total hip arthroplasty for posttraumatic arthritis after acetabular fracture. J Arthroplasty, 2009, 24(5): 759-767.

12. Lai O, Yang J, Shen B, et al. Midterm results of uncemented acetabular reconstruction for posttraumatic arthritis secondary to acetabular fracture. J Arthroplasty,2011, 26(7): 1008-1013.

13. Mohanty K, Taha W, Powell JN. Non-union of acetabular fractures. Injury, 2004, 35(8): 787-790.

14. Haverkamp D, Luitse JS, Eijer H. Acetabular reduction osteotomy using surgical dislocation of the hip joint for treatment of a malunited acetabular fracture. Arch Orthop Trauma Surg, 2004, 124(8): 527-530.

15. Giannoudis PV, Grotz MR, Papakostidis C, et al. Operative treatment of displaced fractures of the acetabulum. A meta-analysis. J Bone Joint Surg Br, 2005, 87(1): 2-9.

16. 吴新宝 , 杨明辉，王满宜，等 . 髋臼骨折术后异位骨化的手术切除 . 中华外科杂志 , 2008, 46(7): 506-509.

17. Matta JM, Siebenrock KA. Does indomethacin reduce heterotopic bone formation after operations for acetabular fractures? A prospective randomised study. J Bone Joint Surg Br, 1997, 79(6): 959-963.

18. Rath EM, Russell GV Jr, Washington WJ, et al. Gluteus minimus necrotic muscle debridement diminishes heterotopic ossification after acetabular fracture fixation. Injury, 2002, 33(9): 751-756.

19. Matta JM, Anderson LM, Epstein HC, et al. Fractures of the acetabulum. A retrospective analysis. Clin Orthop Relat Res, 1986(205): 230-240.

20. Triantaphillopoulos PG, Panagiotopoulos EC, Mousafiris C, et al. Long-term results in surgically treated acetabular fractures through the posterior approaches. J Trauma, 2007, 62(2): 378-382.

21. Sen RK, Veerappa LA. Long-term outcome of conservatively managed displaced acetabular fractures. J Trauma, 2009, 67(1): 155-159.

22. 朱仕文 , 王满宜 , 吴新宝 , 等 . 髋臼骨折手术并发症预防 . 中华外科杂志 , 2003, 41(5): 342-345.

23. Matta JM, Olson SA. Factors related to hip muscle weakness following fixation of acetabular fractures. Orthopedics, 2000, 23(3): 231-235.

24. Borrelli J Jr, Ricci WM, Anglen JO, et al. Muscle strength recovery and its effects on outcome after open reduction and internal fixation of acetabular fractures. J Orthop Trauma, 2006, 20(6): 388-395.

25. 汤文杰, 王满宜, 朱仕文. 髋臼骨折 Kocher-Langenbeck 入路术后等速肌力测试 :36 例患肢髋关节周围力量分析. 中国组织工程研究杂志, 2008, 12(44): 8666-8668.

26. Reddix RN Jr, Webb LX. Computer-assisted preoperative planning in the surgical treatment of acetabular fractures. J Surg Orthop Adv, 2007, 16(3): 138-143.

27. 王军强, 吴伟坚, 邓宁, 等. 计算机辅助影像导航经皮螺钉内固定治疗髋臼骨折的实验研究. 中华医学杂志, 2008, 88(27): 1900-1904.

28. Mayo KA, Letournel E, Matta JM,et al. Surgical revision of malreduced acetabular fractures. Clin Orthop Relat Res,1994, 305:47-52.

29. Bosse MJ.The modified extensile exposure for complex acetabular fracture surgery. Oper Tech Ortho，1993,3:53-59.

30. Reinert CM, Bosse MJ, Polka A, et al.A modified extensile exposurefor the treatmentof complex or malunited acetabular fractures. J Bone Joint Surg ,1988,70-A:329-337.

31. Senegas J, Liorzou C, Yates M.Complex acetabular fractures: atranstrochanterichlateral surgical approach. Clin Orthop,1980,151:107-114.

32. Wey J, DiPasquale T, Levitt L, et al. Operative treatment of acetabular fracturesthrough the extensile Henry approach. J Trauma,1999,46:255-260.

33. Routt ML Jr, Swiontkowski MF. Operative treatment of complexacetabular fractures. Combined anterior and posterior exposures duringthe same procedure. J Bone Joint Surg Am, 1990,72:897–904.

34. Harris AM, Althsausen P, Kellam JF. Simultaneous Anterior and Posterior Appraochs for complex acetabular fractures.J Orthop Trauma ,2008, 22(7):494-497.

35. D'Aubingne RM, Postel M. Functional results of hip arthropllasty with acrylic prostheis. J Bone Joint Surg, 1954, 36A:451.

36. Zhu SW, Sun X, Yang MH, et al.Long-term outcome of operative management of delayed acetabular fractures.Chinese Medical Journal,2013,126(14):699-704.

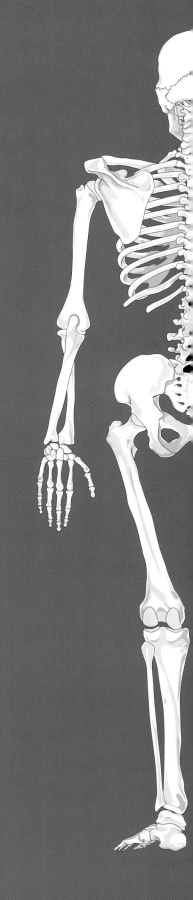

| 第21章 |

髋臼骨折一期全髋关节置换和晚期全髋关节置换

王满宜　孙　旭

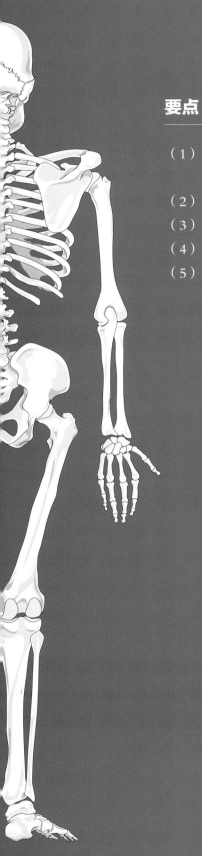

要点

（1）髋臼骨折一期全髋关节置换和晚期全髋关节置换的手术适应证。

（2）一期全髋关节置换术时髋臼骨折的固定方式。

（3）晚期全髋关节置换术时髋臼侧骨缺损的处理方法。

（4）晚期全髋关节置换术时对于先前内固定物的处理。

（5）晚期全髋关节置换术后应常规预防髋关系异位骨化。

髋臼骨折后的全髋关节置换术在一期治疗中并非常规操作，但对于晚期髋关节创伤性关节炎的治疗有着重要的意义。

一、髋臼骨折的一期全髋关节置换

对于绝大多数髋臼骨折的患者而言，通常采用的治疗方法是切开复位和内固定，然而这对于某些类型骨折的治疗预后并不理想，尤其见于已发生骨量减少的患者。例如，关节内粉碎性骨折和关节软骨全层厚度的磨损、股骨头嵌塞、髋臼骨嵌塞面积超过关节面的40%且涉及关节面的负重区等。如果髋臼骨折的X线片上出现"海鸥翼征"（图21-1），通常提示患者的骨质疏松严重，如果行切开复位内固定术，可能预后不佳。

（一）手术适应证

对于髋臼骨折切开复位内固定术而言，预示预后不佳的因素包括：骨折复位不佳、老年患者、持续的髋关节后脱位、股骨头关节软骨损伤、髋臼压缩骨折、髋关节前脱位和粉碎的后壁骨折。在制订髋臼骨折治疗的术前计划时应当充分考虑到这些危险因素。髋臼骨折一期全髋关节置换术的适应证包括：后壁骨折块粉碎和（或）股骨头关节软骨压缩的老年患者，或关节面严重粉碎、关节软骨完全磨损。其他相对适应证包括：已存在的严重退行性关节炎合并关节软骨的完全性丧失以及髋关节对合关系的丧失、股骨颈的完全移位性骨折。对于骨质压缩严重的老年患者，一定要详细追问病史，明确受伤原因、暴力大小，既往身体状态，警惕病理性骨折的可能。必要时可以做全身骨扫描或PET-CT加以鉴别（图21-2）。

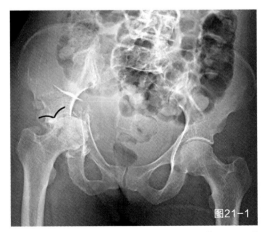

图21-1　黑色实线标记的影像学征象称作"海鸥翼征"

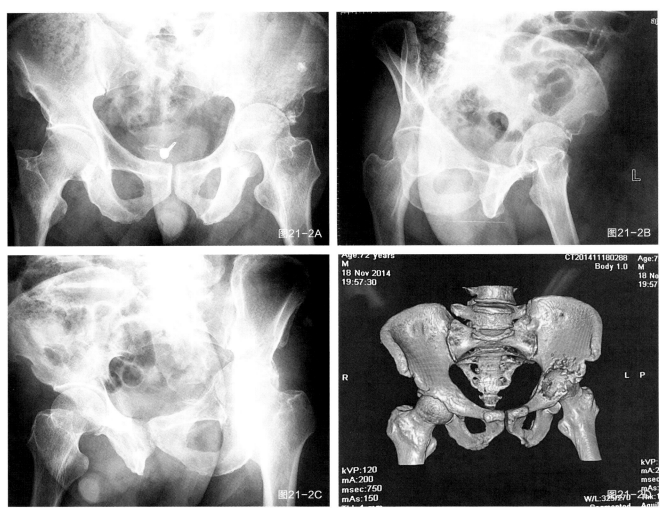

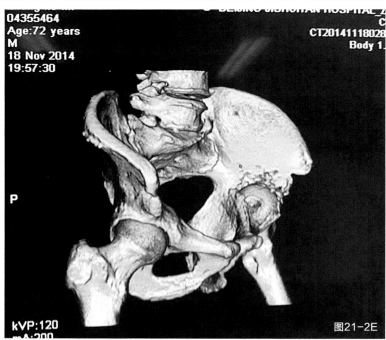

图21-2　男性，72岁，下床时摔伤左髋肿痛活动受限1
　　　　天入院，既往体健，但近2个月来无明显诱因
　　　　出现消瘦。入院后行全身骨扫描提示转移癌

（二）手术操作技术

1.
术前准备

术前行肠道准备及备皮操作、配血，术中采用健侧卧位，如有条件使用全透光手术床，术中采用自体血回吸收。

2.
手术入路选择

髋臼骨折的一期全髋置换通常为累及后壁的复杂骨折。因此，多采用Kocher-Langenbeck入路。切口远端需要顾及股骨侧假体的置入。在逐层显露时，应当注意清除臀小肌的血肿以减少术后异位骨化的发生。辨别股方肌及外旋肌群，切断外旋肌群，注意保留外旋肌的部分止点以备术后重建。术中可能需要显露后柱及坐骨大切迹，应当注意保护坐骨神经。如果髋臼后壁粉碎无法固定，需要进行打压植骨、模块填充等操作时，后方的关节囊需要彻底切除。当术中需要复位前柱的骨折时，还需要联合髂腹股沟入路或Stoppa入路。

3.
股骨颈截骨

髋臼骨折的患者通常为髋臼侧缺损，股骨侧相对完整，此步骤同常规关节置换的操作。

4.
骨折的复位

在臼杯的处理之前，首先需要完成对柱的复位及固定。对于后柱或者前柱的固定，推荐使用3.5mm系列骨盆重建型接骨板进行固定。如果后壁的骨折块相对完整，可以将其复位并固定。由于髋臼骨折一期全髋关节置换的适应证之一就是粉碎的后壁骨折，那么对于粉碎的后壁，在完整柱的固定后，应当将其彻底切除。

因为采用关节置换的方法作为最终治疗方法，对于髋臼骨折的复位并不要求达到关节内骨折复位的标准。另一种常用的固定方法是线缆编织固定。这种固定方法主要适用于部分横断骨折、T形骨折和后柱骨折。编缆的方法有很多种，可以1道线缆8字编织，可以2道线缆交叉编织，可以钻孔过线也可以紧贴皮质表面过线（图21-3，21-4）。这种固定方法虽然无法到达坚强固定，但对于整体力线的维持，特别是四边体骨折，股骨头中心性脱位

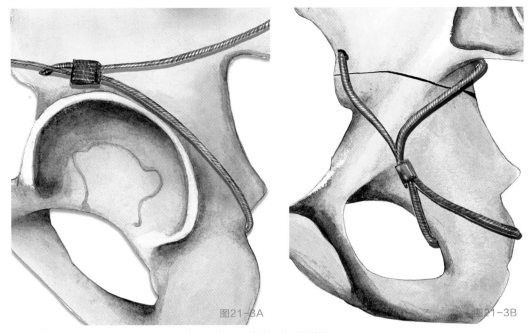

图21-3　使用1道线缆8字固定。图示中采用钻孔过线的方法通过线缆

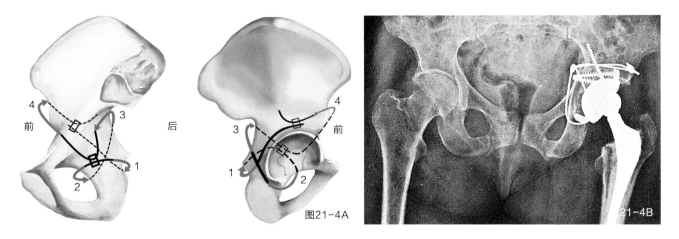

图21-4　2道线缆交叉固定。使用过线器通过皮质表面穿过线缆。A. 1—坐骨棘；2—闭孔；3—坐骨大切迹；4—髂前下棘。B. 引自 Mouhsine E, Garofalo R, Borens O, et al. Acute total hip arthroplasty for acetabular fractures in the elderly: 11 patients followed for 2 years. Acta Orthop Scand, 2002, 73(6): 615-618.

的阻挡作用都是值得采纳的。但是当线缆穿过闭膜孔的时候需要小心，不能损伤闭孔动脉、闭孔神经和阴部内动脉。

对于后壁的处理是骨折复位过程的关键。如果后壁缺损较小，不影响臼杯的稳定性，可以将其忽略，复位后柱后可直接进行股骨颈截骨和磨锉髋臼。大多数需要进行全髋关节置换的髋臼骨折患者都存在较大的髋臼后壁缺损。如果股骨头完整，形态正常。在去除粉碎的后壁后，显露股骨头关节面。使用关节面作为模板，使用骨水泥塑形成后壁形状。再行股骨颈截骨，取出股骨头，按照塑形好的骨水泥修建股骨头。使用3.5mm直径拉力螺钉将股骨头固定于骨缺损的位置，再用塑形好的重建型接骨板进行支撑固定（图21-5）。应当注意的是，所固定螺钉的方向要尽可能远离关节面，避免干扰髋臼锉的磨锉。

5.
髋臼侧的处理

由于髋臼的形态存在异常，在磨锉之前，需要辨别解剖标志，主要包括前壁、坐骨支、坐骨大切迹及髋臼横韧带。磨锉的过程中切忌过度。髋臼侧假体可以使用生物固定的金属骨小梁型假体，压配满意后仍需要配合螺钉固定。也可以使用骨水泥型髋臼假体固定，使用骨水泥型假体的前提是髋臼的骨折端在磨锉过程中已经被骨水泥完全腻平并压实，或在磨锉之前已经完成打压植骨。

6.
髋关节稳定性的判断

复位髋关节后，通过屈髋内旋检测后方的稳定性。由于此类患者的受伤机制，后方软组织通常损伤严重，为了增加髋关节的稳定性可以采用较大的股骨头假体及高边的高交联聚乙烯内衬。

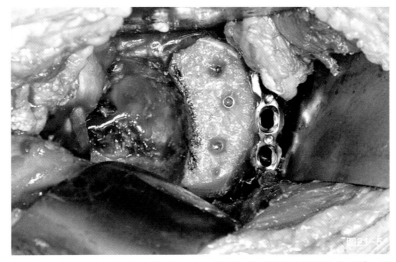

图21-5 使用股骨头进行结构性植骨，3枚螺钉及1块重建接骨板固定"后壁"。引自Sierra RJ, Mabry TM,Sems SA,et al. Acetabular fractures: the role of total hip replacement. Bone Joint J, 2013, 95-B(11 Suppl A): 11-16.

如果股骨头存在骨折或形态异常，则不能使用其作为结构性植骨的模板。在这种情况下，切除粉碎的髋臼后壁后，首先行股骨截骨。使用适合大小的髋臼假体试模作为模板，重建髋臼后壁。

（三）典型病例

病例1：女性，62岁，外伤致右髋疼痛、肿胀、活动受限入院（图21-6~21-9）。

1. **术前诊断** 髋臼骨折（右，后壁）、股骨头骨折（右）、髋关节后脱位（右）。

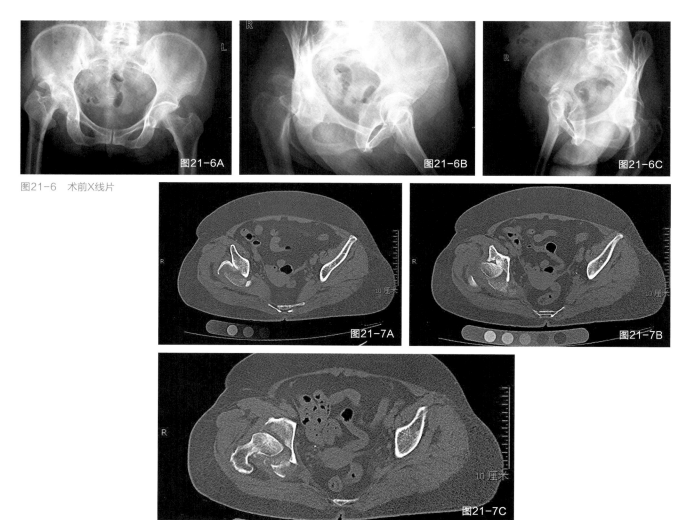

图21-6 术前X线片

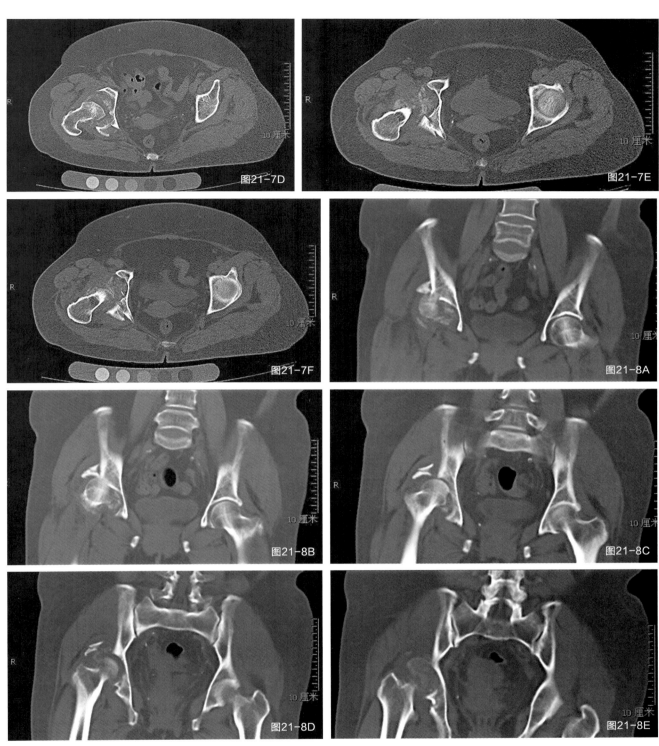

图21-7　术前CT检查横断面影像

图21-8　术前CT检查冠状面影像

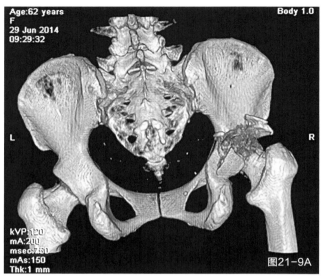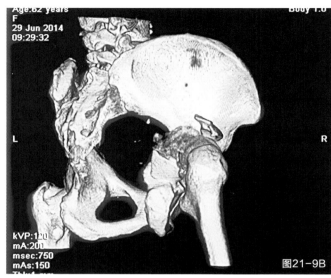

图21-9 术前CT三维重建

<table>
</table>

2.
术前准备

完善各项术前检查，灌肠、备皮、导尿等。

3.
术中操作

左侧卧位，取右侧的Kocher-Langenbeck入路，切断外旋肌群及梨状肌止点，探查坐骨神经，使用肌腹保护神经。探查见股骨头仅1/3与股骨颈相连接，残端已经圆钝，髋臼后壁粉碎，主要的两个骨折块移位明显，边缘存在压缩，牵引患肢，见关节内大量游离体，骨折块为碎屑状，无法固定。全髋关节置换指征明确。

由于髋臼后壁骨折粉碎，无法确定复位标志，先将合适大小的髋臼假体试模置于髋臼内作为模板，复位后壁两个主要的骨折块，下方的骨缺损使用股骨头松质骨填充，分别使用螺钉固定（图21-10）。

复位后壁后，使用9孔和7孔两块低切迹重建型接骨板塑形后，置于后壁后方支撑固定。取出试模，透视后提示后壁复位满意。使用髋臼锉逐级磨锉髋臼，大小合适后安装骨水泥型髋臼假体。股骨侧髓腔开髓，置入合适大小的股骨侧假体及股骨头，复位髋关节后髋关节稳定（图21-11）。

髋臼骨折一期行全髋关节置换的病例在北京积水潭

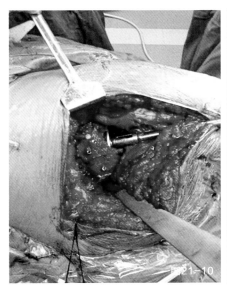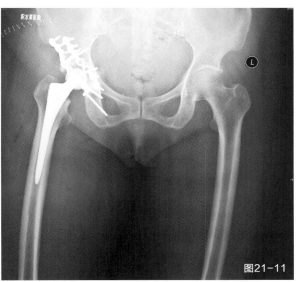

图21-10　使用髋臼试模作为模板，3枚螺钉分别固定两个主要的骨折块和用来填充骨缺损的股骨头松质骨块

图21-11　术后X线片提示内固定物及关节假体位置满意

医院并不多见，目前笔者认为如果可以使用内固定的方式复位并固定骨折，恢复髋关节的对合关系，即使骨折复杂、粉碎，仍然是毋庸置疑的首选方案。尤其是双柱骨折或合并骨盆骨折的患者，应当尽可能恢复骨盆环及髋臼柱的对位，待骨折愈合后再行关节置换手术（见下文病例）。

二、髋臼骨折的晚期全髋关节置换

（一）手术适应证

关节疼痛、僵硬严重影响日常活动，影像学提示进行性加重的关节炎、骨坏死、关节对合关系丧失等。与髋关节骨性关节炎/创伤性关节炎的手术指征相同。

（二）手术操作技术

晚期关节置换的难点在于残留的骨盆畸形、骨折不愈合、骨缺损、骨坏死、先前的内固定阻挡及术区严重的瘢痕等。对于之前行切开复位内固定的患者，如果出现快速的关节退变，应当警惕是否存在隐性感染。

通过血常规、C反应蛋白、全身骨扫描等化验及检查明确有无感染发生。在除外感染后，可考虑进行全髋关节置换术。与一期关节置换不同，髋臼骨折晚期关节置换经常面临着更加严重的骨缺损和骨折不愈合。对于不愈合的病例，通常的处理为清理骨折端、对合关节面并以植骨消除间隙。可使用以拉力螺钉、接骨板螺钉固定骨折块，并通过自体股骨头碎屑骨或块状植骨消除间隙，并以髋臼加强环（acetabualr reinforcement ring, ARR）、金属笼（Cage）或金属网（Mesh）对植骨骨质进行结构支撑（图21-12，21-13）。固定方式同上文，可以用线缆固定或行3.5mm系列接骨板复位并固定骨折。

如果缺损位于前壁或后壁，复位和固定类似于一期全髋置换术。对于包容性骨缺损，可以使用自体股骨头碎屑骨植骨填充。较大的壁的缺损需要使用单独的骨块进行结构性植骨，使用螺钉及接骨板对折端进行复位。缺损可能位于髋臼顶或四边体，这种缺损使髋臼对股骨头失去包容性，称为非包容性骨缺损。可以使用ARR、Cage或Mesh配合异体骨打压植骨，还可以使用金属骨小梁的结构性填充块（Augment）进行填充（图21-14，21-15），也可以直接应用Cup-Cage作为臼杯（图21-16）。目前最常用的还是植骨重建，包括结构性植骨和异体松质骨打压植骨。打压植骨的目的在于将非包容性缺损转化为包容性缺损；获得压实的移植骨以利于再血管化；获得臼杯在髋臼解剖位置的稳定、初始固定及恢复骨量，为翻修术创造条件。Mesh或ARR可为植骨骨屑提供机械性支撑，利于其再血管化及重塑，并增强聚乙烯臼杯的稳定性。如臼杯植入的骨床由自体骨构成，则生物固定型臼杯应是理想的选择；而如果由异体骨构成骨床，特别是作为负重面的一部分，就应选择骨水泥型臼杯。非骨水泥型髋臼重建的长期问题仍然是聚乙烯衬垫磨损和假体周围骨溶解，以致假体总体松动率和翻修率仍保持在较高水平。

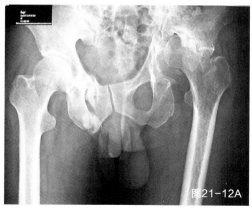
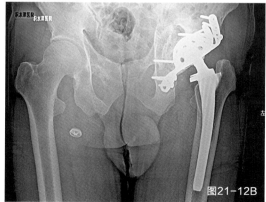

图21-12　男性，75岁，左侧陈旧髋臼横断骨折伴中心性脱位。术中使用异体骨打压植骨，Cage固定，人工全髋关节置换，患者术后恢复良好

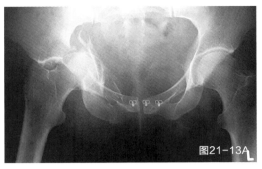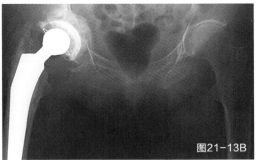

图21-13　女性，52岁，陈旧髋臼横断骨折伴中心性脱位，使用打压植骨技术配合金属网（Mesh）恢复髋臼的解剖
　　　　结构，使用骨水泥型臼杯进行置换术

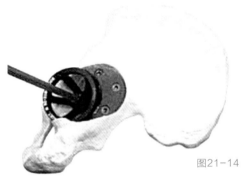

图21-14

图21-14　金属骨小梁（TM）材质的Augment作为后
　　　　壁进行结构性填充（Zimmer公司）

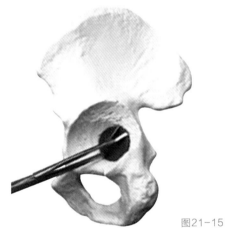

图21-15

图21-15　金属骨小梁（TM）材质的Augment作为四
　　　　边体进行结构性填充（Zimmer公司）

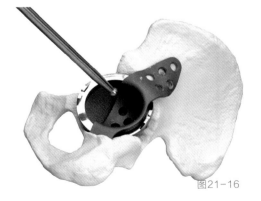

图21-16

图21-16　髋臼后壁存在较大的骨缺损，髋臼骨折时，
　　　　单纯的臼杯无法提供有效的稳定性，使用
　　　　TM材质的Cage组件作为辅助增加稳定性
　　　　（Zimmer公司）

之前行切开复位内固定的患者，应当考虑到内固定物（主要是螺钉）对关节置换的干扰。如果接骨板在后方，可以通过同一入路将其取出。如果内固定物位于前方，本文并不推荐取出，从而避免失血增多、手术时间增加、感染风险升高。术中可以准备金刚石磨头的高速磨钻，将螺钉反向打磨至深方。如果无磨钻，可以使用低转速高扭矩的动力，配合新的髋臼锉将螺钉直接削平。由于既往的手术瘢痕，坐骨神经经常难以分离，可使用神经刺激仪协助寻找。

髋臼骨折行全髋置换的患者存在较高的髋关节异位骨化的发生率。推荐口服氨糖美辛等非甾体抗炎药及放疗预防异位骨化形成。放疗的时间为术前12小时内或术后72小时内。单次放疗剂量为8Gy。

（三）典型病例

病例2：男性，43岁，主因"重物砸伤致右髋臼骨折，内固定术后2年"入院。2年前因重物砸伤右髋于我科治疗，入院时距离受伤40天。入院诊断：陈旧骨盆骨折（Tile B）合并髋臼骨折（右，横断伴后壁骨折），股骨头中心性脱位（图21-17）。

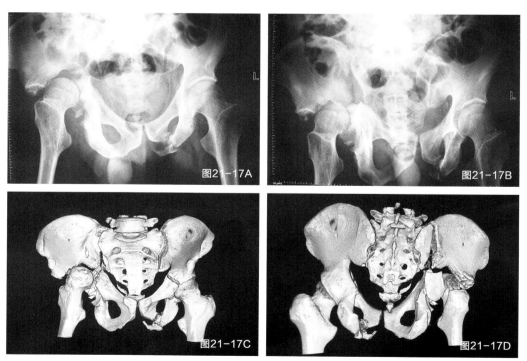

图21-17　原始X线片及CT三维重建

　　2年前于我院行陈旧骨盆骨折、髋臼骨折切开复位接骨板螺钉内固定术。术中采取漂浮体位，首先取髂腹股沟入路，从近端向远端依次复位骶髂关节、髋臼前柱，再更换体位为俯卧位，取Kocher-Langenbeck入路，二腹肌截骨，复位并固定后柱及后壁。术后X线片提示骨折复位固定满意（图21-18）。

　　患者术后出现伤口浅表感染，经过扩创后愈合良好。进行正规康复锻炼，逐渐恢复行走。术后1年4个月开始逐渐出现患侧关节疼痛、僵硬、活动受限。术后2年以髋臼骨折术后股骨头坏死收入病房，拟行关节置换术。入院查体：患者跛行，患髋前方腹股沟区轻压痛，患髋活动受限，以内收外展为著。患髋短缩约5cm。复查X线片提示有股骨头坏死（图21-19）。

　　完善术前准备，行右全髋关节置换术。术中沿原Kocher-Langenbeck入

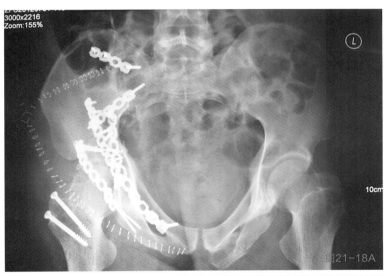

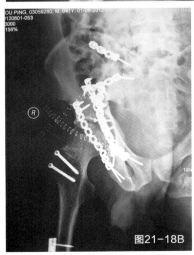

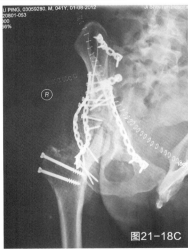

图21-18　A~C.术后X线片提示复位及固定满意

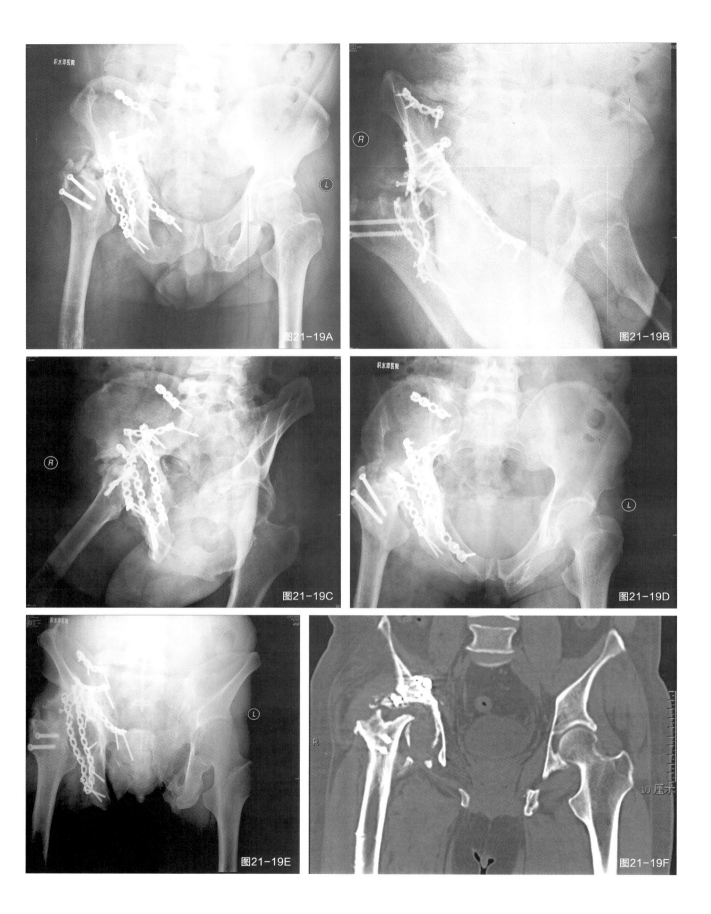

图21-19A

图21-19B

图21-19C

图21-19D

图21-19E

图21-19F

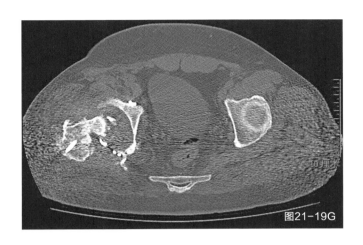

图21-19　此次入院X线片及CT，提示右股骨头坏死、缺损，右髋关节创伤性关节炎，后柱接骨板和螺钉出现断裂

路，逐层切开显露至肌层，钝性分离后见大量瘢痕组织包裹坐骨神经。显露坐骨神经并加以保护（图21-20）。沿着后壁缘向后剥离显露后壁及后柱的接骨板并将其取出（图21-21）。由于粘连严重，需要彻底地清理后方关节囊及

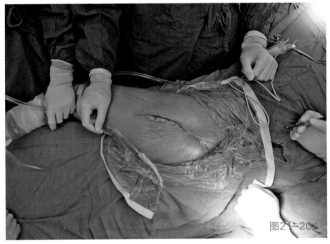

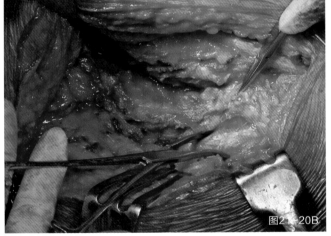

图21-20　A、B.显露坐骨神经（弯钳所示为坐骨神经的宽度），用外旋肌群对神经加以保护

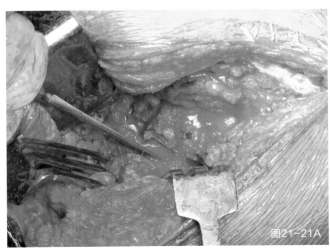

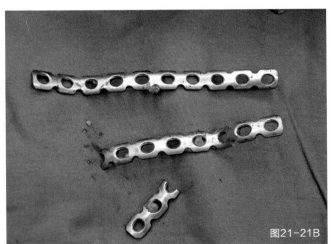

图21-21　A、B.显露后壁接骨板并完全去除（包括一块断板）

周围的瘢痕（图21-22）。将残缺的股骨头脱位，用截骨模板作标记，开始进行股骨颈截骨（图21-23）。截骨后，取出之前固定大转子的螺钉。清理关节前方的关节囊及周围的瘢痕组织。松解完全后，准备开始用髋臼锉磨锉。

图21-22 显露并清理后方关节囊，显露股骨头

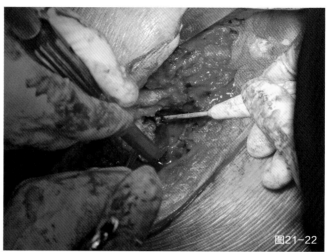

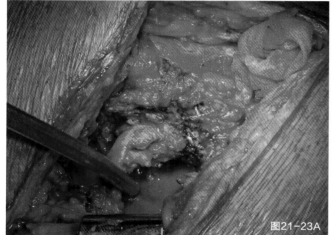

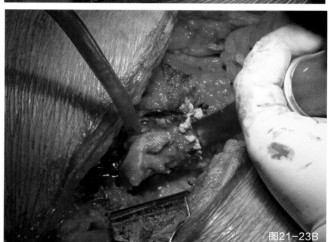

图21-23 A~C.显露股骨头并行股骨颈截骨，所截出的为残缺的股骨头

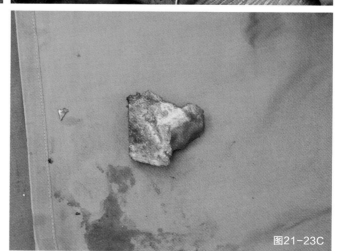

可见髋臼后壁缺损，清理卵圆窝，寻找髋臼横韧带，以此作为标记，从常规型号的髋臼锉开始确定中心，并逐级加深，逐号扩大髋臼至62mm（图21-24），点状渗血，冲洗髋臼，以松质骨填充髋臼内壁。

安装62号TM臼杯（Zimmer公司），可见后壁骨缺损面积。充分压配后，髋臼假体的稳定性满意（图21-25）。同时将残缺的股骨头进行修剪，咬出松质骨（图21-26）。使用自体松质骨对缺损的后壁进行填充并压实（图21-27）。置入高交联聚乙烯内衬，再常规置入股骨假体（图21-28）。

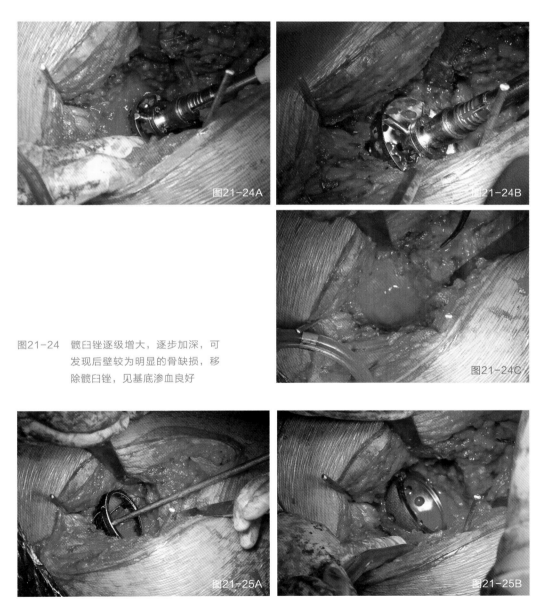

图21-24　髋臼锉逐级增大，逐步加深，可发现后壁较为明显的骨缺损，移除髋臼锉，见基底渗血良好

图21-25　A、B.髋臼侧假体试模及TM臼杯的放置，可以明确后壁的缺损面积

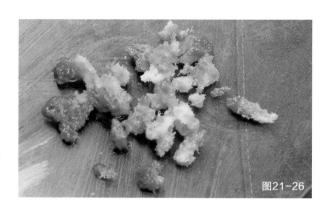

图21-26　从残缺的股
骨头咬出的
松质骨

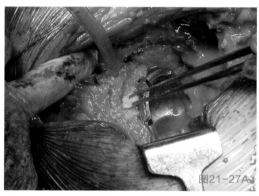
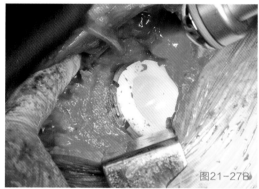

图21-27　A、B.利用自体松质骨对缺损的髋臼后壁进行打压植骨填充

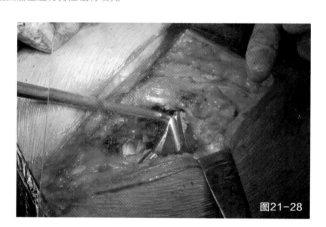

图21-28　安装生物型
股骨柄

　　术后放置引流管1枚，术中失血1600ml，自体血600ml，输异体血800ml。术后患者安返病房。术后2天拔除引流管，引流量总计350ml。复查X线片提示人工关节位置满意（图21-29）。

　　病例3：男性，41岁，主因"右髋臼骨折术后7个月，右髋疼痛活动受限2.5个月"入院。患者7个月前因

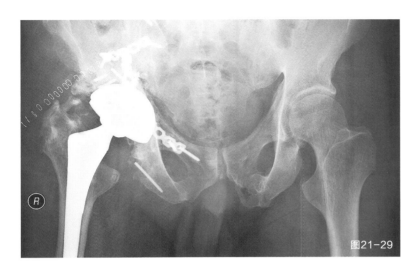

图21-29 术后正位片

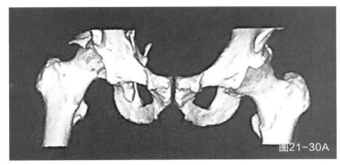

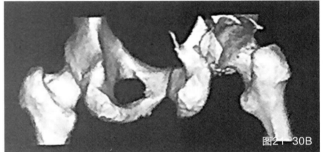

图21-30 A、B.术前髋关节CT重建

车祸导致右侧髋臼骨折、坐骨神经损伤，于当地医院行切开复位接骨板螺钉内固定术。2.5个月前出现右髋疼痛活动受限，负重时症状明显，休息后稍缓解。复查X线检查提示股骨头缺血性坏死，髋关节半脱位。就诊于创伤骨科。

完善术前检查及准备后在全身麻醉下行"接骨板螺钉取出，人工全髋关节置换术"，术中采用Kocher-Langenbeck入路，显露后壁、后柱及向后方脱位的股骨头，取出原内固定，行股骨侧截骨，取头并修建成植骨用的骨块。使用髋臼锉逐级磨锉，术中发现髋臼顶及后壁存在大范围的骨缺损。使用金属骨小梁材质的填充块配合自体骨植骨进行重建。填充块与臼杯使用骨水泥固定。股骨侧假体置换无特殊（图21-30～21-37）。

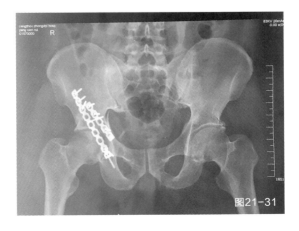

图21-31 术后骨盆正位

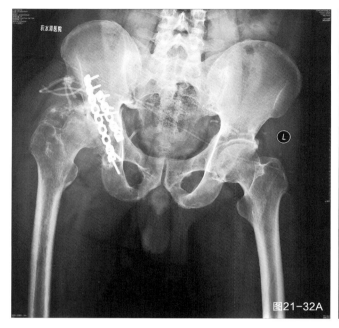

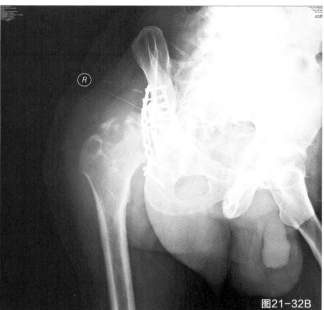

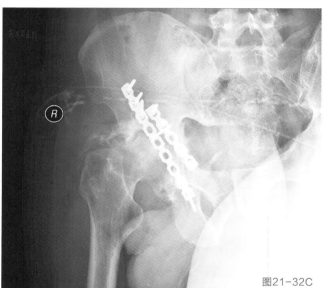

图21-32　入院前X线片

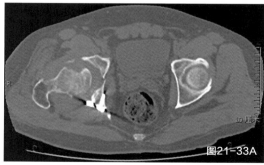

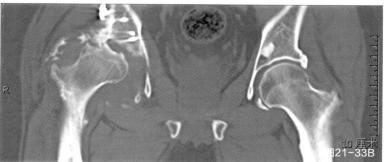

图21-33　术前CT

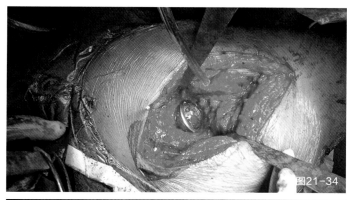

图21-34 术中显露髋臼，通过髋臼试模可见髋臼顶和后壁存在大范围骨缺损

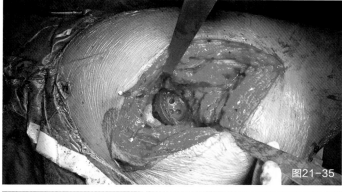

图21-35 在髋臼试模表面放置Augment试模

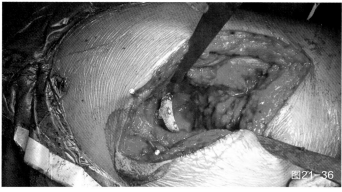

图21-36 放置金属骨小梁的Augment，后方缺损处使用自体骨填充并打压牢固

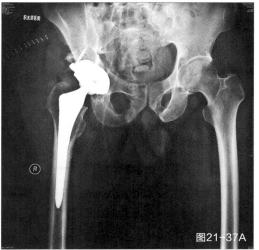

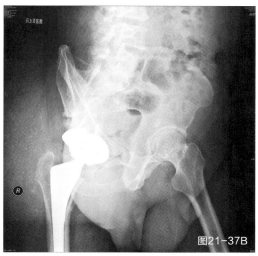

图21-37A   图21-37B

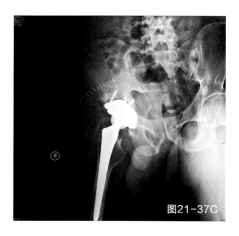

图21-37C

图21-37　A~C.术后X线片

三、疗效分析

有学者对髋臼骨折一期全髋关节置换进行了荟萃研究。在1992—2012年的20年间，仅有6篇关于一期全髋关节置换的文章，病例数总计206例，10.6例/年。6篇文章中仅一篇存在对照研究，其研究对象为一期全髋关节置换组和晚期全髋关节置换组，研究结果提示两组的预后并无统计学差异。数据显示，对于老年或骨质疏松严重的患者，合并髋臼、股骨颈骨折或病理性骨折的患者，一期全髋关节置换可以获得较好的预后。但是各研究的证据级别均较低。虽然文献报道的预后均较为满意，但这并不意味着一期全髋置换广泛适用于普通病例，还应审慎掌握一期全髋置换治疗髋臼骨折的适应证，仅适用于某些特殊的骨折类型。

北京积水潭医院对髋臼骨折晚期全髋关节置换患者进行总结和随访，49例患者平均随访64个月，平均的Harris评分从术前的49.5分上升至随访时的90.1分。术后并发症包括1例髋关节脱位，3例坐骨神经损伤，3例三度异位骨化。仅1例患者由于假体松动进行翻修术。全髋关节置换术是髋臼骨折可靠的挽救方法，但难度较大，需要完善的术前设计，精细的术中操作才有可能获得理想的预后。

▎ 参考文献

1. Mears DC, Shirahama M. Stabilization of an acetabular fracture with cables for acute total hip arthroplasty. J Arthroplasty, 1998, 13(1): 104-107.

2. Mouhsine E, Garofalo R, Borens O, et al. Cable fixation and early total hip arthroplasty in the treatment of acetabular fractures in elderly patients. J Arthroplasty, 2004, 19(3): 344-348.

3. Malhotra R,Singh DP,Jain V, et al. Acute total hip arthroplasty in acetabular fractures in the elderly using the Octopus System: mid term to long term follow-up. J Arthroplasty, 2013,28(6): 1005-1009.

4. Sierra R J, Mabry TM,Sems SA,et al. Acetabular fractures: the role of total hip replacement. Bone Joint J, 2013, 95-B(11 Suppl A): 11-16.

5. Schreurs BW, Zengerink M, Welten ML, et al. Bone impaction grafting and a cemented cup after acetabular fracture at 3-18 years. Clin Orthop Relat Res, 2005,(437): 145-151.

6. Zhang L, Zhou Y, Li Y, et al. Total hip arthroplasty for failed treatment of acetabular fractures: a 5-year follow-up study. J Arthroplasty, 2011, 26(8): 1189-1193.

7. Mouhsine E, Garofalo R, Borens O, et al. Acute total hip arthroplasty for acetabular fractures in the elderly: 11 patients followed for 2 years. Acta Orthop Scand, 2002, 73(6): 615-618.

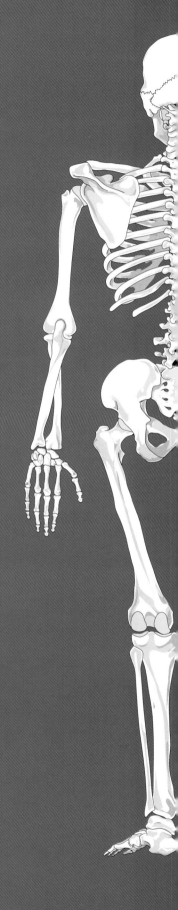

| 第22章 |

髋臼骨折的微创手术治疗

赵春鹏

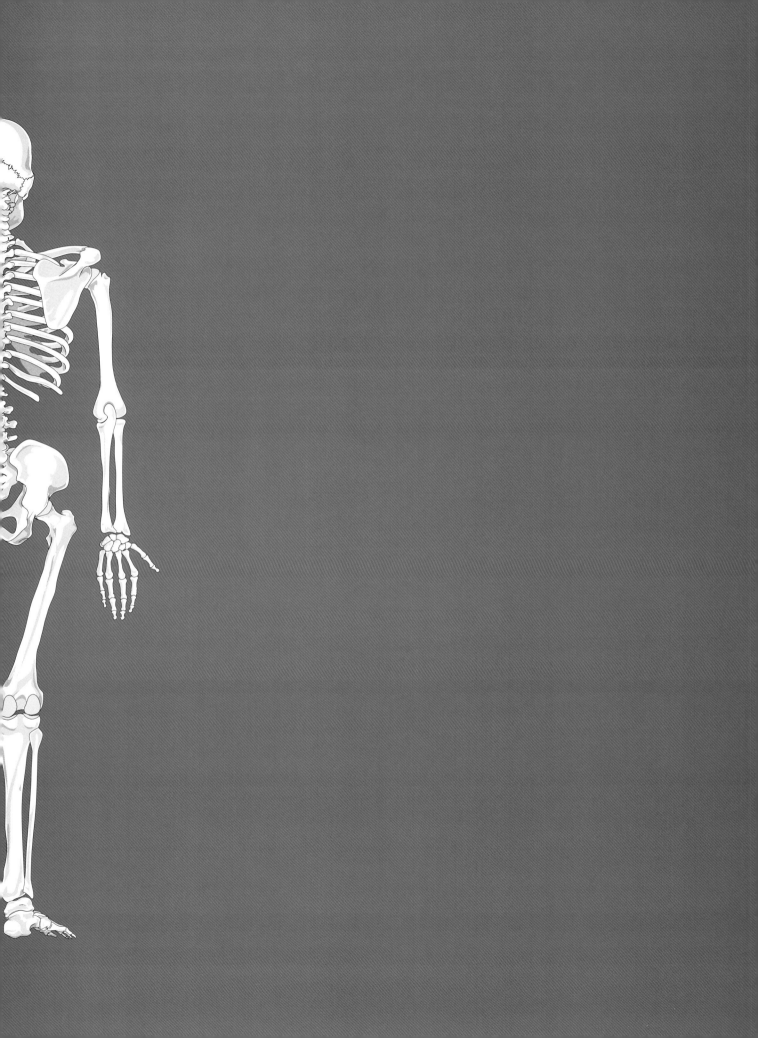

对于骨科医师而言，手术治疗髋臼骨折是一项巨大的挑战。对于有移位的，涉及髋臼顶部的伴有关节内骨块的髋臼骨折，切开复位内固定术是治疗的金标准。经典的髋臼内固定操作需要对骨盆深部结构进行广泛的显露，这种外科显露可以产生明确相关的并发症，如失血、主要的神经血管损伤、术后感染、切口愈合不良、异位骨化形成等问题。另外，对于多系统创伤、烧伤、皮肤剥脱（Morel-Lavallé lesion）、同侧肢体损伤、简单骨折类型、高龄或其他一些疾病的患者，不适于采取传统的手术治疗方案。目前为减少手术创伤，降低手术相关并发症，很多医师希望能够通过单一手术入路对髋臼前后柱的骨折同时进行固定。另外，使用透视辅助经皮螺钉固定技术也逐渐成为髋臼骨折临床治疗的一种重要手段在临床实践中广泛应用，进而不断降低了传统手术方式带来的巨大外科创伤。但借助透视辅助手术进程给医患带来了不可避免的放射损害。随着计算机辅助骨科技术（computer assisted orthopaedics surgery，CAOS）的发展和在临床的广泛使用，目前医师在不需要频繁透视的前提下可以通过显示屏直观观察到所操作部位的解剖结构，通过可示踪的手术工具进行手术操作，提高了手术的精确性和安全性。为临床开展髋臼骨折的微创治疗提供了方便、可靠的条件。

骨折的复位是治疗髋臼骨折的第一步，良好的复位是骨折固定的前提条件。对于没有移位的髋臼骨折可以直接经皮进行螺钉的内固定。而轻度移位的骨折，很多学者利用螺钉的加压作用，对骨折进行复位和折端的加压固定，并获得满意的结果。很多情况下，髋臼骨折移位较大。国外学者利用手术牵引床进行下肢牵引，辅助使用骨盆外固定支架，并在髂前上棘或髂骨翼上置入Shanz针结合外固定架作为复位手段进行髋臼骨折的闭合复位，然后实施影像指导下的髋臼螺钉的固定。对于闭合复位失败的病例，采用有限切开复位的方法完成骨折的复位。

一、髋臼骨折微创手术治疗的适应证与禁忌证

一般情况下，不论髋臼骨折是何种类型，都可以根据患者的实际情况分析可否使用微创的方法进行骨折的复位固定。因此，本章病例不是按照骨折分型进行骨折

治疗的叙述，而是根据骨折微创治疗手段的不同进行论述。

1. 适应证

（1）无移位的髋臼骨折。一般情况下采取非手术治疗，但是如果合并有其他部位的骨折需要手术治疗，而手术治疗的过程和骨折康复锻炼可能导致髋臼骨折的不稳定，甚至移位，则有必要对髋臼骨折进行先行固定。由于骨折没有移位，透视或者导航辅助的经皮螺钉固定成为固定髋臼骨折的最佳选择。对于没有移位的骨折，如果患者不能耐受长期的卧床非手术治疗，也可以进行经皮的微创固定，使患者不必长期卧床，进行早期的功能康复。

（2）有移位的髋臼骨折。骨折移位较小，尤其是骨折端的分离，使用导航技术置入髋臼螺钉，通过螺钉的加压作用可以使骨折复位更加满意。对于移位较大的骨折，可采用闭合复位的方法进行复位，但是目前闭合复位髋臼骨折的手段不多，临床应用较少。一般情况下，笔者采用有限切开复位的方法对骨折进行复位，然后进行导航辅助下的螺钉固定。

2. 禁忌证

（1）对于骨折过于粉碎，老年骨质疏松的患者，使用螺钉固定髋臼容易发生内固定物失效，骨折再移位，不适宜使用导航辅助手术。

（2）微创手术需要有一定的硬件设施，同时需要有熟悉髋臼骨折常规操作的医师来完成。术者要有微创治疗不成功则行常规切开手术的一切准备。

二、手术操作技术

使用微创技术复位固定髋臼骨折与常规手术不同。一般情况下常规手术多使用接骨板对骨折进行固定，但在微创手术中，由于术中对髋臼周围结构显露有限，没有足够空间置入接骨板，通常使用螺钉对骨折进行固定。而髋臼骨折就解剖部位而言主要分成柱和壁的骨折，通常壁的骨折使用单一螺钉固定不稳定，需要阻挡接骨板辅助固定。因此，微创髋臼固定不适用于壁的骨折，针对髋臼柱的骨折，微创治疗手段主要依靠髋臼前后柱螺钉进行固定。

目前，髋臼骨折微创手术多是基于术中二维透视影像或使用二维导航设备辅助来完成。其手术操作流程如下。

1.
术前准备

不同于常规手术，髋臼微创手术需要全面、仔细地进行术前准备。任何方面的准备不充分都可能造成手术的不成功。

（1）患者准备。术前常规备皮、禁食、留置导尿；为避免因为肠道积粪积气造成的术中透视影像不清晰，要特别注意术前行清洁灌肠，去除肠道内的粪块和减少肠道的积气，以利于手术过程中能采集到清晰的透视图像，方便微创手术的顺利进行。要特别强调的是，患者过于肥胖时，不能采集到清晰的透视影像，是微创手术的相对禁忌证。

（2）器械准备。准备常规髋臼骨折手术器械；一般手术工具，空心钉导针及空心螺钉；可360°透X线的骨科手术床，髋臼解剖形态不规则，为保证手术的安全性，多角度透视是必需的步骤，手术床的金属结构会造成术中影像遮挡，因此，全透视手术床方便于术中图像采集和验证手术结果；C形臂，清晰的影像，足够的显示范围是手术成功的前提。如果有导航设备可以使用导航系统辅助微创髋臼手术，如果没有导航，就需要术中反复透视引导微创操作。

2.
手术操作

①麻醉：全身麻醉或者联合麻醉。②体位：根据手术需要和其他部位骨折治疗需要可以采用侧卧位、仰卧位、漂浮体位。③术中如果使用导航系统因所需要的器械设备较多，要合理规划安排，减少手术过程中的移

动，尤其在使用导航系统辅助手术时，应尽量避免术中出现光学遮挡，影响手术操作。

（1）髋臼前柱螺钉置入。固定髋臼前柱的骨折需要采集的图像包括患侧髋臼的入口位、闭孔出口斜位（图22-1）。髋臼前柱螺钉切口的位置需要术前在体表标定。一般情况下切口位于股骨大粗隆顶点和髂骨翼最厚的地方连线上，髂前上棘向后4～5cm处（图22-2）。但必须注意，根据患者体型不同，术中体位的不一致，前柱螺钉的入点存在较大的变化，真正确定入点要靠术中透视验证或使用导航系统所提供的工具来确认（图22-3）。

（2）髋臼顺行后柱螺钉置入。髋臼后柱螺钉有两种置入方式：顺行和逆行后柱螺钉。不论使用何种方式，都需要3幅图像指导螺钉的置入，即闭孔斜位、髂骨斜位和髋臼入口位图像（图22-4）。

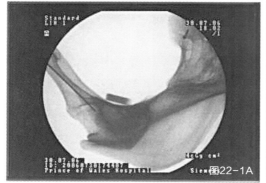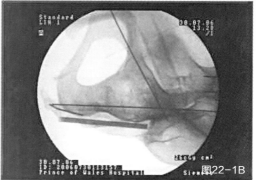

图22-1　A、B. 显示固空髋臼前柱需要采集的闭孔出口斜位、入口位

图22-2　显示打入髋臼前柱螺钉的进针点位置

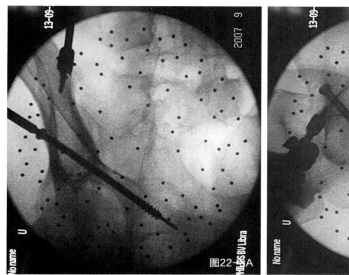
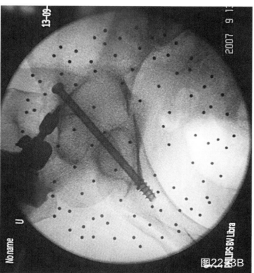

图22-3　A、B. 显示打入髋臼前柱螺钉的位置

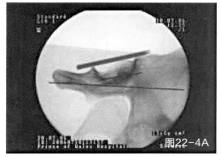
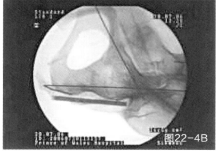
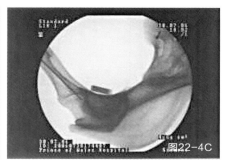

图22-4　A~C. 显示打入髋臼后柱螺钉需要的闭孔斜位、髂骨斜位、骨盆入口位

后柱使用逆行螺钉固定，皮肤切口选择在坐骨结节（图22-5）。

髋臼后柱螺钉也可以经髂腰肌隧道顺行由髂窝进入，入点在髂前下棘水平，骶髂关节前缘向前2cm，真骨盆缘外侧1~2cm，方向指向坐骨结节。

三、典型病例

1.
无移位髋臼骨折微创固定

对于无移位或微小移位髋臼骨折，笔者一般采取透视或导航辅助的完全经皮微创固定。

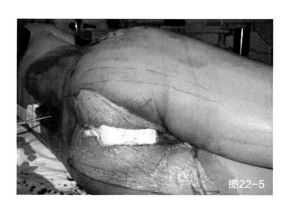

图22-5　后柱逆行螺钉
　　　　经皮固定的体位
　　　　及体表位置

病例：男性，3岁，右侧髋臼横断骨折，合并同侧髌骨骨折，髋臼骨折无移位，髌骨骨折需要手术复位（图22-6）。术中使用导航系统辅助完成经皮髋臼前后柱的微创固定（图22-7～22-11）。

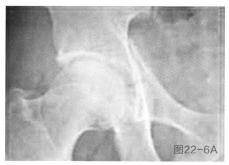

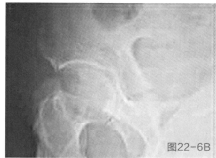

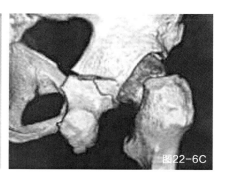

图22-6A、B、C．X线及CT显示髋臼横断骨折位置

2. 移位大的髋臼骨折有限切开复位微创固定

鉴于髋臼骨折复位要求尽可能达到骨折的解剖复位，同时由于对髋臼骨折闭合复位的经验和复位手段的不足，对移位较大的髋臼骨折笔者采取有限切开复位的方法，通过手术切口的显露，可以直视或者直接用手触摸到骨折，利用传统的方法进行骨折的复位和临时固定。这样在术者选择手术入路的时候，只需要满足骨折的复位即可，无须像以往一样为满足置入内固定接骨板而做较大的手术显露，达到缩小手术创伤的目的。一般情况下，髋臼前后柱的骨折均可以通过髂腹股沟入路的第二窗（髂腰肌和血管鞘之间的间隙）完成骨折的复位。对于双柱骨折，有时需要进一步切开部分第一窗（髂骨窗）来辅助骨折的复位。在临床实际应用中，如果骨折

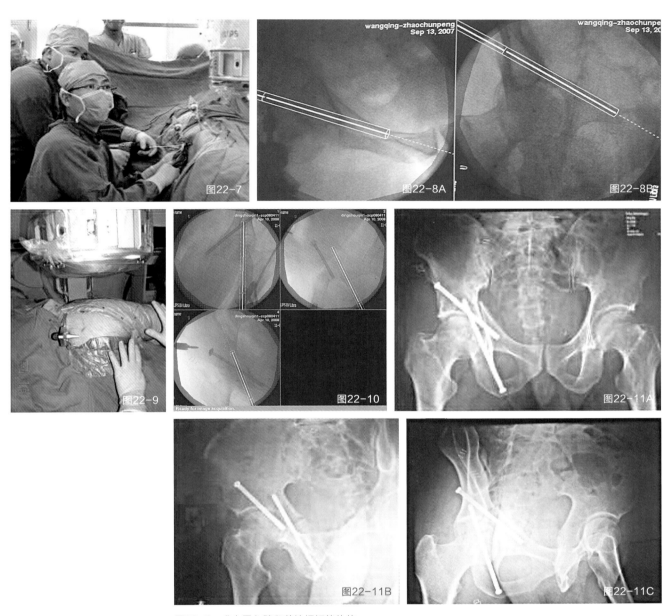

图22-7 术中置入髋臼前柱螺钉的体位

图22-8 A、B. 在入口位和闭孔出口斜位，导航系统显示置入螺钉的虚拟位置

图22-9 经皮置入髋臼后柱螺钉体位

图22-10 导航系统显示置入髋臼后柱螺钉的虚拟图像

图22-11 A~C. 在骨盆正位、闭孔斜位、髂骨斜位上显示术后螺钉位置

严重、骨折块粉碎、分布广泛，要以骨折的复位质量为重，不惜完全显露整个手术入路去获得满意的骨折复位结果。同时，对于双柱的复杂骨折，可以尽可能通过前路复位后柱骨折后，利用导航影像指导在髂窝内向后柱置入一

枚空心螺钉完成后柱骨折的固定。总之要通过较小的切口显露完成骨折的复位，需要术者在术前对患者的影像学结果进行仔细的分析，做好充分的术前计划，同时要有丰富的临床经验和高超的手术操作技巧。

病例：男性，34岁，左侧髋臼横断骨折，合并同侧股骨干骨折，骨折移位均很显著（图22-12）。术中经前方髂腹股沟入路的第二窗切口，对髋臼前柱进行复位，经皮进行前柱螺钉固定（图22-13）。然后经前方髂腹股沟入路的第二窗切口，对髋臼后柱进行复位，经髂腰肌行后柱螺钉固定（图22-14）。最后对股骨干行闭合复位，髓内针内固定术，实现所有骨折的微创固定（图22-15）。

四、导航手术的注意事项

相比影像透视辅助的髋臼微创手术使用导航系统辅助骨折的微创固定可以大大减少手术过程中医患人员的X线暴露时间，因此，随着导航设备的逐步普及，使用导航系统辅助髋臼骨折的微创治疗成为一种重要的手术方式。在导航手术过程中有以下一些注意事项。①要保证患者和工具示踪器的

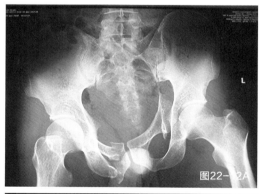
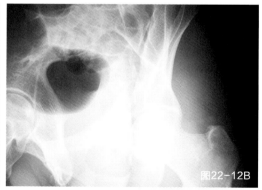
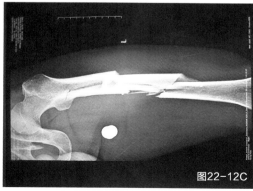

图22-12　A~C. 术前患者X线影像显示髋臼及股骨干骨折

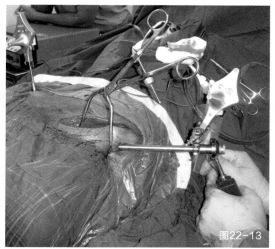

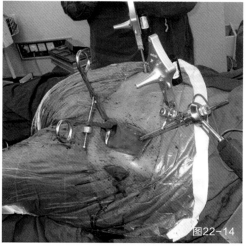

图22-13 钳夹复位前柱骨折，经皮导航辅助打入前柱螺钉

图22-14 经第二窗斜角钳夹复位后柱骨折，导航辅助打入后柱螺钉

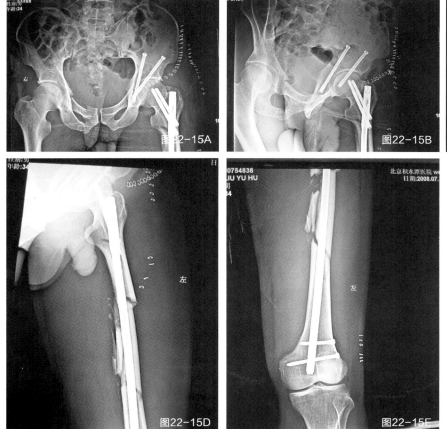

图22-11 A~E. 术后X线片显示骨折复位固定情况

安装稳定，不能出现松动和移位，否则会使导航显示的图像和工具的位置与实际的手术操作情况不符，导致手术失败。②目前临床使用最广泛的是光电导航设备，其工作原理是根据各设备之间的红外线光束进行跟踪定位，达到手术导航的目的。但是此类设备的一个缺点是在手术操作过程中容易产生各个设备之间的红外线遮挡，一旦出现遮挡问题，导航系统将无法跟踪识别手术部位和工具，无法完成导航手术操作。尤其在髋臼骨折采集图像过程中，C形臂需要采集髋臼的多幅图像，移动范围大，容易产生遮挡问题。为此，在安装注册患者和工具示踪器的时候，应当提前计划好示踪器的朝向，使之能始终被导航系统发现识别，从而防止手术操作过程中出现遮挡问题，影响手术进程。③术中采集到满意的导航图像是手术的关键，但由于C形臂术中采集图像的清晰程度有限，对于有明显肠道积气的患者，应在术前彻底灌肠，减少肠道积气对图像采集的干扰。对于过度肥胖的患者，因术中无法采集到满意的图像，应放弃经皮导航手术治疗。④导航手术虽然能够安全准确地辅助医师完成手术操作，但是由于可能存在的系统误差，以及术中导针的形变造成的偏差，可能使得导航图像所显示的结果与实际存在一定的差别。因此，术者在置入导针和螺钉之前必须使用透视进行结果的验证，保证手术结果的安全可靠。

五、并发症

虽然透视或导航辅助髋臼骨折微创手术具有外科损伤小，出血少，相关术后并发症较少的优点，但是仍可以发生一些相关并发症。髋臼周围存在有重要的血管、神经。透视过程中由于没有手术切口的直接显露，在置入导针和螺钉的过程中有可能造成一些重要血管的损伤。另外，二维图像并不能完全显示手术区域的全部解剖形态，存在一定螺钉错误置入的可能。需要手术过程中对结果进行多角度验证。使用导航系统手术因为手术过程完全依赖导航图像的引导，一旦虚拟的图像和实际手术部位之间出现误差，就会造成螺钉或者导针的误置，就可能损伤髋臼周围重要结构。同时由于操作过程中导针的变形、采集图像的模糊不清均可造成误伤，产生并发症。

六、基于三维图像导航的技术

随着技术的发展，C形臂二维图像转化为3D图像，以及术中CT的使用，使得骨科医师可以依据三维图像进行手术导航，大大拓展了导航手术的视野，增加了手术的安全性和准确性。使用新一代的X线透视机围绕手术部位连续采集足够的二维图像，C形臂机由3D过程控制，自动围绕肢体旋转360°，并将采集的图像传递给导航主机系统，使用专门的图像软件进行编辑重建，就可以得到手术部位完整的3D图像并注册为导航图像。选择重建的冠状位、矢状位、轴位以及3D图像导航可以将置入螺钉的位置调节至最佳，完成骨折的固定。此类技术虽然较二维图像导航更为安全、准确。但是受到手术室设备条件的限制，同时手术操作时间也比较长，对于有限切开复位病例，临时复位的克氏针、复位钳对重建图像的干扰严重影响了三维图像导航技术的应用。

病例：男性，21岁，髋臼横断骨折。骨折无移位（图22-16），采用三维导航微创经皮固定。首先使用3D导航手术C形臂采集图像数据（图22-17），然后利用C形臂采集图像重建3D导航图像（图22-18），利用重建的三维图像引导完成髋臼骨折的螺钉固定（图22-19~22-21）。

七、总结

使用经皮或者有限切开复位的方法治疗髋臼骨折可以很大程度上降低传

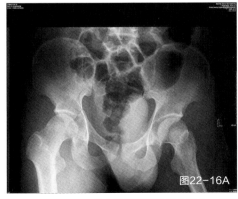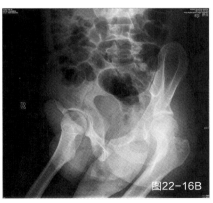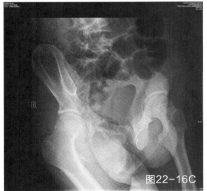

图22-16　A~C. 髋臼横断骨折的骨盆正位、闭孔斜位及髂骨斜位显示骨折特点

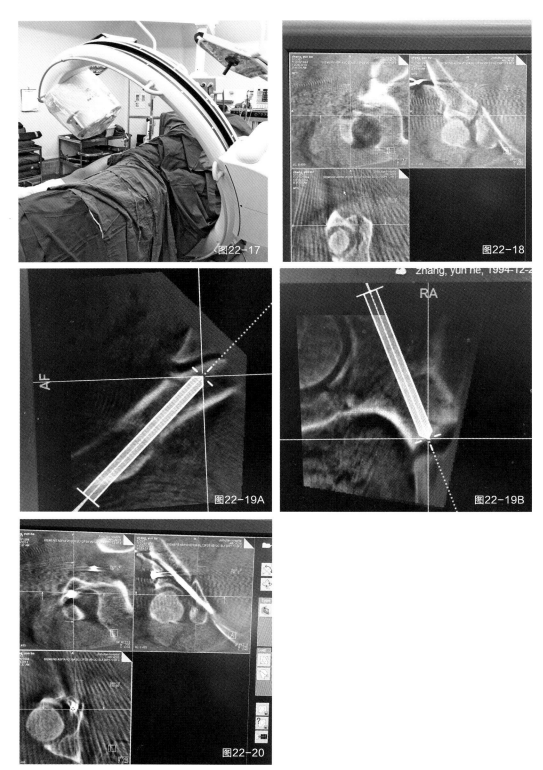

图22-17 术中使用三维C形臂采集可用于重建骨折三维结构的图像

图22-18 使用C形臂和软件重建的骨折三维图像

图22-19 A、B.术中使用重建的三维图像规划固定髋臼后柱螺钉的位置

图22-20 术中三维图像重建验证髋臼前柱螺钉位置

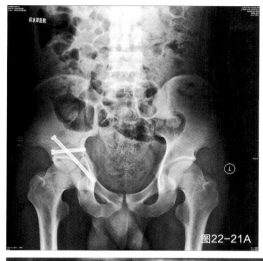

图22-21　A~C. 术后患者骨盆正位、闭孔斜位和髂
　　　　骨斜位显示骨折固定情况

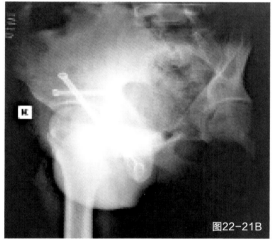

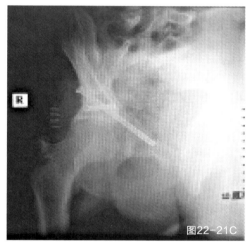

统切开复位内固定手术所产生的诸多并发症，减少手术创伤。借助计算机辅助导航系统，可以使手术操作过程安全、准确，同时大大降低了手术过程中的X线损害。需要强调的是目前导航经皮固定的微创治疗方法只适合部分的髋臼骨折病例，而且需要有髋臼骨折治疗经验的和熟悉导航操作的医师共同协作完成。传统的手术方法仍然是髋臼骨折治疗的主要手段。但是相信随着临床研究和实践的不断开展，导航辅助的骨折复位，依赖三维图像的微创技术将不断得到发展和提高，使髋臼骨折的治疗获得更好的临床效果。

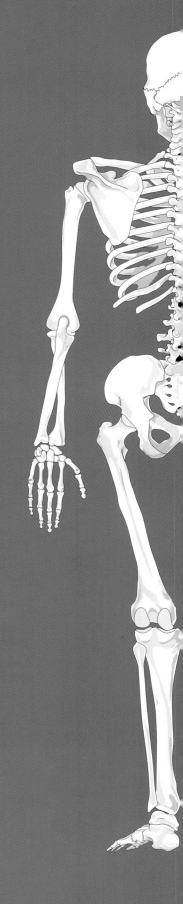

| 第23章 |

异位骨化的处理

杨明辉

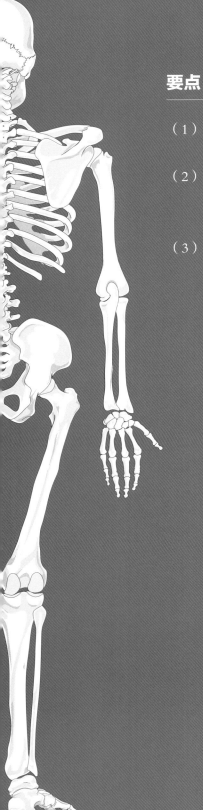

要点

（1）异位骨化是髋臼骨折后路手术的常见并发症，但对患者功能造成严重影响的重度异位骨化相对少见。

（2）髋臼骨折术后的重度骨化，会严重影响关节活动，骨化切除、关节松解术可以取得相对满意的效果，但并发症发生率较高。

（3）骨化切除手术要选择恰当的适应证，进行充分的术前准备，选择合适的手术时机，注重手术细节，并进行合理的术后康复和骨化复发预防。

异位骨化是髋臼骨折常见的并发症，Giannoudis等荟萃分析23篇临床报道，2394例髋臼骨折，切开复位内固定术后异位骨化的发生率为25.6%。髋臼骨折后异位骨化的严重程度会有不同，可以依据X线检查按照Brooker分级分为Ⅰ～Ⅳ级（详见第7章）。通常将Brooker分级Ⅰ～Ⅱ级称为轻度骨化，对髋关节活动影响较小；Brooker分级Ⅲ～Ⅳ级称为重度骨化，对髋关节活动有明显影响。虽然髋臼骨折术后的异位骨化很常见，但重度异位骨化的发生率并不高，据报道仅约5.7%。

一、异位骨化的临床表现、预防措施和治疗方法

异位骨化发生早期，临床上可表现为局部红肿热痛，但缺乏特异性。在影像学检查发现异位骨化发生后，通常骨化的过程已不可逆，再采取干预措施多起不到效果。因此，对于异位骨化的高危患者，建议进行预防。异位骨化的危险因素分为全身因素和局部因素。全身因素包括脑外伤、脊髓损伤、烧伤等。局部因素为局部的软组织损伤程度，对髋臼骨折，异位骨化的发生与手术入路密切相关，应用Kocher-Langenbeck入路和扩展的髂股入路异位骨化最为常见。

异位骨化最常用的预防措施是口服吲哚美辛（25mg，每日3次，共6周）和局部单次放疗。对采用后路进行髋臼骨折切开复位内固定手术的患者，笔者推荐应用吲哚美辛进行异位骨化的预防。对合并脑外伤、脊髓损伤等危险因素的患者，有的医师建议进行局部单次放疗预防。

异位骨化发生后，可以通过适度的理疗锻炼尽量维持留存的关节活动度。如果骨化发展为重度，常会对关节活动造成严重影响，引起患者工作和生活的不便。如果要改善关节活动，进行骨化切除、关节松解可能是最有效的方法。文献中对肘关节异位骨化切除松解的报道较多，而对髋关节的报道则很少，对髋臼骨折术后骨化切除的报道则极少。国内吴新宝等于2014年总结报道2005年10月—2010年11月间进行手术的18例髋臼骨折术后异位骨化切除的患者，平均随访4.5年，临床优良率为66.7%。

二、异位骨化切除的术前准备

如果患者关节活动度明显受限，对临床功能造成严重影响，就可能需要进行异位骨化切除，髋关节松解术。要做出这一决定并不容易，因为髋臼骨折术后异位骨化切除、髋关节松解是少见的、复杂的手术，手术前要考虑髋关节的状况、骨化切除的时机、术后的康复计划、骨化的复发预防措施等，同时要预期到手术中可能存在的困难。只有在医师和患者均充分认识到该手术的利弊，对骨化切除手术有合理的预期后，方可考虑进行骨化切除手术。

手术前要对患者的病史进行详细的了解，包括外伤时的情况，髋臼骨折手术的时间，选择的手术入路，术后是否出现伤口感染、神经损伤等并发症，术后的康复和负重过程，目前患者的主要不适是什么，是髋关节疼痛、髋关节僵硬，还是两者并存，对患者日常生活和工作带来多么严重的影响。体检时注意检查患者的步态、髋关节活动度，并注意检查是否合并神经损伤，尤其是坐骨神经损伤。

影像学检查非常重要。要对患者治疗过程的所有影像学资料进行详细的阅读和分析，了解髋臼骨折的类型和严重程度，手术入路的选择是否得当，术后骨折复位质量和固定情况，骨折愈合情况。对接下来治疗最为重要的是判断异位骨化的严重程度，除了常规的X线检查，CT扫描有助于确定是轻度还是重度骨化，而且有助于区分Brooker III级和IV级骨化。除此以外，判断髋臼骨折后髋关节的状况非常重要，这包括髋臼骨折的愈合情况，是否出现股骨头坏死，以及是否出现严重的髋关节创伤后退变。如果已经出现了髋关节的明显退变，单纯进行骨化切除松解可能会进一步加重髋关节的症状，此时，可能需要考虑同时进行人工全髋关节置换术（图23-1）。

三、异位骨化切除的手术时机

在准备进行骨化切除时，首先要考虑的是切除的时机。

在过去，为了降低异位骨化复发的风险，多数推荐推迟手术切除直到影像学上骨化成熟，这通常要等到受伤或手术后1～2年。异位骨化晚期切除

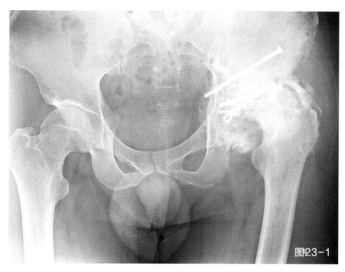

图23-1　髋臼骨折术后髋关节严重
退变，伴异位骨化形成

的问题是肌肉的失用性萎缩及软组织瘢痕化更严重，不利于关节活动度的恢复。如果关节完全僵直，长时间的等待可能会导致关节自发性融合，此时进行骨化切除和髋关节松解，效果差，甚至会出现股骨颈骨折（图23-2~23-5）。

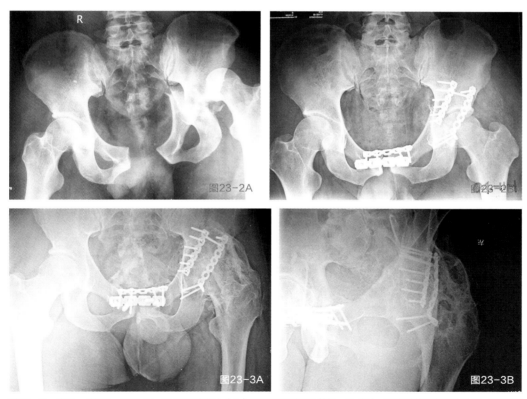

图23-2　男性，29岁，车祸伤。受伤后X线片（A）显示骨盆骨折（Tile B₁型），左侧横断伴后壁骨折，髋关节后脱位，左侧股骨头骨折。患者合并有左侧小腿毁损伤，右侧足踝部开放骨折以及胸部损伤。行左侧小腿截肢，左侧髋臼骨折采用Kocher-Langenbeck入路行切开复位内固定术，对耻骨联合分离进行切开复位双接骨板固定，术后行X线检查（B）

图23-3　患者术后左侧髋关节出现Brooker Ⅳ级异位骨化，术后30个月进行了骨化切除手术。切除手术前X线片（A、B）可见异位骨化完全包绕髋关节后方，髋关节间隙显示不清

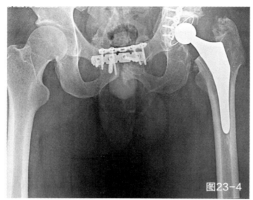
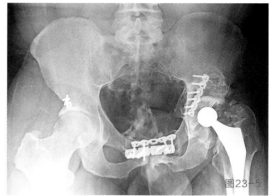

图23-4　患者术中在异位骨化切除后进行髋关节活动时，发生医源性股骨颈骨折，因此，进行了全髋关节置换术

图23-5　在全髋关节置换术后6.3年随访时，患者髋关节有轻度疼痛，髋关节活动：屈曲100°，外展30°，内收10°，内旋15°，外旋45°，有15°屈曲挛缩。X线片显示Brooker II级骨化复发，假体无松动表现

　　近年来，对骨化切除时机的观点有些改变。有报道肘关节异位骨化早期手术切除取得令人满意的结果，没有增加骨化复发的风险。早期切除的优点包括手术操作简单、软组织挛缩较轻、能最大化功能恢复。我院报道的18例患者，7例在髋臼骨折手术后6个月内进行了骨化切除（图23-6~23-10），11例患者在6个月后进行骨化切除，在最终随访时两组的骨化复发率分别为28.6%和36.4%，所有复发均为Brooker分级I~II级的轻度复发，早期切除未增加骨化的复发率。

　　笔者推荐的切除时机：髋臼骨折术后超过3个月，体检局部无红肿热痛，血清碱性磷酸酶正常（<150U/L）或呈连续下降趋势，影像学检查骨折已愈合。

四、异位骨化切除的手术过程及康复

　　手术时，患者取健侧卧位，整个患侧下肢都要消毒铺无菌单，而不是仅仅消毒髋关节周围，因为手术中松解时需要进行髋关节活动。手术切口要考虑到原来的入路，避免选择与原切口邻近的新的切口，在多数病例是选择原来Kocher-Langenbeck入路。接下来是坐骨神经的显露与保护。由于既往手术的瘢痕以及异位骨化的推挤，坐骨神经的走行可能会发生改变。如果在寻找坐骨神经的过程中遇到困难，可以从切口远端解剖层次相对正常的部位先

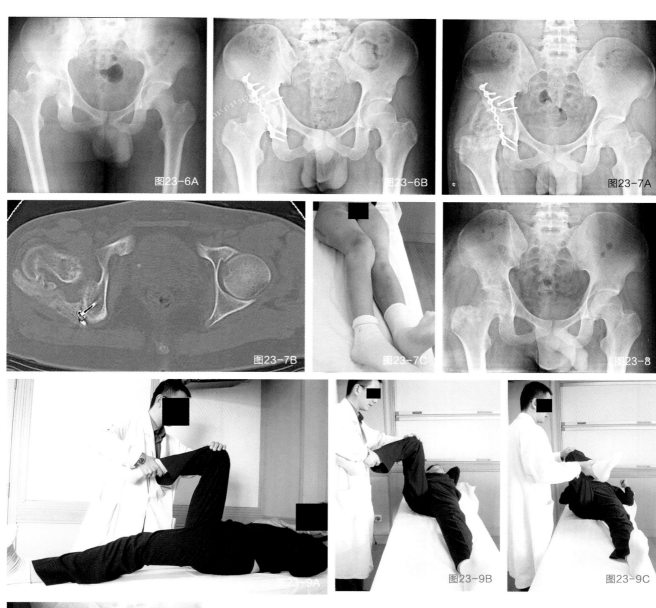

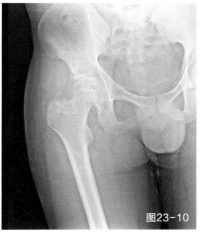

图23-6 男性，23岁，车祸导致右侧髋臼后壁骨折，髋关节后脱位（A），合并坐骨神经损伤和头颅外伤。受伤后9天采用Kocher-Langenbeck入路对后壁骨折进行切开复位内固定术，术后X线片（B）可见骨折复位固定满意

图23-7 术后3个月X线片及CT扫描（A、B）显示出现Brooker Ⅳ级异位骨化。患者右髋固定在屈曲、内收、内旋的位置（C）

图23-8 在切开复位内固定术后3个月进行了骨化切除手术

图23-9 A~C. 最终患者髋关节活动恢复满意

图23-10 复查无骨化复发

找到坐骨神经，然后再向近端分离。使用神经刺激仪有助于坐骨神经的寻找和保护。多数患者的坐骨神经会被异位骨化推挤向内侧，少部分患者坐骨神经会在坐骨大切迹被异位骨化包绕，此时坐骨神经损伤的风险会大大增加。

在保护好坐骨神经后，通常会发现其深层的外旋肌群被异位骨化所替代。在骨化切除前，尽量要找到骨化与正常骨的界线。如果切除手术距离髋臼骨折切开复位内固定的时间较短，界线会容易辨别。如果间隔的时间长，骨化会更为成熟，界线会更难辨别。在髋臼侧，可以用内固定物作为判断标志，在股骨侧，股骨大粗隆皮质薄，界线判断会较困难。最终骨化切除范围还可以通过手术中活动髋关节寻找撞击的部位来确定。有的患者还需要做适度的软组织松解。在大粗隆窝梨状肌止点部位的松解非常有效。松解过程中注意对关节囊及旋股内侧动脉的保护，以降低股骨头坏死的风险。待术中髋关节被动活动度满意后，可以逐层闭合切口（图23-11~23-17）。

术后康复对患者髋关节活动度的恢复至关重要。我们强调患者的主动康复，术后良好的镇痛是保证患者进行积极康复的重要条件。围手术期要注意骨化复发的预防，笔者推荐的预防措施为联合口服吲哚美辛（手术当天开始，25mg／次，3次／天，持续6周）和局部单次放疗（手术前4小时内，剂量8Gy）。采取这一联合预防措施，患者的异位骨化复发率为33%，且所有复发均为轻度（Brooker I~II级）。

但要注意，髋臼骨折术后异位骨化切除术有较高的并发症发生率。吴新宝等报道的18例患者中，有1例医源性术中股骨颈骨折，1例坐骨神经损伤，2例股骨头坏死。

总之，异位骨化是髋臼骨折采用后路手术的常见并发症，但只有少数的、对髋关节活动有明显影响的重度骨化，才可能需要手术切除。髋臼骨折术后骨化切除是复杂的、较少进行的手术，文献报道极少，有较高的并发症发生率。详细了解患者的病史、体检和影像学检查，选择恰当的手术时机，充分准备手术中可能遇到的困难，制订合理的康复计划，并注意异位骨化复发的预防，是保证手术治疗效果的重要条件。手术前医师与患者进行充分的交流，双方均能客观认识到该手术的利

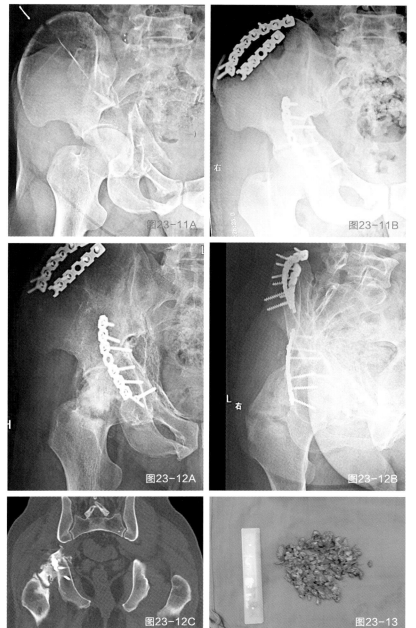

图23-11　男性，38岁，坠落伤导致右侧髋臼双柱骨折。术前X线片（A）。在当地医院联合应用前后路对髋臼骨折进行切开复位内固定手术，术后X线片（B）可见髋臼前后柱复位一般，但头臼对合关系尚好

图23-12　患者术后10个月行X线检查（A、B）可见骨折已经愈合，有重度异位骨化形成。CT扫描（C）显示骨化并未完全桥接

图23-13　患者术后1年行骨化切除术，可见术中骨化切除情况

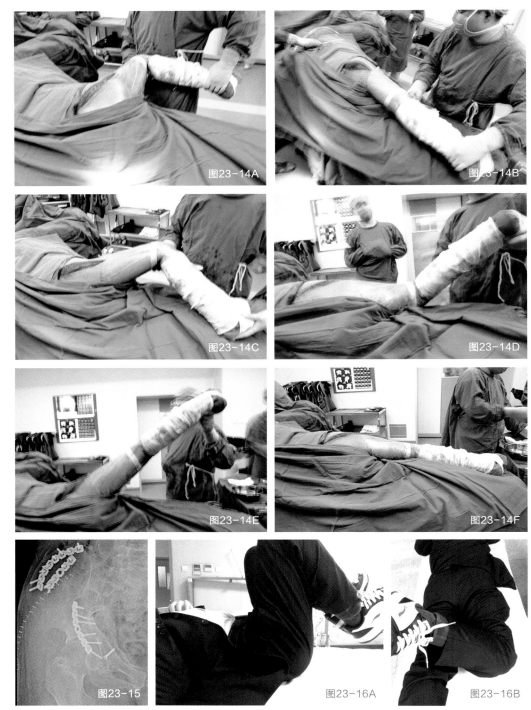

图23-14　A~F. 术中骨化切除后髋关节的活动情况

图23-15　术后X线片可见骨化切除充分

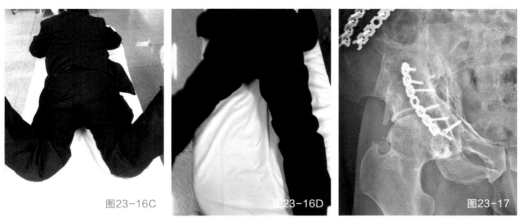

图23-16　A~D. 切除术后4.5年随访时，患者髋关节有中度疼痛，髋关节活动度如图所示，Harris髋关节评分71分

图23-17　随访时X线片显示有Brooker Ⅱ级骨化复发，影像学结果良

弊，对手术效果有合理的预期，则是保证患者对治疗结果满意的重要条件。

▌ 参考文献

1. Giannoudis PV, Grotz MR, Papakostidis C, et al. Operative treatment of displaced fractures of the acetabulum. A meta-analysis. J Bone Joint Surg Br, 2005, 87(1):2-9.

2. Brooker A, Bowerman J, Robinson R, et al. Ectopic ossification following total hip replacement. J Bone Joint Surg(Am), 1973, 55: 1629-1632.

3. McLaren AC. Prophylaxis with indomethacin for heterotopic bone. After open reduction of fractures of the acetabulum. J Bone Joint Surg Am, 1990 , 72(2):245-247.

4. Johnson EE, Kay RM, Dorey FJ. Heterotopic ossification prophylaxis following operative treatment of acetabular fracture. Clin Orthop Relat Res, 1994,(305):88-95.

5. Wu XB, Yang MH, Zhu SW, et al. Surgical resection of severe heterotopic ossification after open reduction and internal fixation of acetabular fractures: A case series of 18 patients. Injury, 2014, 45(10): 1604-1610.

6. Moritomo H, Tada K, YoshidaT. Early, wide excision of heterotopic ossification in the medial elbow. J Shoulder Elbow Surg, 2001, 10(2): 164-168.

7. 杨明辉，吴新宝，朱仕文，等. 吲哚美辛联合局部放疗预防髋臼骨折异位骨化切除术后复发. 中华创伤骨科杂志，2014，16（5）：391-395.